Heilwissenschaft,

Seelenheilkunde und Lebensmagnetismus

in ihrer

natürlichen Entwickelung und nothwendigen Verbindung.

Allgemeine

historisch-kritische Andeutungen

zur Verständigung

über

das ärztliche Bedürfniß unserer Zeit.

Vom

Dr. Joh. Mich. Leupoldt,

Docenten an der Königlich Baierischen Universität in Erlangen und Mitglied der medicinisch-physikalischen Societät daselbst.

Berlin 1821.

Gedruckt und verlegt

bei G. Reimer.

Sr. Excellenz

dem Königl. Baierischen Staatsminister

rc. rc. rc.

Herrn Freiherrn von Zentner

als ein geringes Zeichen großer Verehrung

unterthänigst gewidmet

vom Verfasser.

So glücklich, zu einem lebenskräftigen, edelmüthigen Volke zu gehören, das der Vorsehung für einen in allen Herzen gefeierten König und dessen, jede bessere Regung kräftig unterstützende, oberste Staatsbeamte durch ein harmlos vorwärtsstrebendes, heiter thätiges Leben beständig den besten Dank bringt, und das besonders Eure Excellenz als Hauptstütze derjenigen Institutionen verehrt, auf welchen Geist und Glück eines Volkes unter allen Umständen unmittelbar am sichersten ruhen und am schönsten gedeihen — wollt' ich, der Geringsten einer, dem innern Drange nicht wehren, bei Bekanntmachung dieses Versuches einer Deutung unserer Zeit in der Beziehung, die mir die nächste und zugänglichste ist, jenen Eurer Excellenz, für die so glückliche Deutung und darauf gegründete sichere Gestaltung der ganzen Gegenwart, allgemein und im Stillen gezollten Dank insbesondere und öffentlich zu bekennen. Möge Eure Excellenz dieses Unterfangen durch die ihm zu Grunde liegende Absicht gnädigst entschuldigen, und mögen es mir geeignetere äußere Verhältnisse bald gelingen lassen, auf eine bessere und reellere Weise mein Inneres zu offenbaren. Mit aufrichtiger Verehrung verharre ich

Eurer Excellenz

unterthänigster
Dr. Joh. Mich. Leupoldt.

Vorbericht.

Alles Wesentliche im Leben hat einen gemeinschaftlichen ersten Ursprung, einen gemeinschaftlichen Mittelpunkt und ein gemeinschaftliches letztes Ziel. Diese drei, erster Ursprung, Mittelpunkt und letztes Ziel sind auch in allem menschlichen Wissen und Wirken dieselben, und in diesen, wie im allgemeinen Leben, sind sie zwar keiner Zeit ganz ergründbar, aber Alles gedeiht nur so lange recht, als es sich jenem ersten Ursprunge nicht entfremdet und verschließt, jenen Mittelpunkt nicht verkennt und umgeht, und jenes letzte Ziel nicht aus dem Auge verliert und die Richtung nach ihm nicht verfehlt. Dazu neigt aber manche Zeit in gewissen Gebieten des Wissens und Wirkens innerlich um so leichter, je rascher der mannigfaltige Reichthum derselben äußerlich anwächst, und es ist daher zu gewissen Zeiten höchst ersprießlich, von Neuem auf jene Punkte hinzudeuten.

Dies, und mehr eigentlich nicht, versuchen diese Blätter in Bezug auf die Heilkunde; dies, und nicht mehr und nicht Anderes, suche daher auch der Leser und der Beurtheiler in ihnen.

Zwar kann es nicht fehlen, daß jeder, dem es gelingt, den Blick vom Niedrigsten zum Höchsten, vom Vereinzeltsten zur Einheit, wiederum zu lenken, zugleich auch einigen quantitativen Zuwachs der Erkenntniß veranlaße, außerdem daß er manchem bereits Bekannten eine andere Bedeutung und Stellung im Ganzen zu geben, das Eine zu bestätigen, Anderes zu berichtigen oder zu rügen, sich in den Stand gesetzt findet. Dies mag einigermaßen auch von diesem Versuche gelten. Allein obwohl dieß dabei nur Nebensache bleibt, so kann jenes Unternehmen dennoch fruchtbar genug seyn, denn die größte Masse von Wissen und der größte Umfang von Fertigkeit bleiben ohne gedeihliche Wirkung, wenn der rechte Geist nicht in ihnen lebt, und gereichen dem Einzelnen und dem Ganzen eher zum Nachtheil als zum Nutzen, wenn durch sie eine falsche und unnatürliche Richtung verfolgt wird. Auch darf ja kein Ding, soll es fortgedeihen, aus seinem Elemente gerückt werden.

Das Schicksal eines Individuums hängt größtentheils davon ab, daß es sich und die Verhältnisse, in denen sich sein Leben bewegt, recht erkenne. Dasselbe gilt von ganzen Zeiten und Generationen.

Dabei ist aber recht eigentlich „die Weltgeschichte das Weltgericht." Die Geschichte enthält im Allgemeinen die Keime der Gegenwart in der Vergangenheit, und in Vergangenheit und Gegenwart liegt die Deutung der Zukunft. Die Gegenwart verhält sich zur Zukunft, wie bestimmte Thätigkeit zu bestimmtem Endzwecke, darum ist es zu jeder Zeit so wünschenswerth, die Gegenwart in ihrem besonderen Verhältnisse nicht bloß zur Vergangenheit, sondern auch zur Zukunft nothdürftig zu begreifen, weil sich Beschaffenheit und Gebrauch der Mittel stets nach dem Endzwecke richten muß.

Die Geschichte spricht aber nicht zu uns, wenn wir sie nicht lesen und auslegen lernen. Richtiges Verständniß derselben wird aber erst möglich durch Kritik, ohne welche sie uns ein Alles und Nichts bedeutender Wirrwarr ist. Die Kritik selber aber darf kein anderes Princip anerkennen, als das Lebensprincip selber mit den Gesetzen seiner räumlichen und zeitlichen, leiblichen und geistigen, Entwickelung und Verwirklichung, wie es die Vernunft anschaut; außerdem lehrt sie die Geschichte nicht verstehen, sondern verdrehen.

Nicht eine leere mathematische Formel, nicht ein abstrakter logischer Satz, nicht ein philosophisches Princip, noch weniger eines aus dieser oder jener philosophischen Schule, beseelt daher dieses Werkchen, sondern die Vernunftanschauung (Idee) der Physiologie des Menschengeschlechts und der Natur ist sein Princip.

Gegenwärtiger historisch-kritischer Versuch nun wagt sich, aus Liebe und Achtung für die Wahrheit, der alles andere untergeordnet ist, an manchen in der Geschichte der Medicin und Philosophie aus der Vergangenheit und Gegenwart gefeierten Namen. Wer darin Ungeziemendes finden wollte, der frage sich doch selber: wer wohl seinen Ruhm auf Unfehlbarkeit gründen, und wer zugleich im Mittelpunkt und im Umkreis, wer allenthalben Meister seyn wollte? Wann war es verpönt, dieselbe Sache von verschiedenen Seiten zu beleuchten, und nach verschiedenen Seiten an's Ganze anzuknüpfen? Wer hat das Licht, durch dessen Beleuchtung alle Schatten erhellt werden, und wozu bedürft' es Vieler, wenn Einer allseitig seyn könnte?

Was eigentlich in dem Buche nicht bloß gegen Philosophen, sondern selbst gegen Philosophie in Bezug auf die einzelnen realen Wissenschaften gesagt ist, mag sich besser aus dem Ganzen abnehmen lassen, als aus den wenigen Stellen, die ausdrücklich davon sprechen. Uebrigens ist der Gedanke dabei kurz der: was eigentlich Philosophie heißen soll, ist die Seele alles Wissens und Thuns, aber etwas häufig unter demselben Namen vorkommendes, von Wissen und Thun allzu sehr und zu lange wegsehendes, ist ein seelenloses Unding, dessen Geburt dem wirklichen Leben die Seele kostet, und das, geboren und auf's Leben bezogen, wieder nur Undinge zeugt. Es war höchstens für eine gewisse Zeit nothwendig, daß Philosophie und Erfahrungswissen so schroff und fremd getrennt neben einander bestanden; diese Trennung aber muß, wie sie nicht von Anfang war, auch wiedee aufhören. Dieß kann nur dadurch geschehen, daß alles Wissen und Thun möglichst philosophisch werde, und daß Philosophie wieder nur selbst eine reale Wissenschaft der Wissenschaften sey. Also nur gegen die sich vom Leben entfernende, und dadurch die Wirksamkeit auf's Leben verlierende, Philosophie wird geeifert, und darauf aufmerksam gemacht, daß besonders wir Deutsche heutzutage krank sind an zu viel spekulativer Philosophie, und an zu wenig praktischen Philosophen, oder noch besser philosophischen Praktikern.

Daß die Medicin einen wissenschaftlicheren Charakter erhalten müsse und werde, ist gewiß;

daß dies aber nicht auf einen Schlag geschehen könne, ist auch gewiß. Ein Haupthinderniß ist die allzu große Entzweiung der Theorie und Praxis. Doch sucht gegenwärtige Schrift für jene Möglichkeit und Nothwendigkeit Glauben und Muth anregen, die Bedingungen und den Weg bezeichnen zu helfen. Zunächst aber ist ihr Bestreben, den Blick, besonders einer neuen ärztlichen Generation, auf das Seelenleben zu leiten, woraus dann von selbst ein besserer Sinn und ein tieferes Bedürfniß aufgehen wird, das sich theils seinen Gegenstand von selbst in die Wirklichkeit rufen wird, und dem auch die Staaten Gewährung und Befriedigung nicht versagen werden. Möchte dies Eine nur einigermaßen gelingen! Es wäre dazu wahrlich an der Zeit.

Abermals ein Jahrzehend ist vergangen, seit Reil klagte: „meine vorigen Vorschläge sind gebilligt, aber nirgends ausgeführt; in den Buchläden, aber nicht in den Irrhäusern in Umlauf gekommen. — Noch haben wir kein Irrhaus in Deutschland, das seinem Zwecke in allen (?) Punkten entspricht, auf keiner Universität einen Lehrstuhl für theoretische und praktische Psychiatrie (dazu wäre der Anfang gemacht). Noch immer werden die Geisteszerrüttungen auf eben die Art, wie die Verletzungen der körperlichen Seite des Menschen behandelt (ja, wenn nur das mit ähnlichem Eifer!) und von der Kurmethode auf psychischen Wegen, die wirksamer und für jene Krankheiten besonders geeignet ist, hat man im Großen keinen Gebrauch gemacht.“ (Anhang zu Cox'ens Bemerkungen über Geisteszerrüttung aus d. Engl. übers. Halle 1811. S. 2. und 3.). Von Neuem hoffte er damals „(S. 3.) auf Männer zu stoßen, die in dem Mechanismus des Handelns den Sinn für Ideen nicht verloren haben;“ aber noch ist das Wenigste geschehen. Doch hoffen wir von Neuem, und säumen nicht, das Unsrige nach dem beschiedenen Maaße der Kräfte redlich beizutragen.

Obwohl das Werkchen in diesem Abschnitte, je weniger die Aerzte im Durchschnitte mit dessen Inhalte recht vertraut sind, und je nothwendiger eine größere Vertrautheit mit demselben stets wird, desto weitläuftiger geworden ist: so enthielt es sich doch, seiner Bestimmung eingedenk, möglichst einzelner praktischer Bemerkungen. Dieß durfte um so eher geschehen, da durch dasselbe der Arzt erst in seinem gewöhnlichen Wirkungskreise nur im Allgemeinen auf das Seelenleben mit aufmerksam gemacht werden sollte, ohne zum eigentlich psychischen Arzte bestimmt werden zu sollen, durch die uns übrigens, als Praktiker, Frankreich und England zu übertreffen droht. Die praktischen Bemerkungen, die der Verfasser seit Jahren in und außerhalb Irrenanstalten zu sammeln eifrig bemüht war, wobei er in den Anstalten häufig nur lernte, was und wie es nicht seyn sollte, mögen anderswo ihre Stelle finden; in gegenwärtiger Schrift ist nur Ein Artikel der Heilveranstaltung gegen Seelenkranke etwas näher berührt, der mit allzugroßer Ausdehnung und ohne gehörige Unterscheidung in Irrenanstalten fast allein in Ausübung gebracht wird, und über dessen falsche Anwendung man von den Irren selber nicht selten die beste Belehrung erhalten kann. *) —

Diejenige Beziehung des Lebensmagnetismus zur Medizin, die nach unserer Ansicht als die hauptsächlichste selbst in einer Zeit, in der es keine Somnambulen und wenig oder keine vorzugsweise lebensmagnetische Behandlung mehr geben möchte, — wovon jedoch weniger letzteres, als ersteres, mag zugegeben werden müssen — bestehen wird: nämlich Schärfung des Sinnes für subtilere Verhältnisse

*) Bei dieser Gelegenheit kann ich mich nicht enthalten, allen denen, welche an diesem jüngsten und wichtigsten Zweig der gesammten Heilkunde ein ernstes Interesse haben, die frohe Botschaft zu bringen, daß sich der deutschen Psychiatrie höchstwahrscheinlich bald wieder ein Mann unmittelbarer annehmen werde, der sie bereits zu Ende des vorigen Jahrhunderts durch einen scheinbar schwachen Anstoß in starken Schwung versetzte, dessen Erfahrungs-

im Allgemeinen, Erweckung und Unterhaltung einer stets weiter und tiefer ziehenden Ahnung der leiblich-geistigen Ganzheit und Einheit des Menschen, auch als Objekt der Heilkunde, und eines gewissen selbst die Technik belebenden Enthusiasmus — wolle man doch ja nicht so ganz übersehen.

Es thut aber sehr Noth, daß ein solcher feinerer Sinn und ein solcher höherer Enthusiasmus eine in der medicinischen Praxis immer mehr überhand nehmende Trivialität, gemeine Zotenreißerei und entweihende Frivolität gegen das Leben, die dessen Priestern so wenig ziemen, allmälig verdrängen.

Wird auf solche Weise ein gewisser nothwendiger Mysticismus in die Medicin zu bringen ge-

reichthum wir nur zum geringsten Theil, häufig bedeutend entstellt, durch Reil kennen, der, durch einen anderen wichtigen Wirkungskreis längere Zeit gehalten, nun aber hoffen läßt, daß, wenn er dem Zeitbedürfnisse entsprechende, und dem Staate zu wahrer Ehre gereichende Irrenanstalten, mehrfache, bleibende Denkmale seiner Zeit, wird eingerichtet haben, er selber von Neuem in einer derselben als psychischer Arzt auftreten werde. Mir kommt diese Erscheinung nicht bloß als höchst erfreulich, sondern ganz nothwendig vor; denn nur eine Lebensweisheit, wie sie in diesem Manne zu finden ist, kann die auch in der Psychiatrie gegenwärtig bestehende Entzweiung zwischen Theorie und Praxis versöhnen, und der bildenden Fortbewegung des Ganzen die mittlere Richtung geben. — Ich meine damit den Herrn Staatsrath Dr. J. H. Langermann, der mir diese Ankündigung gütigst verzeihen möge!

sucht, so konnte der Verfasser, ohne mit seiner ganzen Ansicht in Widerspruch zu gerathen, nicht unterlassen, bei einzelnen Gelegenheiten gegen das Unwesen eines anderen Mysticismus unserer Zeit nachdrücklich zu sprechen, der nach seiner einen Seite mit der Medicin in so enge Berührung kommt, und aller Wissenschaftlichkeit, wie einer vernünftigen und besonnenen Wirklichkeit, so direkt entgegenwirkt. Gemüth, Einbildung und Phantasie sollen nirgends unterdrückt, aber überall einer höheren Aufsicht und Leitung unterworfen werden.

Wem es übrigens scheinen sollte, als habe sich der Verfasser hie und da über Sachen verbreitet, die der Medicin allzu ferne liegen, der hüte sich doch wohl vor Täuschung. Nicht bloß, daß diese Schrift die Heilkunde wenigstens mit einigen feinen Fäden an das Ganze des menschlichen Wissens und Wirkens in ihrem derzeitigen Bestehen anzuknüpfen versuchen wollte, rechtfertigt jenes, sondern auch die leicht zu gewinnende Ueberzeugung, daß der psychische Arzt, als welcher der Verfasser, wie ein Anderer als Geburtshelfer oder Chirurg und dergl., seine besondere Lebensaufgabe lösen zu sollen meint, noch mit manchen anderen Dingen vertraut seyn muß, als mit denen in aëre, aqua et locis und vollends in der Apotheke; namentlich mit den seine Zeit auszeichnenden

den Gebieten der religiösen, philosophischen, politischen u. s. f. Stimmung, weil aus diesen die meisten psychischen Krankheiten hervorgehen. Möchten nur auch die übrigen Aerzte mehr und mehr mit dergleichen Dingen und ihrer Quelle vertraut werden, und dadurch auch mehr einiger Seelenleitung ihrer Kranken mächtig werden, dann würden sie oft mit weit wenigeren künstlichen Arzneistoffen besser zum Zwecke gelangen! Das Receptschreiben wird wahrlich gar zu fabrikmäßig getrieben, und der kranke Mensch gar zu sehr als chemisches Geräth betrachtet. Wollte man doch nur einen Blick in die Geschichte der Medicin werfen, um sich zu überzeugen, woher denn die Anzahl heftig wirkender künstlicher Arzneistoffe, mit denen in unserer Zeit ein furchtbares Spiel getrieben wird, rühre. Wahrlich nicht von den ehrwürdigsten Aerzten!

Möchte doch das Gewicht, das gegenwärtige Schrift nicht blos auf einen Lebens- oder organischen Aether überhaupt, sondern auch auf ursprüngliche Modifikationen desselben, bei Erklärung vieler der interessantesten und noch am wenigsten erklärten Erscheinungen des leiblichen und geistigen Lebens, ganz besonders aber beider letztgedachten Wechselwirkung, im gesunden und kranken Zustande, legt, umsichtige Psychologen eben so sehr, als Förderer der höheren Physiologie und Pathologie veranlassen, der Sache eine gründlichere Aufmerksamkeit und Untersuchung zu schenken. Eine durchgreifende Widerlegung würde dem Verfasser eben so lieb seyn, als eine anschauliche Bestättigung, und das Eine wie das Andere der Natur und Heilkunde besonders dadurch einen sehr wichtigen Dienst leisten, daß damit zugleich über die Zuläßigkeit oder Unzuläßigkeit der sogen. „dynamischen" d. h. aller materiellen Vermittelung entbehrenden Wechselwirkung von Leiblichem auf Leibliches, entschieden würde, durch welche Annahme als einer wahrhaften qualitas occulta, eben so in Betreff des leiblichen Lebens mancher Untersuchung der Weg abgeschnitten wird, die sehr erfolgreich seyn dürfte, als dadurch die Erkenntnisse des empirischen Seelenlebens und der Gemeinschaft desselben mit dem Körper fortwährend gehindert werden muß.

In welchem Sinne und mit welchem Rechte von der Medicin gefordert und gehofft wird, sie solle und werde mit der Zeit in gewissen größeren Beziehungen unmittelbareren Einfluß auf das Volks- und Staatsleben zu gewinnen suchen, wird ebenfalls, so weit es hieher gehört, troß der nur sehr flüchtigen Andeutung, aus dem Gang und Geist der ganzen Untersuchung hinlänglich erhellen.

Ausdrücklich ersucht muß werden, diesen Versuch lieber ganz unbeachtet zu lassen, als Einzelnes daraus zu lesen und zu beurtheilen, ohne sich des Ganzen ganz versichert zu haben. Derselbe will nicht in's Lange und Breite seinen Gegenstand auftischen, sondern mehr nur zum Denken anreizen und auf die Hauptgegenstände desselben hindeuten. Es wirkt nichts so verderblich, als in gewissen Sachen jene breiten Bücher, die man mit allem Rechte eigentlich Eselsbrücken nennen kann. Die allgemeinen Andeutungen unserer Schrift wachsen alle aus Einer Wurzel hervor, und sollen größtentheils ihre weitere Erläuterung gegenseitig von einander, und ihre nähere Anwendung und Ausführung vom denkenden Leser erhalten, der überall um so weniger findet, je weniger ihm zu suchen übrig gelassen wird.

Uebrigens nimmt gegenwärtige Schrift die Nachsicht des Lesers und Beurtheilers nicht bloß darum in Anspruch, weil der Weg, den sie verfolgt, eben nicht der alltäglichste ist, sondern in Bezug auf das Einzelne und mehr Aeußerliche besonders darum, weil sie der Verfasser gewißermaßen nur auf der Reise schrieb, fern von recht ruhiger Behaglichkeit und vertrautem Besitze mancher Bequemlichkeit und manches Hülfsmittels, dagegen aber mancher ungewohnten Zerstreuung ausgesetzt.

Gleichwohl konnte er deren Erscheinung nicht aufschieben wollen, die ihrer ganzen Absicht nach auch unter anderen Umständen durch Litteratur und manches Aeußere nicht glänzen sollte.

Berlin, am 15ten Mai 1821.

Inhaltsanzeige.

I.

I.

Aus der noch immer unter den Aerzten herrschenden eigenthümlichen Stimmung, die einen sonderbaren Zwiespalt in sich einschließt, ist es sehr begreiflich, daß schon die Aufschrift dieses Werkchens einen großen Theil der Leser verstimmen mag, da gleich das Wort: „Heil-Wissenschaft" sie an die besonders in der Heilkunde auf eine so gehässige Weise zur Sprache kommende Entzweiung der Theorie und Praxis unmittelbar erinnern wird, und die nachfolgenden Worte: „Seelen-Heilkunde", noch mehr aber: „Lebensmagnetismus" von Neuem die Furcht erregen können, mit spitzfindigen oder schwärmerischen, schwer zu verstehenden und doch zu nichts führenden Redensarten heimgesucht zu werden. Andere dagegen mögen gerade durch diese Worte vermocht werden, diesem Werkchen ihre Aufmerksamkeit zu schenken.

Jenen wünscht und hofft gegenwärtige Schrift Vertrauen und Hoffnung, diesen Vorsicht und Ruhe in Bezug auf die genannten ominösen Wörter einzuflößen.

Vor Allem denn nun aber im Allgemeinen das Nöthigste über das Verhältniß zwischen Theorie und Praxis und über dessen Beziehung zu dem Begriffe „Heil-Wissenschaft"!

1.

Doch wird billig noch vorher gefragt: welches denn die jetzt unter den Aerzten herrschende Stimmung sey?

Im Allgemeinen ausgedrückt, eine der bloßen Erscheinung nach sehr unbehagliche, in sofern man eben so wenig rechtes Vertrauen hat zu den hin und wieder sich erhebenden Versuchen, die Medicin in eine wissenschaftliche Form zu bringen, als man sich befriedigt findet durch das, was als Resultat sogenannter reiner Erfahrung zu betrachten ist. Dem Wesen nach aber, welches dieser Erscheinung zu Grunde liegt, verspricht dieser Zeitraum der Unbehaglichkeit und Befriedigung heischenden Leere für den nächstkünftigen Zustand der Medicin sehr viel Gutes.

Feindselig stehen sich im Ganzen Theorie und Praxis, jede mit sich selbst unzufrieden und mit dem Gefühl der eigenen Unzulänglichkeit, gegenüber, indem unter ersterer gemeinhin ein Wissen (öfter aber gar nur ein Meinen, Dafürhalten, Ahnen, Glauben), um sämmtliche Verhältnisse des die Sphäre der Medicin bildenden Inhalts verstanden wird, mit dem Nebenbegriffe des Unvermögens der erfolgreichen und hinlänglich sicheren Ausübung und Anwendung des Gewußten; indeß letztere im gemeinen Sinne ein Wirken im Bereiche dieser Verhältnisse bedeutet, mit dem Nebenbegriffe des Mangels an klarer Einsicht von dem zureichenden Grunde des Handelns und von dem wesentlichen Zusammenhange der Veranstaltung und des Erfolgs.

Nun muß bei einigermaßen tieferer Betrachtung der Sache sogleich diese Absonderung und das dadurch gesetzte gegenseitige Fremdseyn der Theorie und Praxis auffallen, da bald von selbst erhellt, daß ein vollständiges, wahres und erfolgreiches Wissen nicht zu Stande kommen könne, ohne unmittelbares und reelles Wechselverhältniß des Wissenden mit dem Zuwissenden, das doch nur in einem wirklichen Thätigseyn im Kreise des zu wissenden Stoffs bestehen kann, und daß umgekehrt ein zweckmäßiges, fruchtbares und menschenwürdiges, d. h. Selbstbewußtseynvolles, Wirken nicht denkbar sey ohne vorausgesetzte Einsicht in die jedesmaligen Verhältnisse des Stoffes eines gewissen Wirkungskreises, hier des ärztlichen — daß also Theorie und Praxis in der Wirklichkeit unauflösbar in einander sind und Ein Ganzes ausmachen, wie Kraft und Materie irgend etwas Lebendiges, wie Leib und Seele das Eine ganze Menschenleben.

Es soll hiemit keineswegs behauptet seyn, daß vorzugsweise Theoretiker und vorzugsweise Praktiker Undinge seien; denn wir sehen ja in allen Fächern, zum großen Nutzen derselben, ganze Lebensalter einzelner Männer zu noch einseitigerem Tagewerk recht fruchtbar verwendet und durch Andere ergänzt — nur hat, besonders bei der Medicin, eine wahre Theorie und eine rechte Praxis einen gemeinschaftlichen Anfang, und sie können nicht schon in der Entstehung getrennt seyn. Und wenn sie letzteres waren, wie sie es denn ganz dem natürlichsten Hergang der Dinge nach gewesen seyn können: so kommt eine Zeit der Wiederversöhnung, die nicht verkannt und versäumt werden darf. Forscht man nun aber nach, was der nächste Grund dieser unter den heutigen Aerzten herrschenden Stimmung sey, in welcher Feindseligkeit gegen medicinische Systeme mit dem Gefühle der Unzulänglichkeit aphoristischer Erfahrungen sich paaren, so zeigt er sich eben vorzüglich in dem Mangel eines gemeinschaftlichen Ursprungs der Theorie und Praxis — oder in der zur Zeit noch unerfüllten Forderung ihrer Wiedervereinigung. Denn

A) ging in der neueren Zeit ein Licht auf, in welchem sich mehr als je auch die körperliche Natur, die das vorzugsweise Feld der Medicin war, verklärte, und in welchem ihre tiefere Bedeutung und sowohl der bedeutungsvolle Zusammenhang ihrer Theile unter einander, als des Ganzen mit einer übersinnlichen Ordnung klarer, obwohl bei weitem noch nicht klar genug, wurde. Viele Aerzte waren aber, so scheint es, auf diese Erscheinung zu wenig vorbereitet, und die meisten wurden von ihr geblendet und auf entgegengesetzte Abwege verleitet, was ja auch Anderen in anderen Verhältnissen begegnete und zum Theil noch begegnet. —

Unter den Aerzten mystificirten die Einen die körperliche Natur, d. h. sie schoben, von der neuen Erscheinung übermäßig exaltirt, häufig einzelnen äußeren Erscheinungen sprungweise zu hohen inneren Grund unter, mit unterlassener oder übereilter Erforschung der Mittelglieder, was namentlich in Beurtheilung der Erscheinungen des sogenannten thierischen Magnetismus und seiner Verwandtschaft mit ihrer Beziehung auf die Medicin der Fall war; — die Andern, noch größeres Unvermögen fühlend, die neue Erscheinung zu fassen, wurden kleinmüthig verschüchtert, trösteten sich damit, daß sie sich weismachten, das Ganze sei ein blendender, von einzelnen Schwindelköpfen wohl gar willkührlich herbeigeführter Trug, und hielten sich nur an das handgreiflichste Einzelne fest. Die wenigsten konnten in ganz ruhiger Fassung dabei bleiben.

Durch diese doppelartige Ueberraschung entstanden eines Theils einseitige Theorien, die nur zum geringsten Theil ins Leben eingeführt werden konnten; andern Theils entstand einseitige ungenügende Praxis, der ein inneres geistiges Band und wissenschaftliche Rechtfertigung fast gänzlich fehlte, und dieß zu einer Zeit, wo, wie wir noch sehen werden, es sich besonders darum handelt, daß von ächter Wissenschaftlichkeit geleitetes Handeln, sicherer als je, ins Leben eingreife. —

Dieß zeigt sich in der Wirklichkeit näher angesehen also:

a) Auf der einen Seite versetzte man sich, nachdem man bei weitem weniger als nothdürftig einer, wie es anfangs seyn soll, mehr passiven sinnlichen Wahrnehmung obgelegen hatte, mit einem gewaltig leichten Sprung aus dem Gebiete der Physik (im weitesten Sinne des Worts) in das der Metaphysik (für welche als Inhalt wenig weiter, als blauer Dunst übrig bleibt, und deren vermeintliche Realität schon zu verschiedenen Zeiten Anlaß gab zur Verschwendung der edelsten menschlichen Geisteskräfte), und construirte nun a priori aus Einem Stücke sich selbst eine Wirklichkeit, die ihres Gleichen suchte — aber selten fand. So entstanden einseitige, mehr oder weniger nichtige Theorien im einen Extrem.

Leute mit dergleichen mißgebornen Theorien verschmähen entweder die ärztliche Praxis ganz, und verleiten wohl auch Andere, nicht nach ihren Lehrern zu handeln; — oder sie suchen diese durch ihre Praxis gewaltsam ins Leben einzudrängen, — oder endlich ihre eigene Praxis hat wenig oder gar keine Gemeinschaft mit ihrer Theorie.

Im ersten Falle ist nur eben verschwendete Zeit und Kraft zu bedauern; übrigens wird doch weiter unmittelbar und positiv kein Schaden gestiftet. Freilich ist ein solches theoretisirendes Leben soviel als verloren, denn was geschieht, geschehe fürs Leben, das nur eben größer und besonders lebendiger gedacht werden muß, als das in den Geschäfts- und Studier-Stuben: außerdem hats nicht Sinn noch Werth.

Im zweiten Falle war zu jeder Zeit das von Meister und Schülern gestiftete Unheil nur allzu angenscheinlich, und auf diese Weise griff die Arzneikunde mancher Zeit und mancher Oertlichkeit, wenigstens mittelbar, so störend ein, als es sich die Wenigsten vorstellen, selbst in Verhältnisse der menschlichen Gesellschaft, die dem Wirkungskreise der Heilkunde sonst wohl sehr ferne liegen mögen.

Im dritten und letzten Falle aber, wo Theorie und Praxis desselben Arztes in gar keinem Zusammenhang stehen, sind sie einander selber und beide ihrem Urheber zum Spotte, und in der Regel ist, laut Zeugnisses der Erfahrung, auch die Praxis in diesem Falle nicht ohne besondere Mängel. —

b) Auf der andern Seite gabs und giebts Praktiker, die von gar keiner Theorie, als einer das Ganze der Medizin umfassenden und durchdringenden Ansicht, sie sei gut oder schlecht, geleitet werden, die wohl selbst alle Theorie für jede Zeit ungesehen verdammen.

Auf diesen Punkt kamen nicht selten auch bessere Köpfe, wenn sie entweder schon vorher und von Natur aus, oder erst, jenes sie blendende und unbegreifliche neue Licht möglichst fliehend, allzu lange bei Beobachtung vereinzelter Erscheinungen des gesunden, kranken und genesenden Lebens, an die sie sich im Schwindel festhielten, verweilten, sich in Mikrologien verloren und des Sinnes für das Allgemeine verlustig gingen.

Die Muthigsten unter ihnen versuchen es gleichwohl noch öfters, eine Theorie zu bauen; oft weniger aus natürlichem innerem Drange, als vielmehr in der Absicht, zu zeigen, daß sie wohl auch solche, und wohl noch bessere, Stückchen einer, wie sie meinen, nutz- und brodlosen Kunst ausführen könnten, also aus Eitelkeit, oder sonst aus einem unwesentlicheren Antrieb, wie Eifer- und Modesucht u. dergl. — oft aber auch in der besten Absicht. Allein aus allzu ängstlicher, dadurch zugleich engherzig einseitiger und der Ausdehnung nach allzu beschränkter Wahrnehmung vereinzelter Erscheinungen des auf so vielerlei Weise relativ gesunden, erkrankenden, kranken und genesenden Lebens und der dabei Statt findenden Wechselverhältnisse mit relativ oder absolut äußeren Potenzen, bilden sie in der Art mangelhafte Erfahrungen, daß sie, den allgemeinen Ueberblick auf das Ganze, den Ursprung und das Verhältniß seiner Verzweigungen versäumend, sich zu sehr ins Einzelne verlieren. Diese einseitigen, beschränkten Erfahrungen, die für durchgreifende natürliche Gesetze gehalten werden, werden nun zu einem (vermeintlichen) Ganzen mehr äußerlich und willkührlich zusammengerückt und geleimt, als sie durch innerlichen Lebenstrieb natürlich in einander verwachsen. — So giebts im andern Extrem verunglückte Theorien.

Häufiger jedoch gelangen Aerzte dieser Art gar nicht mehr zu der Forderung, die Medicin zu irgend einer Zeit als ein natürlich gegliedertes Ganzes gestaltet zu wissen; sondern suchen höchstens vielleicht noch in einzelnen Fällen irgend eine angerühmte Heilmethode u. dergl. durch Raisonnement in eine gewisse Uebereinstimmung mit dem zu heilenden Zustande zu bringen, oder wagen hie und da, auf den Grund vereinzelter Schlüsse, wohl selbst noch einen vereinzelten Versuch zu machen. — Dieß ist die erste Klasse einseitiger Praktiker, die der Theorie um so mehr bedürfte, je mehr sie im Stande ist, über sie nachzudenken.

Besonders interessant ist eine zweite Klasse von einseitigen Praktikern, welche aller Theorie noch im höheren Grade entbehren, als die eben charakterisirten, auch noch viel weniger an sie denken, sey's für oder gegen sie. Es sind dies Aerzte, die gleichwohl mit großer Leichtigkeit und Sicherheit, und mit nicht geringem Glücke handeln, die nicht selten in unerhörten Fällen richtig treffen, im Handeln selbst neue Wege bahnen — die aber auf die Frage nach den Gründen ihres Verfahrens die Antwort größtentheils schuldig bleiben, weil sie sich derselben kaum zum geringsten Theil bewußt werden. Diese sind recht eigentlich praktische Genie's und Heilkünstler zu nennen, denn das ist das Hauptmerkmal des Genie, daß es mehr vermag und giebt, als es selber weiß, und nichts anderes bezeichnet das Wesen des Künstlers im Allgemeinen so gut, als das Vermögen, Wahres und Vollendetes, wie es erst die Folgezeit mit klarem Bewußtseyn ergreifen und in die Wirklichkeit stellen kann, vorbildlich zu geben, ohne selber das Was und Wie mit klarem Bewußtseyn zu durchschauen, und wozu er sich selber weniger als Werkmeister, denn als Instrument eines sich durch ihn Offenbarenden verhält. —

Frägt nun aber Jemand, was es denn weiter bedürfe, als solcher praktischer Genie's, wozu denn noch muthwillig die Aufgabe stellen, mit Klarheit des Selbstbewußtseyns nach Theorie zu ringen, die das Handeln leite und bestimme? so muß ihm ungefähr also geantwortet werden: Erstlich giebt es der eben erwähnten Naturen nicht viele. Das lehrt die Erfahrung. Sollen also die übrigen, und zwar die Mehrzahl, auf gerathe Wohl den Tag in die Welt hinein salbadern?

Zweitens müssen jener Naturen, dem gemessenen Gange der Menschheitsentwickelung zufolge, nothwendig immer wenigere werden. Jenem blinden Treffen liegt nämlich das zu Grunde, was wir eigentlich Instinkt nennen, und dieser findet nur dann und in solchen Beziehungen Statt, wann und wo das Individuum sich selbst als solches noch nicht kennt, und hat, wo es vielmehr nur als Glied des Gesammtorganismus der äußeren Natur lebt, und durch eiserne Nothwendigkeit mit dem Ganzen nach all seinen Lebensverhältnissen als ein Homogenes sympathisirt. Daher finden wir den Instinkt in seiner ganzen Macht sich durch die zwar zweckmäßigsten, aber dennoch ohne Einsicht und freie Selbstbestimmung, vollbrachten Verrichtungen sich äußern in der Pflanzenwelt, in den unvollkommensten Klassen der Thierwelt und auf der niedrigsten Stufe der Menschenexistenz, wie in manchen traumartigen Zuständen. Aber wie der einzelne Mensch, so hat auch die Menschengattung zur Aufgabe, sich der Herrschaft der äußern Natur zu entwinden, sie sich gegenständlich zu machen und über sie nach vernünftigen Zwecken mit Freiheit in der Einheit des Selbstbewußtseyns zu gebieten. Gleichen Schrittes mit diesem Entwickelungsgange wird sie des Instinktes verlustig und dafür auf freies Denken und selbstbewußtes Handeln verwiesen.

Endlich drittens, gesetzt, wir hätten gerade jetzt eine Zeit oder solche wäre demnächst zu erwarten, wo es jener Instinktärzte eine Menge gäbe: so wäre dennoch Grund genug da, die Sache nicht dabei bewenden zu lassen, sondern rüstig nach klarem Wissen um sein Handeln zu streben. Allerdings findet sich, wie des einzelnen Menschen täglicher Lebenslauf naturgemäß einmal durch Schlaf und Traum geht, durch welche er auf eine niedrigere Existenzstufe zurückgeführt erscheint, und in welchen er mehr im Instinkte als im Selbstbewußtseyn lebt — ein Aehnliches auch in dem Lebenslaufe der Gattung, in einzelnen Perioden der Geschichte. Ja wir scheinen uns gerade jetzt noch am ziemlich frühen Morgen einer solchen Nacht zu befinden, die mehr als Ein Jahrhundert gedauert hat, in der bei manchen heitern Träumen viel Gespensterrumor und Teufelsspuk und Hexen- und Heiligenwunder geträumt wurden, deren letzter Rest zum Theil durch Kanonenfeuer verscheucht werden mußte, und die sich in den thaufunkelnden Morgen unseres somnambulen Zeitalters aufgelößt zu haben scheint, in welchem Thautropfen und Perlen wechselsweise vertauscht werden. Wohl geschah in dieser Zeit auch in der heilenden Kunst mit der Sicherheit des Schlafwandlers Manches; allein nur was der Mensch mit Selbstbewußtseyn und Freiheit thut, ist wahrhaft menschlich gethan; seine Aufgabe ist, mehr und mehr sein ganzes Lebenstagwerk so zu erfüllen; auch sind jene schlafwandlerischen Zustände bei dem einmal zur Freiheit reiferen Menschen nicht mehr tief und dauernd genug, als daß er nicht eben auf gefährlichem Punkte sollte erweckt werden können und darüber Schaden leiden.

Zudem wäre der Wunsch, über dergleichen instinktmäßig handelnde Aerzte die Wissenschaftlichkeit der Medicin zu vergessen, dem gleich zu achten, daß nie der Mythenzeit eine Geschichte, nie der Kunst eine Wissenschaft, nie dem Kindesthum ein Mannesleben gefolgt seyn möge.

Belege und Anwendungen des Gesagten können dem, der die Zeit nur ein wenig kennt, nicht so schwer fallen. Mögen wir jedoch — dieß möchte ein Wort zu seiner Zeit seyn — was der Hauptsache nach eine mit Nothwendigkeit aus dem Gange des Ganzen hervorgehende Erscheinung ist, Einzelnen, durch welche sie sich ausspricht, nicht zu hart entgelten lassen und über den Personen nicht die Sache vergessen! Auch aus dem Traume ist viel zu lernen; man erkenne ihn nur selbst hübsch wach, für Traum — anstatt etwa für dummen oder gar boshaften Spaß! —

Die dritte und schlechteste Klasse der theorielosen Praktiker machen diejenigen aus, welche wenig weiter thun, als je ein Krankheitsbild und ein dazu gehöriges Recept auswendig zu lernen, und das so in das Fachwerk des Gedächtnisses todt niedergelegte bei Gelegenheit, selten mit einem kleinen Fehlgriff rücksichtlich des Faches, mechanisch hervornehmen und auf gut Glück appliciren; oder gar nur je ein Symptom und ein Mittel zusammen reimen lernten. — Von diesen, soviel ihrer auch sind, wollen wir nur gar weiter nicht reden. Es ist zu possierlich, daß Aerzte, welche die nächsten und unmittelbarsten Diener des Lebens selber sind, das ewig wandelbare Leben wie einen todten Mechanismus, und den nicht einmal regelrecht nach seiner mechanischen Struktur behandeln. —

Aus gleicher Quelle fließend und von ähnlichem Erfolge für die gegenwärtige Stimmung der Aerzte begleitet, drängt sich

B) dem Wirkungskreise des Arztes in der neuesten Zeit unabweisbarer und überredender, als in irgend einer früheren Periode der Geschichte der Medicin ein Lebensgebiet auf, mit dem die wenigsten Aerzte sich bereits hinlänglich bekannt gemacht haben — ich meine das Gebiet des psychischen Lebens, und die Anforderung, welche die Gegenwart an sämmtliche Aerzte macht, auf dem von einer kleinen Anzahl zu einer Psychiatrie gelegten Grund theilnehmender fortbauen zu helfen.

Vielen ist dieses neue Feld ärztliches Interesses, allem Anscheine nach, nicht blos noch fremd, sondern auch schon im voraus ärgerlich. Da nun aber gerade die nähere Erforschung des gesunden, kranken und zu heilenden Seelenlebens — wie wir später näher sehen werden — in engem Verhältniß zur zeitgemäßen Construktion einer wissenschaftlichen Medicin steht, so wird vielleicht auch von dieser Seite an das, nicht blos auf einmal gewohnte und oben angegebene Weise angenommene, Verhältniß der Theorie und Praxis in der Medicin, sondern auch überhaupt, auch abgesehen von dieser Vorstellungsweise, mit Mißbehagen, als auf eine Vermehrung des lästigen Lernens, wie denn alles mechanisch eingelernte und darum todte Wissen eine Last wird, gedacht.

Und endlich

C) ging aus dem Kampfe der im Ganzen des Menschengeschlechts gewohnten Vorherrschaft des Physischen über das Geistige mit letzterem, als sich dasselbe in Folge einer in unsre Zeit fallenden und gewaltig durchgreifenden Entwickelungsperiode klarer und kräftiger zu äußern begann, eine Gattung von Erscheinungen im Menschenleben und eine eigene Weise der Wechselwirkung desselben deutlicher hervor, die nothwendig Erstaunen erregen mußte, übrigens bei den Einen schwärmerisches Entzücken, bei den Anderen ungläubiges Grausen bewirkte.

Ich meine die Erscheinungen des am häufigsten sogenannten thierischen Magnetismus, die in ihrem häufigen und auffallenden Vorkommen entschwunden seyn möchten, ehe noch die gegenseitige Uebertreibung eines Theils derer, die in ihnen den Stein der Weisen gefunden zu haben meinten, und andern Theils derer, welche selbst von dem nichts glauben wollen, was sie doch vor Augen haben konnten, in einer gemäßigten Ansicht der Natur jener Erscheinungen ausgeglichen ist.

Diese Erscheinungen veranlaßten durch übertreibende Anwendung auf einzelne Gegenstände der Physiologie, Pathologie und Therapie eines Theils einen ekelhaften Mysticismus in der neueren Medicin, andern Theils reizten sie zu bitterer, hitziger Opposition auf. Dadurch aber sind nun beide Theile aus gegenseitiger Ueberspannung bereits in Ermattung versunken, und haben es nicht ungern, daß sie von Neuem an den Gegenstand des Streites erinnert werden, der von einer bisher noch gar nicht berührten Seite, wie wir weiter sehen werden, erst seine vernünftige Bedeutung und ein solides Interesse gewinnt. —

Doch des erträglichen Ausgangs gewärtig, fahren wir, trotz des schon durch den Titel gegenwärtiges Werkchens gegebenen Anstoßes, ruhig fort. Der geneigte Leser habe nur einige Geduld: es steht zu hoffen, daß er und der Verfasser am Ende der ganzen Untersuchung eben nicht feindselig von einander scheiden.

2.

Schon zu verschiedenen Zeiten brachte ein bloßes äußerliches Auffassen und bloßes Festhalten der Erscheinung ohne nothdürftige Erforschung ihres inneren Grundes hinsichtlich der ärztlichen Theorien und ihres Verhältnisses zur Praxis mehr und minder gescheute und sonst achtbare Leute auf den Gedanken, es sei der Medicin mit dem Theoretisiren überhaupt, wohl gar, scheint es fast, mit allem Denken, nicht nur nichts gedient, sondern es werde ihr sogar empfindlich geschadet. Dergleichen Leute meinten, die Heilkunde zur Würde einer Wissenschaft — worunter ja wohl nichts anderes verstanden werden sollte, als irgend ein Gebiet des menschlichen Wissens und Wirkens, anstatt es als chaotisches Gemengsel zu betrachten, vielmehr als natürlich gegliedertes und organisirtes Ganzes begriffen mit dem Bewußtseyn der Nothwendigkeit, daß es so seyn müsse — erheben zu wollen, sei ein zwecklos kindisches Beginnen. Oder, alles, was sie thun zu können wähnten, sie gestanden ihr mitunter die Würde der Wissenschaft nur mit dem Beisatze „empirische" zu, wobei sie selber nicht gewußt haben konnten, was sie wollten. Denn entweder machten sie sich damit einer Contradictio in adjecto schuldig, indem sie eine Art Ganzes, das so ziemlich planlos trümmerweise, wie die Stücken eben unter die Hände kämen, von außen zusammengeleimt und geklekset sei, noch, wenn auch empirische, doch „Wissenschaft" nannten; — oder sie begingen eine Tautologie, indem sie nicht bedachten, daß etwas, was nicht mit Empirie in unmittelbarem Verhältnisse stehe, wie überhaupt für den Menschen nicht, also auch nicht als Inhalt einer Wissenschaft, existire. —

Wo giebt es denn für einen vernünftigen Menschen etwas, das nicht erfahren, also empirisch, ist? Freilich erfährt man nicht blos mit den greifenden Fingern, oder nur mit Zunge, Nase, Augen und Ohren, sondern auch mit Gemüth und Geist. —

Hier müssen wir nun nothwendig der Philosophie gedenken, welches Wort — aber wohl mehr nur das Wort — den so eben charakterisirten Leuten ein Schrecken und Greuel ist, weil sie eben unter diesem Namen jenen in das Chaos des Gewußten führenden Geist, um es zu ordnen, so ziemlich äußerlich begreifen, obwohl dem Dinge, tiefer gefaßt, allerdings auch etwas sehr Wahres zu Grunde liegt. Das Ding, das Wesenhafte, was durch jenes Wort bedeutet wird, hat freilich zu allen Zeiten häufig ein sehr eigenes Schicksal gehabt, das, wenn es die Wirklichkeit nicht deutlich vorhielte, kaum für möglich gehalten werden sollte. Aus diesem wunderbaren Schicksal der Philosophie wird sich leicht manches erklären, und namentlich auch Nachsicht hervorgehen gegen diejenigen Aerzte, welche bisweilen die zufällige Erscheinung mit dem unwandelbaren Wesen verwechseln, und aus eben diesem Grunde der sogenannten Philosophie in jeder Art den Stab brechen. —

Das durch das Wort „Philosophie" eigentlich zu Bezeichnende ist für das Gebiet der menschlichen Wissenschaften dasselbe, was der „Bildungstrieb" im im Gebiete des organischen Lebens ist; nur daß das Schicksal jener zunächst allein von dem freien menschlichen Seelenleben, dessen schönste Blüthe — doch auch nur Blüthe und noch nicht die Frucht — sie eben ist, das Schicksal dieses hingegen zunächst von der Nothwendigkeit des Lebens der äußeren Natur abhängt.

Wie der sogenannte Bildungstrieb aus mehr oder weniger ungestalteter indifferenter Masse die gemessene Gestalt der einzelnen Organismen fortwährend schafft: so die Philosophie aus der rohen Masse des Wissens die Wissenschaften. Beides mit gleicher Nothwendigkeit des Produkts.

Was nun aber das eigenthümliche und erstaunenswürdige Schicksal der Philosophie sey? — Losgerissen ist sie öfters worden von dem Felde und Objekte ihrer Thätigkeit, von ihrem Stoffe, vom realen, oder, wie man auch sagt, positiven Wissen. Auf der einen Seite liegt dann der Stoff todt und wirr unter einander; nur eben manchmal noch von einem schwachbelebenden Hauche der Philosophie aus der Ferne getroffen — indeß auf der andern Seite die Philosophie festgehalten wird, die man (die Philosophen von Profession mit ihren Metaphysiken und Dialektiken ꝛc.) zwingen will, sich aus sich selbst zu gestalten; da sie aber dennoch, wegen der, auch nach versuchter gänzlicher Trennung, aus der natürlichen Gewohnheit des Zusammen-, ja Einsseyns übrig gebliebenen Sympathie, nicht absolut von allem Stoffe getrennt gehalten werden kann, so kommen possierliche Monstra, Molen, Windeier und dergl. zu Stande, die dem Leben fremd sind und höchstens kurze Zeit angestaunt werden, als sogenannte Systeme, die aber weder natürliche Glieder, noch Systeme an und in sich haben.

Wegen dieses selten begriffenen Schicksals der Philosophie, wird sie daher oft auch da, wo sie von selbst aus alter Sympathie zu ihrem Tagewerk zurückstrebt, oder durch sich wieder zurechte findende Menschen zu demselben — also zu dem Baue der Wissenschaften aus dem Baumateriale des aphoristisch-empirischen tischen Wissens — zurückgeführt wird, von Anderen nicht selten schnöde zurückgewiesen und ungebührlich verlästert. So nennt sie der schottische Mann des Jahrhunderts eine „giftige Schlange" für die Medicin, und andere, sonst auch etwas bedeutende, Leute halten auf jeder Station einer Reisebeschreibung der Medicin nach ihrem Ziele eine Strafpredigt gegen die aufdringliche Philosophie, und warnen die Aerzte vor ihr ebenfalls wie vor einer giftigen Schlange, Verwirrerin und Unheilbringerin.

Ja, in jener Lostrennung von der Masse des positiven Wissens ist sie ein unheilbringendes Ungeheuer, und so ist sie sammt ihren Baalspriestern zu fliehen; allein an sich, als die Masse des Wissens beseelende Wissenschaftlichkeit, sei sie in der Medicin herzlich willkommen; und wehe der Medicin, in welcher sie, so begriffen, nicht waltet!

Die Philosophie, dieser Bildungstrieb der Wissenschaften, muß nun aber durchaus zu ihrem Stoffe, von dem getrennt sie ein wesen- und bedeutungsloses Vexierbild ist, zurückgebracht werden, und aus ihm Wissenschaften gestalten, die wieder, wie alle einzelnen pflanzlichen oder thierischen Organismen zusammen je einen großen Gesammtorganismus bilden, nur als Theilganze einer einzigen allgemeinen Wissenschaft zu betrachten sind. Daß diese Operation wirklich gegenwärtig von Neuem im Werke sey, davon zeugt schon allein laut und im Großen die in unsere Zeit fallende höhere Widergeburt der Naturphilosophie, durch welche sich der Versuch ausspricht, Geist und Natur wieder zu versöhnen und sie in ihr natürliches Verhältniß zurück zu bringen, nachdem letztere längere Zeit mehr oder weniger dem menschlichen Geiste eine Mumie däuchte, indeß sich dieser mit Nebelgebilden erfolglos abkämpfte. Die Naturphilosophie hängt aber mit der besseren Gestaltung der Medicin aufs Innigste zusammen; obwohl letztere keineswegs ausschließlich von ihr zu erwarten ist.

Ist es nun die aus ihrer unnatürlichen Separation wieder mit der Materie, dem Substrate, vereinigte Philosophie, die, in jener Separation ein non Ens, nur Bedeutung hat als den realen Inhalt der Wissenschaften formendes Princip: so ersetzt man wohl nicht mit Unrecht den alten vielgedeuteten Namen „Philosophie" mit dem Ausdrucke: „Wissenschaftlichkeit", welcher die Eigenschaft des Inhalts irgend eines besonderen Gebietes des menschlichen Wissens und Wirkens, nämlich als ein natürlich gegliedertes Ganzes, oder, wie die Sprache sich, für den Physiologen tief bezeichnend, noch ausdrückt, als ein System zu bestehen, am natürlichsten ausspricht.

Obwohl der Sprachgebrauch das Wort „Theorie" häufig als gleichbedeutend mit System, und somit auch mit Wissenschaftlichkeit nimmt, so wird deßhalb letztere Meinung vorgezogen, weil sich an Theorie zu gerne der Nebenbegriff des bloßen Wissens von Etwas ohne Beziehung aufs Handeln anhängt. So also ist Wissenschaftlichkeit auch in der Medicin, so Heilwissenschaft gemeint.

So wie aber der organische Bildungstrieb vielgestaltige Organismen nicht dazu schafft, daß sie die Kabinette von Raritätenkrämern füllen mögen, sondern damit jeder bei der unendlichen Scene der lebendigen Natur eine Rolle übernehme, um den einzigen großen Plan des Gesammtlebens auszuführen; so giebt es auch keine Wissenschaft, blos um den leeren Kopf eines leeren Gedächtnißmenschen zu füllen, sondern um das Handeln, das unmittelbare Theilnehmen des Menschen an dem ewigen Walten der Geschichte, dem grosen Ziele entsprechend, zu leiten. Zweckmäßige Wirksamkeit in und für das Leben ist stets der Prüfstein jedes wissenschaftlichen Bestrebens; doch kann dasselbe das ganze Leben seines Urhebers in Anspruch nehmen, indeß Andere, vielleicht erst nach längerer Zeit, auf jenen bauend, seinen Geist wirksam ins Leben einführen, wenn er nur selber im Verkehr mit dem wirklichen Leben gediehen war. Was hier im Allgemeinen gesagt ist, läßt sich unmittelbar auf die Medicin anwenden, wo wir denn auch wirklich hochverdiente Männer finden, die selber wenige Recepte schrieben, aber dennoch von unschätzbarem Gewicht für die praktische Medicin waren.

Jeder Einzelne muß nothwendig, eben weil er nicht das Ganze ist, mehr oder weniger einseitig seyn. Es tritt ja alles Wirkliche nur in Gegensätzen auf, und sohin mit einseitiger Neigung; aber je und je gehen auch solche Gegensätze aus einem gemeinschaftlichen Ursprung, ihrer Indifferenz, hervor, und wirken harmonisch zu Einem Ziele zusammen.

Dieß ist aber zwischen Theoretikern und Praktikern nicht der Fall, wenn jene, dem wirklichen Leben in seiner unerschöpflichen Mannigfaltigkeit sich allzu sehr entziehend, flüchtige Dunstgestalten für lebendige Wesen halten, oder wenigstens von den allgemeinsten Gesetzen des Lebens, die sie wirklich nicht gefunden haben mögen, die Brücke nicht finden können, die sie wieder in die vielgestaltige Wirklichkeit einführe, welcher sie daher immer mehr oder weniger ferne bleiben, — und wenn diese, die Praktiker, so vor Bäumen den Wald nicht sehen, daß sie die rechte Quelle der erscheinenden

Wirklichkeit nicht ahnen, der tieferen Bedeutung jeder Erscheinung und der lebendigen sinnvollen Wechselbeziehung aller unter einander nicht inne werden, und daher das ganze Leben mehr für ein bedeutungsloses, mechanisches Spielwerk halten, in ihren Wirkungskreis treten ohne Begeisterung, vielmehr mit Gleichgültigkeit, Zweifel oder gar Widerwillen.

Wenn so die Einen der Wirklichkeit, der lebendigen Gegenwart, fern stehen, in den Kreis ihrer allgemeinsten Abstraktionen gebannt, wenn die Andern seelenlos in ihr sich bewegen, ohne weitere Ahnung und Um- und Aus- und Einsicht: muß da nicht, wenn dies mit geringem Unterschied zu irgend einer Zeit in den meisten Fächern menschliches Wissens und Wirkens geschieht, die lebendige Fülle ganzer Völker zu grauer, saft- und geistloser Mumie einschrumpfen? muß da nicht jede Blüthe verwelken, die Frucht unreif vom Baume faulen, und der sonst grüne Baum des Lebens zum kahlen Pfahl werden? der vom allgemeinen Lebensgeiste stets bewegte Strom der Geschichte nicht zu Sumpf und Wüste vertrocknen? —

Tilget aber nur die Philosophie als oben bezeichnetes Handwerk, oder hört sie nicht, durch die dem Leben der Lebensgeist abgezapft und zu kindisch ungeschickten Experimenten im Laboratorium der Magister aufbewahrt wird; laßt die Philosophen, aber suchet philosophische Theologen, Juristen, Aerzte u. s. w.; bringt den Lebensgeist zum Stoffe, in die Verhältnisse der Wirklichkeit zurück, damit der knarrende Mechanismus des Staats- und Völkerlebens ein frischer Organismus wieder werde: — dann wird die Mumie lebendig erstehen, der dürre, kahle Baum des Lebens wieder Laub und Blüth' und Früchte bringen, der

Strom der Geschichte im heiteren Spiele der Wellen aus Sumpf und Wüste sich wieder kräftig regen.

Der erst in unseren Tagen so hoch gefeierte Magus in Norden sagt daher schon irgendwo:

„Die Philosophie ist keine Bildhauerkunst mehr. Der Gelehrte ist aus den spanischen Schlössern der intellectualischen Welt und aus dem Schatten der Büchersäle auf den großen Schauplatz der Natur und ihrer Begebenheiten, der lebendigen Kunst und ihrer Werkzeuge, der gesellschaftlichen Geschäfte und ihrer Triebfedern zurück gerufen. —"

II.

Mit Fug und Recht machen wir uns wohl zunächst zur Aufgabe, mit möglichster Kürze darzuthun: warum überhaupt Wissenschaftlichkeit gefordert werde, und wie sie im Gebiete der menschlichen Interessen überhaupt, in dem der Medecin aber insbesondere zu Stande komme, welches ihre natürliche Gliederung in der Medicin sei, und in welchem besonderen Verhältniß diese Aufgabe zur gegenwärtigen Zeit stehe.

1.

Freiheit im selbstbewußtseynvollen Handeln ist das Ziel und die höchste Würde der irdischen Existenz des Menschen. So weit es hierin nun aber auch der Einzelne bringe, fürs Ganze steht dieses Ziel noch fern. Die Menschheit ist aus Schlaf und Traum im Schooße der einst jugendlicheren äußeren Natur, mit der sie, wie die Frucht mit der Mutter, eins war, zu sich selbst gekommen; sie aß vom Baum der Erkenntniß, unterschied sich und die Mutter Natur, und wie denn der Sohn nicht immer von der Mutter an kurzem Gängelbande kann gehalten werden, wie jede Anlage durch selbstgewagten Versuch und Uebung zur Fertigkeit reifen muß: so begann auch das Kind Menschheit allmälig selbst zu wählen. „Es fällt kein Gelehrter vom Himmel" sagt das Sprichwort; alles reift allmälig; auch diese neue Lebensweise nach eigener Willkühr, mit welcher die Geschichte erst begann, konnte nur durch manchen Fehlgriff, vielfältige Verirrung, schmerzliche Erfahrungen, wie sie uns denn die Geschichte darbietet, gedeihen, und muß endlich zu unfehlbar sicherer Freiheit gedeihen, die sich gar wohl von einem noch höheren Standpunkt aus abermals als Nothwendigkeit verhalten mag.

In dem Grade nun, in welchem der Mensch durch klarere Selbsterkenntniß freier wird, d. h. mit klarer Einsicht, ohne Furcht und Zweifel, mit fester Zuversicht des guten Erfolgs sein Leben selber anordnet, findet er, ein Theil der Gottheit selbst, auch die ganze äußere Natur, sammt seiner eigenen irdischen Existenz, als Mittel zu seinem freien Handeln sich unterthan.

Um ferner aber diese Mittel in seinem freien Handeln möglichst zweckmäßig zu benutzen, muß er sie nach ihrem eigentlichsten Wesen und ihren vielfachen Beziehungen möglichst genau erkennen.

Was heißt aber Erkennen anders, als das ideale Nach- und Abbilden des zu erkennenden Realen? das Reale sei aus dem Gebiete des leiblichen oder des geistigen Lebens. Jeder von allen andern wesentlich und generisch verschiedenen Beziehung oder Qualität der Dinge und Verhältnisse der Natur entspricht ein eigenthümliches Vermögen unserer Seele, gleichsam zu dessen vorzugsweisem Portraiteur bestimmt.

Nun zeigt sich in allem, was ist, sofern es reines Produkt des Naturgeistes, möglichst fern von Störung unreifer menschlicher Willkühr und menschliches Irrthums, ist, in allen räumlichen und zeitlichen Verhältnissen seines eigenthümlichen leiblichen und geistigen Lebens eine eben so eigenthümliche Regelmäßigkeit, Ordnung und Harmonie, und zwar wie am Einzelnen im Kleinen, so am Ganzen im Großen und Größten. Ja greift auch der Mensch mit seiner unmündigen Freiheit, mit seiner leicht fehlgreifenden Willkühr störend irgendwo in diese Ordnung, Regelmäßigkeit und Harmonie, so wird sie nicht etwa einseitig im angekasteten Punkte nur verrückt, sondern alles andere, und somit das Ganze ändert nach Maasgabe des Eingriffes seine Stellung: so daß dennoch eine gewisse Ordnung, Regelmäßigkeit und Harmonie nicht aufhört; wobei aber dem freien Handeln des Menschen die Aufgabe bleibt, das natürlichste Verhältniß stets wieder einzuleiten.

Aus diesen unmittelbar gegebenen und dem Wesen nach unleugbaren Voraussetzungen folgt nun für die Erkenntniß die nothwendige Forderung, gleichfalls diese Ordnung, Regelmäßigkeit und Harmonie, mit einem Worte diese Organisation, in sich zu haben, d. h. wissenschaftlich zu seyn, selbst Wissenschaft, System zu seyn.

Hier möchte nun eine kleine Episode, doch eigentlich kaum so zu nennen, an ihrem besten Platze seyn. Es ist nämlich aus dem Vorhergehenden klar, daß, da von Natur aus Alles Einen unendlichen Organismus darstellt, auch das nächste Glied dem fernsten nicht absolut fremd seyn kann, sondern in irgend einem, wenn auch noch so vermittelten und leisen, Verhältnisse nothwendig stehen müsse, die Erkenntniß auch des Einzelnsten um so vollkommener und intensiver sey, je umfassender, extensiver, unter sonst gleichen Bedingungen, sie ist, weil die Erscheinung einer Beziehung des Nächsten zum Fernsten unbegriffen bleibt oder falsch gedeutet wird, wenn die Erkenntniß nicht auch das Fernste zu umfassen strebt.

Dieß könnte uns unmittelbar zur Bedauerniß des Umstandes führen, daß die ganze große Eine menschliche Wissenschaft, als ideales Abbild des ganzen großen Einen realen irdischen Lebensorganismus, in fast unzählig viele Fächer zersplittert sey, die, was der

Hauptgrund der Bedauerniß wäre, nicht selten so sehr getrennt neben einander bestehen, daß kaum eine Verwandtschaft derselben geahnet wird.

So wahr dieß ist, so natürlich und nothwendig ist es als Durchgangspunkt; die Erscheinung kann nicht immer seyn, wie sie war, und es muß anders werden, als es ist: sonst wäre das Leben todt. War es einmal natürlich, daß in derselben Person Regent, Priester, Richter, Arzt u. s. w. vereinigt waren, so wurde es im Lauf der Zeit eben so natürlich und nothwendig, daß nicht blos ein Anderer Regent, ein Anderer Priester u. s. w. ist, sondern auch daß Viele unter sich wieder verschiedene Regenten, Priester, Richter, Aerzte u. s. w. sind, damit jedes nicht blos Rudiment bleibe, sondern jedes nach jeder Möglichkeit einzeln vollendet werde. Fängt doch auch jeder Embryo damit an, daß in einem einzigen Punkte alle Möglichkeiten seines Lebens in der Indifferenz beisammen sind; aber sie scheiden sich allmälig auseinander und werden neben und nach einander zur Wirklichkeit ausgeprägt. Wie sich aber alle diese Mannigfaltigkeit der Wirklichkeit endlich wieder in die Einheit des Bewußtseyns im Menschen sammelt: so wird auch die Zeit kommen, wo die zersplitterten Wissenschaften, einzeln gereift, sich wieder zum Ganzen zusammen schließen zu der Einen Urwissenschaft. — Dieses Ziel werde aber nur zu keiner Zeit ganz vergessen; und darum werde auch der in der Vollendung des Einzelnsten sich ganz Verlierende und Vergessende, und derjenige, der in der größten Zersplitterung den Faden der Einheit festhält und immer von Neuem an das Ziel erinnert, unter sonst gleichen Umständen, gleich geachtet.

2.

Die Medicin hat, neben den übrigen einzelnen Wissenschaften, zur Aufgabe: die Gesundheit der einzelnen Organismen, insbesondere aber die des Menschen, vor der Abweichung zur Krankheit zu behüten und das kank gewordene Leben zum gesunden Zustande zurück zu führen. Ihr Inhalt ist also die Kenntniß des organischen Lebens überhaupt und des menschlichen insbesondere, in seinem natürlichen Verlaufe, aller möglichen Formen der Abweichung von demselben, aller Wechselwirkungen mit Allem, was das einzelne Leben berührt, und der daraus folgenden Veranstaltungen zur Einwirkung und Umstimmung.

Daß auch das Erhalten des gesunden und das Heilen des kranken Seelenlebens des Menschen mit zu dem Inhalte der Medicin gehöre, dafür könnte man schon die Erfahrung sprechen lassen, daß, so lange es Aerzte giebt, sich Niemand anders dieser Aufgabe mit gleichem Erfolge annahm, als sie, und daß dieß noch heutiges Tages den Aerzten überlassen ist. Freilich ist nicht zu leugnen, daß noch heutiges Tages viele Aerzte diesem Berufe schlecht gewachsen zu seyn scheinen, daß viele in ihrem Unvermögen gerne die ganze Sache als eine ihnen fremde erklären möchten. Es wird aber alles Sträuben wenig helfen.

Uebrigens kann die ganze Untersuchung mit wenig Worten von vorne angefangen und beigelegt werden. Man darf ja nur fragen: giebt es psychisch Kranke, die es nicht blos aus physischen, sondern auch durch psychische Ursachen wurden? Die Erfahrung antwortet laut und vernehmlich: ja! Man frage weiter: sind nicht Kranke, die es von der einen oder der andern Seite her wurden, bald auf dem einen, bald auf dem andern Wege auch geheilt worden? Die Antwort: ja! kann nicht ausbleiben. Sind denn selbst die körperlichsten Krankheiten oft pathogenetisch zu erklären und kunstgerecht zu heilen, ohne auf das psychische Leben des Kranken Rücksicht zu nehmen? Ist denn nicht umgekehrt auch bei der auf mehr geistigem Wege entstandenen psychischen Krankheit auch Miteinwirkung auf den leiblichen Organismus ersprießlich, ja unumgänglich nothwendig, und wer soll diese richtiger veranstalten als der Arzt, der beide Lebenssphären kennt? Ist denn nicht leicht zu prophezeien, daß psychische Krankheiten immer häufiger vorkommen müssen, allmälig häufiger, als (weniger werdende) somatische, weil wir wissen, daß der Mensch in der Lebenssphäre am häufigsten erkrankt, mit der er am meisten lebt, und daß das ganze Menschengeschlecht allmälig mehr geistig als physisch zu leben anfangen und fortfahren wird, wie sich denn im gegenwärtigen Augenblicke die unglücklichen Irren allenthalben ungewöhnlich anhäufen? Auf diese und noch viele zurückgehaltene Fragen muß stets „ja!" geantwortet, und somit zugegeben werden, daß auch das Seelenleben in des Arztes Wirkungskreis falle.

Bei diesem großen Umfange des Gebietes der Medicin ist noch das Eigene von demselben bemerkenswerth, daß es zugleich den Mittelpunkt aller Wissenschaft bildet, und unmittelbarer, als irgend eine andere, den Menschen in Verbindung mit dem Urquell des Lebens und in den lebendigsten Verkehr des Einzelnen setzet. Letzteres, daß nämlich der Arzt nicht nur die Stoffe und Kräfte der Natur unmittelbar handhabe, und, gut oder schlecht berechnet, damit auf das Leben einwirke, sondern daß sogar er selber mit seiner eigenen leiblichen und geistigen Individualität bestimmend und umstimmend eingreife, lehrt die gemeinste Erfahrung und unbestreitbare Thatsachen der direkt psychischen Heilmethode, so wie sogenannte thierisch-magnetische Curen. Und nicht schwerer ist die Wahrheit einzusehen, daß nämlich die Medicin im Lande der Wissenschaften, d. h. im ganzen Bereiche menschlicher Interessen, den Mittelpunkt einnimmt, wenn man bedenkt, daß alle übrigen Wissenschaften sich auf nichts anderes beziehen können, als mit bei weitem größerer Einseitigkeit entweder auf die Körperwelt, oder auf die Welt des Geistigen; auf der einen Seite aber, wie auf der andern, haben sie bei weitem vermitteltere Beziehung zu ihrem Stoffe und vollends zum Menschenleben, indeß die Medicin sich unmittelbar und praktisch auf dessen Existenz bezieht, nach seinem leiblichen und geistigen Leben.

Ungeachtet aller dieser Vorzüge der Medicin hat aber dennoch schwerlich ein anderer Zweig des menschlichen Wissens und Wirkens zu allen Zeiten so viel Geringschätzung und Schmähung erlitten als sie. Uebten in früherer Zeit Sklaven und halb ehrlose Leute die Heilkunde aus, so ist trotzdem, daß man den Aerzten leidlich schön thut, noch heut zu Tage die allgemeine Meinung ihr noch wenig günstig und nicht viel anders, als die des Mephistopheles in Göthe's Faust.

Woher das? Einen Theil der Schuld mögen freilich die Aerzte selber haben; denn es ist nicht zu verhehlen, daß ihrer gar zu Viele allzu leichtfertig, wenn auch am Krankenbette öfters mit sehr wichtiger Miene, gefunden werden — und das wieder darum, weil ihnen in der Zeit ihrer Bildung häufig ein so geringer Geschmack an einem würdigen wissenschaftlichen Studium ihres Faches beigebracht wird, daß sie sich bald begnügen, nebst einigen galanten Manieren, dem Gedächtnisse einige ihnen in ihrem Zusammenhange fast gänzlich unerklärbare praktische stückweise Aussprüche dieses oder jenes Meisters einzuprägen, und sich höchstens einige Handgriffe, im strengsten Sinne des Worts, zu eigen zu machen. Damit wollen dann Manche 50 Jahre haushalten, und meinen, es sey unterdeß alles so geblieben, wie vor dieser Zeit, in welcher sie schon nur das Wenigste profitirten. Oder, wenn es hoch kommt, so halten sie sich eine praktische Zeitschrift und fischen darin nach neuen Mitteln, die nicht selten ein wahrer ärztlicher Abentheurer in einem individuellen Falle wirksam will gefunden haben, und machen daraus, bis wieder etwas neues das Letzte verdrängt, eine allgemeine Methode.

Und ists denn nicht höchst anstößig, daß der Eine von demselben Mittel in derselben Krankheit Scrupel und mehr giebt, wo der Andere Sonnenstäubchen verordnet?

Kann es denn Respekt vor der Medicin erwerben, wenn die Aerzte nicht künstliche Mittel genug in der Apotheke auftreiben können, indeß sie hundert mit dem kranken Leben in innigster Wechselwirkung begriffene Einflüsse, in deren Zusammentreffen die Krankheit entstand, wie Nahrung, Luft, Wohnung, Gemüthszustände, häusliche und bürgerliche Verhältnisse ꝛc. nur zu oft unbeachtet lassen, als wäre der Kranke nur in der Apotheke krank geworden?

Anderntheils aber mag die Natur der Sache, nämlich der Medicin, durch einen falschen Schein selbst Veranlassung geben zu der noch herrschenden geringschätzigen Meinung von ihren Priestern. Ich will mich hier nicht berufen auf die Größe und Vielartigkeit des Gebietes der Medicin und manches Aehnliche; sondern nur andeuten, daß wohl die durchgreifendste Ursache seyn möge, jene natura anceps der Medicin, jenes Walten derselben in den zwei Lebenssphären, der leiblichen und geistigen, und zugleich jenes gewissermaßen geheimnißvolle unmittelbare Sichanreihen des Arztes an die wirkenden Naturkräfte selber, deren Quelle am nächsten die Medicin liegt, wodurch die Forderung an den Arzt ergeht, ein natürlicherer Mensch zu seyn, als leicht irgend in einem anderen Fache, was aber eben gerade sehr häufig der Fall nicht ist.

Zur gehörigen Deutung dieses Grundes brauche ich nur noch an den gewöhnlichen Weltsinn zu erinnern, den Dinge, die mehr im schwankenden Extreme, als in ruhigerer Mitte, und zugleich mehr an der Oberfläche, als gegen den Mittelpunkt sind, leichter interessiren und besser gefallen. Doch dieß hier beiläufig und genug davon! —

Der häufig aufgeworfene Zweifel, ob denn die Medicin den Rang einer Wissenschaft, wie andere Fächer des menschlichen Wissens und Wirkens, behaupte, oder ihn auch nur je erreichen könne, bedarf nach dem bisher Gesagten weiter keiner Beachtung: nur die Genesis der Medicin als Wissenschaft ist hier vorläufig ganz kurz zu bezeichnen.

Da, nach dem Vorhergehenden, richtige Erkenntniß irgend einer Sache und ihrer Verhältnisse nichts anderes ist, als ein ideales Nachbild derselben; so folgt, daß richtige Erkenntniß stets denselben Weg in ihrer Ausbildung gehen muß, den die Natur bei dem Inhalt der Erkenntniß geht. Ist nun das organische Leben überhaupt, und das menschliche insbesondere mit seinen Wechselverhältnissen Inhalt der Medicin: so muß deren wissenschaftliche Gestaltung denselben Weg ideal nehmen, den die Natur real beobachtet.

Nun geht aber die Natur nie und nirgends von einem Extreme aus, sondern vom ersten Moment der Weltwerdung bis zur Schöpfung der kleinsten Milbe beginnt sie aus geheimnißvoller Mitte, aus einem stillen Ineinanderseyn einer allmälig sich lostrennenden Mannigfaltigkeit, was aber wieder nur so geschieht, daß sich zuerst ein Gegensatz bildet, Extreme, und zwar zuerst die fernsten, weitesten sich erheben, aus denen wieder neue, aus diesen abermals u. s. f. bis alle Gegensätze entfaltet sind und durch ihr allseitiges Gegenwirken das vielgestaltige Spiel des organischen, leiblichen und geistigen Lebens geben.

Diesen letzten Gegensatz zwischen Leiblichem und Geistigen, der durch die ganze Welt des Organischen durchzieht, weil, wo nur eine Ahnung von Empfindung und Gegenwirkung — und das ist schon in der Pflanzenwelt deutlich genug — die Wiedervergeistigung des in die Körperlichkeit eingegangenen Urlebens vorhanden ist, halten wir sogleich fest. Nicht das geistige Leben geht aus dem körperlichen, im Ganzen wie im Einzelnen, hervor, noch umgekehrt das leibliche aus dem geistigen; keines zuerst wirklich, sondern der (allgemeine wie der besondere) Bildungstrieb spaltet und entfaltet die ursprüngliche lebendige Indifferenz in beide im gleichen Momente; fürs Ganze und aufs Allgemeinste angeschaut, erscheint als ursprüngliches Vorbild alles Gegensatzes die Doppelbeziehung zum Urseyn (Auflösung in der Gottheit) und zum Andersseyn (Bestehen als Einzelnes); wovon die Beziehung zum Urseyn, aus welchem Alles aus- und wieder zurückgeht, die überwiegende ist, was in allem Gegensatze sich wieder findet. So fangen denn auch Leibliches und Geistiges zugleich an zu seyn, bilden sich auch nicht ausschließend nach einander aus, sondern zugleich neben einander, doch so, daß die Bildung des leiblichen zuerst rascheres Schrittes geht und früher dem Ziele naht, indeß die Entwickelung des geistigen Lebens erst später allmälig rascher gedeiht und länger dauert.

Dieser wichtige Satz wird hier mit klarer Ueberzeugung als Führer nach dem rechten Anfang oder Ausgangspunkt der wissenschaftlichen Gestaltung der Medicin erklärt, und ich kann ruhig abwarten, daß mancher jetzt noch anders theoretisirende und construirende Leser erst nach Durchlesung des bald unten folgenden gedrängten Abrisses der Geschichte der Medicin, als einer Reihe von Versuchen, von verschiedenen, und zwar allen möglichen verschiedenen, Standpunkten aus, dieselbe systematisch aufzufassen, — welche Reihenfolge nicht die Sache menschlicher, schwankender Willkühr, sondern des durch die Geschichte unfehlbar waltenden Weltgeistes ist — eben so fest davon überzeugt werde.

Aus solcher Mitte, die — ich scheue mich nicht, es auszusprechen, etwa aus Furcht, ich möchte für einen jener blind übertreibenden phantastischen Verehrer eines für sie in mystischem Helldunkel schwebenden unerkannten Etwas gehalten werden — real geworden ist in dem Wesen des sogenannten thierischen Magnetismus, einem Lebenszustande, der zwischen leiblichem und geistigem, gesundem und krankem Leben in der Mitte steht, und namentlich bei aller Zeugung, von der alles Leben anhebt, des Einzelnen seine Rolle spielt, der hier jedoch noch nicht weiter erörtert werden kann, muß die

ärzt-

ärztliche Wissenschaft ausgehen. Jedoch wird dieser Ausgangspunkt für die wissenschaftliche Bildung der Medicin nur von einem höheren Standpunkte aus erkannt, der uns weiter unten klar werden soll, und den verlassend, aber nicht aus dem Bewußtseyn verlierend, sondern ihn als Ziel festhaltend, das Geschäft von unten herauf begonnen werden muß.

An diesen Anfangspunkt muß sich anschließen, in solcher Ordnung und mit solcher Methode, wie sie zweckmäßiger erst weiter unten als die richtigst scheinende wird angegeben werden, eine natürliche Auffassung des, nunmehr stückweise und aphoristisch bis auf einen bedeutenden Grad der Vollkommenheit erörterten, gesunden Körperlebens und gesunden Geisteslebens mit ihrer eigenen natürlichen Entwickelungsgeschichte, Wechselwirkung und mit den allseitigen gesunden Verhältnissen gegen den Inhalt aller übrigen Gebiete des irdischen Lebens. (Man übersehe doch nicht, wie diesem Zwecke unwillkührlich durch immer zunehmendes Studium der vergleichenden Anatomie (in Verbindung mit Naturphilosophie) und der Physiologie des Fötus, gestützt auf dessen fleißig bearbeitete Anatomie im regelmäßigen und regelwidrigen Zustande, in der neuesten Zeit entgegen gearbeitet wurde.)

Streng in derselben Ordnung müssen dann die Erfahrungen, deren viele während der Operation selber erst die richtige Bedeutung erhalten werden, über die möglichen Abweichungen des leiblichen und geistigen Lebens von dem gesunden Zustande und allen daraus entstehenden Wechselverhältnissen mit den verschiedenen ebenfalls in gemessener Ordnung aufzuführenden Lebensgebieten der Außenwelt ergriffen werden. Wir kennen die Namen für diese Fächer, nämlich Physiologie (mit ihren Hülfsfächern) und Pathologie, deren psychische Rubriken bis jetzt freilich zum Theil noch sehr ärmlich, für viele Aerzte gar nicht bestehen; ja deren somatische Rubriken dem Wissenschaftlichen weniger wie Wohlgestalten, als vielmehr wie chaotische Mißgeburten erscheinen.

Diejenige Doktrin, welche alle bekannten Wechselwirkungen des somatischen und psychischen, gesunden und kranken Lebens mit allem, was, selbst leiblich oder geistig, natürlich oder künstliches Produkt, nach der für Physiologie und Pathologie gewählten Ordnung, mit welcher eine natürliche Eintheilung der äußeren Potenzen selbst nothwendig zusammen fällt, darstellt, welche durch Pharmakologie oder Materia medica*) bezeich-

---

*) Ich nehme hier bei der üblichen Benennung der Lehre von der Wechselwirkung des Organismus mit äußeren Einflüssen durch Pharmacologie oder Materia medica, welche in keiner Hinsicht für den geforderten Lehrabschnitt erschöpfend sind, Gelegenheit her, ganz kurz an die noch immer herrschende Sitte, in der Medicin, wie in andern Wissenschaften, für alle Hauptverhältnisse Benennungen aus fremden, besonders den alten todten Sprachen zu gebrauchen, und den daraus hervorgehenden höchst wesentlichen Nachtheil für die Wissenschaften selber, zu erinnern.

Es ist doch Jedem, der nur ein wenig denken gelernt hat, klar, daß weder die Zeit, sofern sie von der Geschichte der Menschheit ausgefüllt wird, im Ganzen stets dieselbe Erscheinung darbiete, immer dieselbe sey; noch daß wieder die je in demselben Abschnitte der Zeit lebenden Völker eins seien in jeder Beziehung. Es ist vielmehr klar, daß sowohl die Geschichte im Ganzen (Universalgeschichte), als Lebenslauf der Menschheit ihre streng gegen einander charakterisirten Lebensalter haben, als daß je ein einzelnes Volk eine bestimmte Theilerscheinung des ganzen Menschheitsorganismus, ein einzelnes Organ desselben, sei, und als solches stets eine specifike Einseitigkeit, seine Volksthümlichkeit, nicht nur zeige, sondern sie haben und bis aufs Extrem erschöpfen müsse.

Eben so klar ist es ferner, daß jede Sprache eines ein-

net wird, hat bis in die neueste Zeit, je mehr sie es verdient, um so weniger einer wissenschaftlichen Behandlung genossen. Und wie soll Gesundheit, wie Krankheit und Heilung, wissenschaftlich begriffen werden, ohne wissenschaftliche Auffassung der Wechselwirkung des menschlichen Lebens mit allem, was nur eine solche einzugehen vermag, und was eben Alles ist, was irdisch heißt? da doch keine Regung einer lebendigen Fiber aus dieser allein hervorgehen kann, sondern dazu eines Reizes bedarf; da überhaupt nichts Einzelnes absolut aus und durch sich lebt, sondern stets eines regen Wechselspiels mit anderem Einzelnen bedürftig ist.

Nun muß eine Doktrin eingeschoben werden, die kaum dem Namen nach, und noch weniger der Sache nach im Organismus der medicinischen Doktrinen existirt.

---

zelnen Volkes weder auf dessen Miste wächst, noch von Gott ihm unmittelbar docirt werde, noch ein reines Geschöpf menschlicher Willkühr sey; sondern daß sie vielmehr auf dem eigenthümlichen Geiste des Volkes und gleiches Schrittes mit dessen einem höheren Gesetze, als menschlicher Satzung, unterthanen, Entwickelung wachse, und darum eben die Volksthümlichkeit am deutlichsten zur Anschauung bringe.

Wenn wir nun heutiges Tages unsere wissenschaftlichen Terminologien aus Sprachen nehmen, die vor Jahrtausenden Völker sprachen, die nicht mehr sind, und deren Lebensaufgabe dem Grade und der Richtung nach eine andere war, als die unsrige: wie sollen dann Sinn und Wort zusammen passen?

Nicht blos also, daß es je erst einer eigenen Uebereinkunft bedarf, um unter einem gewissen Worte irgend etwas anderes zu verstehen, als es eigentlich bedeutet, und daß also, wer von dieser Uebereinkunft nicht unterrichtet ist, leicht das falsche versteht; nicht blos, daß bei jeder von Neuem getroffenen Uebereinkunft die alte Terminologie mühsam aus dem Gedächtnisse muß verwischt und die neue, die im wesentlichen vor jener nichts voraushaben kann, mühsam wieder einstudirt werden muß; so wird die fremde, in Sold genommene, Sprache

Ich meine die Diagnostik oder Diagnosiologie, welche lehret, wie aus den äußerlichen Erscheinungen am relativ gesunden und kranken Leben der innere Zustand erschlossen, und ein Zusammenseyn von Erscheinung, das irgend ein bestimmtes inneres Wesen bedeutet, von jedem anderen mehr oder weniger ähnlichen unterschieden werde. Durch diese Doktrin wird die Medicin ins wirkliche Leben eingeführt, und sie ist das wesentlichste Moment des handelnden Arztes.

Dann endlich folgt die der angefangenen Ordnung entsprechende Anordnung der Regulative für Hygiastik und Therapeutik, durch welche die Wissenschaft der Medicin, wie Viele gern sagen „als Kunst," wofür ich aber, wenn es ja eines Wortes bedürfte,

---

sowohl, als die einheimische, dadurch verdorben, indem eines Theils hie und da die alte natürliche Bedeutung der Worte in der dienstbar gemachten Sprache durch die neue ihnen aufgedrungene Bedeutung, verdorben oder ganz vergessen und verwechselt wird; und andern Theils die einheimische Sprache in ihrer Entwickelung, so weit sie das Werk menschlicher Freiheit ist, zurück gehalten und in ihrer Eigenthümlichkeit verletzt wird, so wird denn endlich durch Rückwirkung der Sprache auf ihren Stoff auch die Bildung der Wissenschaften selber gehemmt und verwirrt.

Man versuche doch nur in der griechischen Sprache, so vortrefflich und musterhaft sie für Gegenstände des äußern Sinns, der Einbildungskraft und Phantasie, des Gemüthes rc. ist, passende Benennungen für heutige abstrakte Begriffe zu finden; oder in der lateinischen psychologische Gegenstände abzuhandeln. Man wird finden, daß einem der Stoff unter den Händen dabei ein ganz anderer wird.

Laßt uns Deutsche daher vor Allem in der Medicin darauf denken, eine deutsche Terminologie einzuführen; zumal da sich in unserer Wissenschaft, wie ich zu bemerken glaube, die Unzulänglichkeit der alten Sprachen zu diesem Zwecke bereits deutlicher und dringender ausspricht, als in anderen.

lieber „Technik" sagen würde, im wirklichen Leben wirkend auftritt.

Es bleibt uns nun nur noch dieses Eine in dieser Sache zu berühren: daß nämlich, wie das Leben an sich in seiner Fortbildung nie stille steht und abgeschlossen erscheint, sondern gemessenes Ganges nach dem fernen Ziele stets mehr und mehr entwickelt, wobei allerdings das zu entwickelnde der Art nach vorausgewußt werden kann, daß so auch die Wissenschaft sich nie geschlossen und fertig dünke für alle Zeit. Treu folge sie der Spur der vorwärtsschreitenden Natur, eine Generation übergebe ihre Wissenschaft als fortzusetzendes der anderen, die thörigt ist, wenn sie das Ueberlieferte unbegriffen, in bösem Dunkel befangen, schnöde zurückweist. Wie aber die Natur in ihrer Entwickelung des Neuen das Alte nicht gewaltsam zerstört, sondern wie sich letzteres, wesentlich bleibend, nur allmälig mit umgestaltet: so geschah es auch in der Wissenschaft, in aller, wie in der Medicin, deren Fächerwerk, oder besser, deren organisches Gliederwerk, einmal mit selbstbewußter Umsicht angelegt, nie gewaltsam umgerissen zu werden braucht, sondern nur erweitert und ausgefüllt werden muß.

3.

Dem Letztgesagten zu Folge muß also zu irgend einer Zeit dieses wissenschaftliche Fachwerk, wenigstens von unten herauf, für alle Zeiten, in sofern sie nur weiter auszufüllen haben, groß genug und in einem solchen Stile, der für den Fortbau nach oben allen Zeiten sich anbequemt, angelegt werden. Dieß kann geschehen, weil zu irgend einer Zeit der menschliche Geist die Reife erlangen muß, um alle Grundverhältnisse, die in der Medicin zur Sprache kommen, in ihrer natürlichen Stellung wenigstens der Art nach zu übersehen; es muß geschehen, weil sonst die Aerzte zu keiner Zeit mit mehr Zuverläßigkeit urtheilen und handeln könnten, da doch sonst alles zu stets größerer Vollkommenheit gedeiht. Es geschieht eben so, wie in jedem Kinde der Art nach alle Bildungen und Vermögen des leiblichen und geistigen Lebens vorhanden sind, obwohl deren Wirksamkeit in stets geändertem Verhältnisse während des ganzen Lebens sich fort entwickelt.

Ob diese Anlage eines wissenschaftlichen Fachwerks der Medicin vorhanden? Nein! Und warum sie nicht vorhanden, warum nicht vom ersten Versuche des Systematisirens an? Nur der unendliche Geist des Alllebens wirkt unfehlbar zu Anfang, in der Mitte und am Ende, wenn wir so reden dürfen, sicheres Taktes in der äußeren, sich ihrer selbst unbewußten, Natur fort; was aber des Menschen nur allmälig reifender Freiheit, der unmittelbaren Folge des reifenden Selbstbewußtseyns, anheim gestellt ist, das unterliegt manchem unvollkommenen Versuch, ehe es vollkommen gedeiht. Vollendete Wissenschaft ist nur das Werk reifes Selbstbewußtseyns des Menschen, der als Gattung, wie als Individuum, erst nach mancher Entwickelungsstufe diese erforderliche Reife erlangt.

Aber in unsere Zeit mag diese Reife treffen, und sie scheint nahe zu seyn, besonders uns Deutschen, deren Culmination, als Volk, bedeutungsvoll mit der des ganzen Geschlechts zusammen zu fallen scheint, nahe zu seyn. Worauf sich diese Aussage stütze, will ich nun mit Wenigem angeben.

Es war in unserer Zeit so viel Geschrei und Gethu über ihren Geist und Charakter und über ihre Bedeutung, daß, wollte man nicht auf den Gedanken kommen, es sey das Ende aller Zeit vorhanden, man gezwungen wurde, auf sie, als sicherlich eine eigenthümlich merkwürdige Periode, sehr aufmerksam zu werden.

Die Geschichte lehrt, daß zu Anfang einer jeden solchen Entwickelungsperiode, (als diese wird auch die Gegenwart jeder Vernünftige anerkennen) nachdem vorher alle Grundverhältnisse des Lebens mehr oder weniger in einander zu verwischen und zu vermengen gesucht worden, damit die ganze größer gewordene Masse von Neuem durch ein neues Ferment beisammen gähre, zunächst wieder Extreme sich erhoben und einander in größter Hast auf äußerste Spitzen trieben, bis erst allmälig ruhigeres und besonneneres Verstehen und Verfolgen des von der Zeit Gebotenen zu Stande kommt. So fand sichs denn auch im gegenwärtigen Falle. War bei dem einen der besondere Rollen spielenden Völker jene allgemeine einstweilige Vermengung und Verschmelzung der verschiedenartigsten Grundverhältnisse des Lebens, Religion und Staat, Kunst und Wissenschaft u. s. f. betreffend, recht augenscheinlich und handgreiflich, innerlichst und äußerlichst wahrzunehmen: so entzieht sich derselbe Zustand auch bei einem andern, das überhaupt mehr innerlich lebt, der feineren, tieferen Beobachtung keineswegs.

Aber auch die Spannung der sich aus solcher Indifferenz wieder erhebenden Extreme sahen und sehen wir zum Theil noch. Auf der einen Seite wollte die Welt des leiblichen Menschen sich ganz entkleiden und unnatürlich fromm werden, auf der andern war als höchstes Ziel des Strebens biderbe Körperkraft aufgestellt. Die Einen löseten die äußere Natur mystisch in lauter gottseelige Bedeutung auf; die Andern vermaterialisirten selbst den Menschengeist ganz und gar. Die Einen schienen die Zeit mit Sporn und Peitsche gewaltsam vorwärts jagen, die Andern sie mit Zaum und Gebiß festhalten zu wollen. Und wie nun so im Großen Vernunft- und Offenbarungs-Lehre, demokratisches und monarchisches Princip u. s. w. im Streite liegen, so erhob sich ein ähnlicher Gegensatz auch durch alle Zweige der Wissenschaft.

So namentlich in der Medicin war von Vielen fast alles Einzelne in den Einen trüben Brei des thierischen Magnetismus aufzulösen gesucht worden, indeß andern Theils mechanistische und spiritualistische, chemische und dynamische Ansichten rasch aufeinander folgend sich bekämpften. Daß sich indeß in erstgenanntem, wie es sich äußerte, unsinnig scheinendem Bestreben ein dunkler Drang, den untersten, indifferentesten Ausgangspunkt der ganzen wissenschaftlichen Medicin zu finden, aussprach, wird uns bald klarer werden. Uebrigens muß die einzige Erscheinung des rastlos raschen Wechsels, Einreißens und Wiederaufbauens, dieß allseitige hitzige Bekämpfen, das in den Wissenschaften, je unmittelbarer sie das Wesen des Menschen berühren, desto deutlicher merkbar und vielartiger herrschte, so wie der deutlich veränderte Charakter der früheren und der neueren Gelehrsamkeit, hinreichende Bürgschaft einer bedeutungsvollen Epoche seyn.

Im Felde der Wissenschaften ists bereits wieder ruhiger geworden, wie denn auch da, wo alles mit möglichster Klarheit des Bewußtseyns geschehen soll, ein früheres Zurechtefinden zu erwarten ist. In der Wissenschaft lößte sich offenbar die überhaupt kritische Zeit in eine kritische im anderen Sinne auf. Zugleich hat der gemessene von dem Treiben oder Anhalten einzelner Menschen wenig gestörte Gang des Triebrades in der Geschichte, die nun wieder ein merkbareres Zeichen ihres Lebens gegeben hat, wieder so viel Respekt eingeflößt, daß man es gerathen hält, auch auf dem Wege der historischen Betrachtung für die Wissenschaft zu gewinnen. Drum nennt sich denn auch gegenwärtiger kleiner Versuch historisch-kritisch. Und nur auf diesem Wege wird aus dem Kampf der Extreme die glückliche Mitte gefunden.

Der Stoff der Wissenschaften, besonders der der Medicin und ihrer nächsten Verwandtschaft, ist neu aufgerührt, wieder- und neugeboren, in Wohl- und Mißgestalten unter einander: das erste Geschäft ist, das zu deuten, was gegeben ist, und es dem allgemeinen Verständnisse näher zu bringen, dann zu sichten das Schlechtere vom Besseren, und letzteres zu einigen aus allen Zeitaltern. Fast möchte es mir scheinen, daß diese Aufgabe in mancher Wissenschaft bereits fleißiger zu lösen gesucht werde, als in der Medicin, die, ihres Ranges eingedenk, der ihr durch ihre natürliche Stellung gebührt, doch nimmermehr zurückbleiben darf.

Fragt man nach der Ursache dieses gewiß nicht ganz ungegründeten Vorwurfs, so bin ich nicht verlegen um die Antwort. Der Umstand nämlich ist, wie ich glaube, die Ursache, daß sowohl der größte Theil der Aerzte überhaupt durch den raschen Wechsel von nicht immer ganz gelungenen und sich häufig widerstreitenden Versuchen, die Medicin wissenschaftlich zu gestalten, kleinmüthig an allem Erfolge verzweifelte, sich, wie sie wenigstens sagen, einer Empirie, einer hippokratischen Methode hingegeben haben, die aber beide Namen mehr schimpft, als ehrt, da man, den Compaß vergessend, leitungslos im Felde der Erfahrung herumkreuzt und täppisch nach zerrissenem Einzelnen hascht, und, wie wir es auch in anderen und noch großartigeren Verhältnissen sehen, sich zuletzt an das Alte, herkömmliche zu klammern sucht; daß insbesondere die einzelnen Aerzte unserer letzten Zeit sich zu frühzeitig und zu streng abgeschlossen auf die vereinzeltesten Zweige der Medicin warfen, ohne sich den allgemeinen Ueberblick genugsam zu bewahren.

Es ist schon oben einmal erwähnt, daß diese Zersplitterung der Kräfte eine natürliche Erscheinung sey, um jeden kleinsten Theil eines Ganzen in sich zu vollenden. Nun ist aber die wahre Vollendung eines Einzelnen, ohne daß es zu rechter Zeit mit allem anderen Einzelnen des Ganzen, und somit mit letzterem selber in Beziehung gesetzt werde, nicht möglich, da ein Ganzes je und je nur bei einem gehörigen Verhältnisse des egoistischen Fürsichbestehens seiner einzelnen Glieder eines Theils, und des Sichselbstaufgebens andern Theils richtig besteht. Zudem findet es sich bei genauerer Beobachtung, daß die Folge dieser allzu lange andauernden Einseitigkeit eine gewisse pedantische Kleinigkeitskrämerei ist, durch welche Kraft und Zeit umsonst vergeudet werden, und an welcher bei allzu langer Dauer der

Geist abgestumpft und eingeschläfert wird. Wie denn auch, treibt man den Geist aus dem Leibe, dieser in todte Atome, die aller Bedeutung und wesentlicher Beziehung auf einander entbehren, zerfallen muß.

Alles dauert in einem gewissen Zustand nur eine Weile; großer Trennung und Zersplitterung folgt nach dem Gesetze der Natur Wiedereinigung; so in der Wissenschaft, wie in dem Ganzen der Schöpfung, wo nach der unübersehbaren Mannigfaltigkeit der Pflanzen- und Thierwelt im Selbstbewußtseyn des Menschen sich die Einheit wieder fand.

Das menschliche Selbstbewußtseyn nun, hat, wie in den Individuen, auch bei den einzelnen Völkern, ja endlich in Bezug auf die ganze Menschheit, als Ein großes Ganzes, seine verschiedenen Entwickelungsstufen. Von einer solchen Stufe zur andern tritt auch die Gattung, wie naturgemäß das Individuum, mehr und mehr aus dem Naturzwange des vorzugsweise körperlichen Lebens heraus, und gewinnt in gleichem Maaße, ihr geistiges Leben mehr entfaltend, an freier Selbstbestimmung über sich selbst und die äußere Natur. Mehrere solche Perioden hat, laut dem Zeugnisse der Geschichte, das nun freilich nur dem geübteren Auge lesbar seyn mag, die Menschheit zurückgelegt, indeß der Schauplatz ihres regsten Lebens, das Centrum und die jedesmalige Culmination desselben, stets von Osten nach Westen vorwärts rückte.

Ihr F ö t u s leben, rein im Instinkte geführt und ohne Unterscheidung eines Subjekts und Objekts, dessen Mutterschoos die Sprache Paradies nennt, liegt vor aller Geschichte. Ihr k i n d i s c h e s Dichten und Treiben, während dessen der Gedanke des Verstandes nur erst zum Bilde der Einbildungskraft gedieh, mögen wir wohl in der Zeit des Mythus zu suchen haben, vorzüglich wohl in Indien. Die schöne Jünglingszeit, die uns einerseits in ihrem Anfange der kriegerischen Züge und riesenhaften Kämpfe der Körperkraft so viele bietet, scheint andrer Seits in dem heiteren, gemüthlichen Leben des griechischen Volks, das der Kunst und der Liebe, die sich in der jugendlichen Ueberkraft und auch in anderen Beziehungen bekannten überschwenglichen Einbildungskraft selbst auf das männliche Geschlecht verirrte, geweiht war, zu finden, bis endlich unter noch manchem Kampfe und manchem bedrohlicheu Zufalle, die wir ja auch in den Entwickelungsperioden des Individuums treffen, die Menschheit, ihr Leben erst recht in Europa concentrirend, sich der Mündigkeit ihres Selbstbewußtseyns, der männlichen Reife nahte, die unserer gegenwärtigen Zeit nicht mehr so fern seyn möchte.

Denn was anderes giebt sich wohl zuletzt als Grundcharakter gegenwärtiger Entwickelungsepoche kund, als Ringen nach Freiheit und Selbständigkeit, nach vernünftiger Anordnung der menschlichen Angelegenheiten, noch Anerkennung dessen, was der Mensch aus innerer Selbsterkenntniß und mit Freiheit ist, gegen das, was höchstens nothwendige Erscheinung einer früheren Zeit war, aber in einer andern nicht bleiben kann, oder was durch Zufall und veraltetes Vorurtheil seyn wollte?

Eine solche vernünftige Anordnung ihres Stoffes, Durchdringung desselben mit dem Lichte des Bewußtseyns und freithätige natürliche Gestaltung fordert denn auch die Wissenschaft: Streben nach ächter, ja wissenschaftlicher Form-Vollendung, Wissenschaftlichkeit, ist ein Hauptmoment des Geistes der gegenwärtigen Zeit.

An die Medicin ergeht aber eine doppelte Forderung, Einmal und zuerst die Natur des geistigens Lebens, das mit in ihr Gebiet gehört, und dessen Abweichungen von seinem natürlichen Bestehen zu ergründen, schon weil es ja das geistige Leben ist, dessen mit sicherer Selbstkenntniß und Selbstbestimmung veranstaltete Operationen uns allein rechte Wissenschaft geben können, so daß Niemand der Behauptung widersprechen wird: alle Wissenschaft beruhe zuletzt auf Psychologie, und ihr Werth stehe im geraden Verhältnisse zur Richtigkeit, Natürlichkeit und Vollständigkeit der Psychologie. Zum andern soll die Medicin, gleich anderen Wissenschaften, ihrem Stoffe eine Form und Anordnung geben, wie es vorher kein Zeitalter konnte; ihr Fachwerk anlegen, an dem alle künftige Alter nur fortzubauen brauchen. Und dazu kann der richtige Plan nur von einem Standpunkte aus entworfen werden, der das ganze Gebiet des menschlichen Lebens, also auch das psychische, beherrscht.

Daß zur Erfüllung der letztgenannten Forderung die äußeren Bedingungen vorhanden sind, wird namentlich der nächste Abschnitt darzuthun suchen, in sofern er zunächst überzeugen soll, daß jede einzelne Seite des gesunden, kranken und zu heilenden somatischen Menschenlebens durch entsprechende einseitige Betrachtungsweise für sich so ziemlich erschöpft und in einseitigen Systemen dargestellt ist, aus denen nur der umfassendere Blick von dem gemeinschaftlich höheren Standpunkt aus das durch Einseitigkeit nothwendig falsche zu sondern, das Uebrige aber, die verschiedenen vermeintlichen Ganzen, als natürliche Elemente erst zum eigentlichen Ganzen zu ordnen hat. So wie denn auch die vereinzelten empirischen Kenntnisse bis zu einem großen Reichthume herangewachsen sind.

Der gegen alle früher gewählte zu niedrige und

schiefe Standpunkte gemeinschaftlich höhere und richtigere liegt zwar so wenig in der Richtung und etwa im Extreme des psychischen Lebens, als in der Richtung und etwa im Extreme des somatischen: sondern er liegt zwischen und über beiden, beide Lebensgebiete gleich beherrschend, sie in ihrer Einheit und Verschiedenheit, so wie in ihrer Wechselbeziehung begreifend.

Auf diesen Standpunkt kann aber demnach auch Niemand gelangen, wenn er nicht in beiden Gebieten möglichst bekannt ist. Nun ist aber das Gebiet des psychischen Lebens unserer Wissenschaft so fremd nicht mehr, als Viele es wohl wähnen. Es fehlt an Materiale nicht für Physiologie und Pathologie des Seelenlebens, und eben so wenig an, der Vergleichung zu Gebote stehenden, Versuchen der wissenschaftlichen Gestaltung dieser Fächer. Desgleichen ist der Diagnostik manches vorgearbeitet, und mehr als Ein Standpunkt der Therapeutik aufgefunden: so fremd dieß alles auch, leider! noch so vielen, ja den meisten Aerzten ist.

Immer bleibt, dem Allen nach, die erste Forderung an die Medicin, die Psychiatrie vollständiger zu begründen, und ihr mehr allgemeines Interesse zu schenken, als bisher geschah. Sie ist die Brücke, über die wir erst zur zweiten Aufgabe schreiten können, zu einer Wissenschaftlichkeit der gesammten Medicin, die unsrer Zeit angemessen ist und ihr Ehre macht; auf welchem Wege die Aerzte zugleich mittelbar um jede andere Wissenschaft sich verdient machen können. Wollten wir aber auch alle diese Gründe nicht beachten, muß uns nicht allein schon die stets zunehmende Zahl der unglücklichsten Kranken, der Irren, und ihr so hülfentblößter Zustand mit Macht auffordern, auch bessere, methodische, und nicht, wie es bis jetzt der Fall fast durchgängig ist, blos von schwankender Persönlichkeit abhängenden, Anstalten zu deren Heilung ernstlich zu denken?

Zum Schluße sei hier noch die Ueberzeugung ausgesprochen, daß die Aufgabe, eine wahre Psychiatrie, besonders von Seiten der Physiologie und Pathologie aus, zu begründen, vor allen anderen den deutschen Aerzten zukomme. Längst ist als Charakter dieses Volkes ein beharrliches, in schwierige und subtile Verhältnisse tief eindringendes Studium von andern Völkern selbst anerkannt. Auch hat sich der deutsche Genius in dem, was in diesem Fache bisher geleistet wurde, bereits bewährt. Durch Deutsche hat die Psychologie, besonders seit dem letzten Viertel des vorigen Jahrhunderts, wissenschaftlicheren Charakter bekommen (vergleiche Carus Geschichte der Psychol. S. 689.), und in der gesammten Psychiatrie rührt der höchste schönste Standpunkt, der bisher gefunden wurde, wie wir weiter sehen werden, von ihnen her. Auf denn an die schöne, lohnende Arbeit!

III.

Ein prüfender Ueberblick der Geschichte der Medicin wird die bisher gegebenen Andeutungen bestätigen und zu dem Resultate führen, das wir bereits als Aufgabe des ärztlichen Strebens gegenwärtiger Zeit bezeichnet haben.

Umgekehrt will ich, wie schon aus dem Vorangegangenen zu errathen ist, in gegenwärtigem Abschnitte darauf aufmerksam machen, und in kurzen allgemeinen, doch unter sich, wie ich hoffe, zusammenhängenden, aus Einer Grundansicht hervorgehenden, Sätzen darthun: daß Alles, was bis auf diese Stunde auf dem Wege der wissenschaftlichen Behandlung der Medicin geschah, darin bestehe, daß je eine einzelne Seite, eine specifisch verschiedene Beziehung des ganzen Menschenlebens für letzteres selber genommen, oder wenigstens für den letzten Grund aller übrigen gehalten wurde, welche übrige in Rücksicht auf Gesundheit, Krankheit und Heilung aus jenem Einen zu erklären seien.

Daß dadurch zwar je ein gewisses Lebensgebiet, eben das, welches als das allen andern zu Grunde liegende und sie bestimmende und beherrschende angenommen war, im gesunden, kranken und genesenden Zustand bis auf einen hohen Grad richtig erkennen und behandeln gelehrt wurde, daß aber die Lebenserscheinungen aus den übrigen Gebieten stets schief betrachtet, beurtheilt und behandelt werden mußten.

Daß es zwar zu einzelnen Zwischenzeiten, wie fast gänzlichen Mangel an Wissenschaftlichkeit in der Medicin, und dagegen die roheste unsinnigste Empirie, so auch mitunter einzelne große Aerzte gab, die das Ganze, als solches, mit allen ihm untergeordneten sich einander

der aber nebengeordneten Beziehungen, richtig trafen, und so eine kurze Versöhnung der extremen ärztlichen Ansichten und Handlungsweisen bewirkten, ohne jedoch das ganze Verhältniß mit völlig klarem Bewußtseyn zu erfassen und folgerecht gründlich zu rechtfertigen, das sie vielmehr nur ein natürlicher Takt wie durch glücklichen Zufall treffen ließ.

Daß aber auch nur die somatische Heilkunde auf eben berührte Weise in jedem ihrer Elemente einzeln nunmehr fast vollendet ist, welche sich jedoch ihrer gegenseitigen Uebertreibungen und Schiefheiten noch nicht begeben hat, und so zur Bildung des Ganzen noch nicht zusammengerückt ist.

Daß zwar ferner selbst die Psychiatrie, die seit Anfang der Geschichte der Medicin nur unscheinlich und langsam keimte, später ziemlich schnell bereits verschiedene Entwickelungsstufen durchlebte.

Daß es jetzo aber erst Zeit sey, vor Allem noch gewisse Anforderungen der psychischen Heilkunde zu erfüllen, worauf dann mit größerer Sicherheit eines helleren Bewußtseyns die gesammte Medicin derjenigen wissenschaftlichen Gestaltung theilhaftig werden könne und müsse, in welcher sie ferner nur dem Volumen nach fortzuwachsen brauche.

1.

Da ich nun aber, um diesen Zweck zu erreichen, eine Darstellungsweise wählen muß, welche die historische Kenntniß der Haupterscheinungen in der Geschichte der Medicin in ihrer erfahrungsgemäßen Aufeinanderfolge voraussetzt; so will ich letztere lieber vorher mit einigen Grundstrichen herzeichnen.

Mit Hippokrates (geb. 456 v. Chr.) hebt unsere Geschichte an, und in diesem großen Manne, der nur wenig von den seit dem 7ten Jahrhunderte v. Chr. nach einander auftretenden philosophischen Systemen seiner Landsleute Gelerntes, als solches, wiedergab, spricht sich das gesammte ärztliche Wissen und Wirken, zwar nur erst in seinen Rudimenten, doch in seiner ganzen natürlichen Vielseitigkeit aus.

Seine Nachfolger, dieses große Ganze als solches nicht mehr fassend, und von Platon's (geb. 430 — 348 v. Chr.) hoher dichterischer Philosophie, der sie eben so wenig gewachsen waren, irre geführt, zersplitterten, unter dem Namen der Dogmatiker bekannt, das Ganze ihres Meisters, und erscheinen, in einseitigen Ausbildungen begriffen, als Elementarpathologen, Pneumatiker und Humoralpathologen, worin alle Haupteinseitigkeiten auf einmal angedeutet waren.

Der dogmatischen Sekte oder Schule gegenüber bildete sich bereits vom 3ten Jahrhunderte v. Chr. an, die Unzulänglichkeit dieser einseitigen Systeme erkennend, die empirische Schule, die zuletzt alle Wissenschaftlichkeit bis aufs äußerste verschmähte.

Aber schon im Anfang des letzten Jahrhunderts v. Chr., nachdem bereits die Medicin mit den übrigen Wissenschaften ihren Hauptsitz von Griechenland nach Rom verlegt hatte, waren die Aerzte auch dieses Mangels aller Wissenschaftlichkeit überdrüßig geworden, und neben beiden vorigen noch fortdauernden Schulen, bildete sich die der Methodiker, welche neben elementar-pathologischen Ansichten bereits schöne Ahnungen von der Natur des organischen Lebens darboten.

Ein anderer Theil der Aerzte wurde fast zu gleicher

Zeit wieder Pneumatiker, indeß andere, unter dem Namen Eklektiker oder Episynthetiker begriffen, sich mit mehr oder weniger theorieloser Praxis zu behelfen suchten.

Da trat im 2ten Jahrhundert n. Chr. Galen (131 — 193) auf und einigte die Elemente, obwohl mehr von außen durch historische Uebergewalt, als durch eigentliche Originalität wieder zu einem großen Ganzen, das aber dennoch, gegen des Hippocrates Zeitalter gehalten, bereits auf einer neuen Entwickelungsstufe erschien.

An dieses Gebäude hielten sich, fast als an etwas Unantastbares und nur zu Begreifendes, die Aerzte vom 3ten bis wenigstens ins 13te Jahrhundert n. Chr.; obwohl fast zu gleicher Zeit mit der Entstehung der Muhamedanischen Religion sich ein eigener orientalisch-phantastischer Geist in der Medicin erhob durch die arabischen Aerzte, in deren Hände sie beinahe allein gegeben war. Aehnlich diesem Geiste war derjenige, der durch die mönchische Bearbeitung der Medicin in dem seltsamen Zwielicht des sogenannten Mittelalters, in welchem jedoch so vieles fruchtbar keimte, in ihr fortlebte, als sonderbarer Aberglaube, magische Kuren und manche seltsame, in der Entwickelungsstufe des Menschengeschlechts jener Zeit begründete, Erscheinungen des gesunden und kranken Lebens.

Mit mehr lebendiger Umsicht und natürlichem Sinne, jedoch auch noch mit mancher unwissenschaftlichen Sonderbarkeit, unternahm es Paracelsus (1493 — 1541) der Medicin eine neue Gestaltung zu geben.

Zu unbedingte Anwendung der Gesetze der anorganischen Chemie auf das organische Leben eines Theils, und mystische Personificirung des Lebensprincips andern

Theils, die beide aus dem medicinischen Systeme des Paracelsus hervorstechen, finden sich nur noch weiter getrieben, besonders das Letztere, in dem darauf folgenden des Helmont († 1644.).

Dagegen stützte sich das System des Sylvius de le Boë († 1672) rein auf chemische Ansichten, ja von noch tieferem Standpunkte, als die von Sylvius eingeleitete chemiatrische Schule, suchte die von Borelli († 1680) herrührende sogenannte iatromathematische das Leben zu begreifen, indem sie den Organismus für nichts anderes als einen Mechanismus erkannte.

Kaum daß dazwischen Sydenham († 1689) die sich allmälig mehrenden naturhistorischen, anatomischen und physiologischen Kenntnisse benutzend, wieder eine natürlichere Vielseitigkeit anerkannt hatte, wählte Stahl († 1734), von der iatromathematischen Ansicht auf das entgegengesetzte Extrem verleitet, den psychologischen Standpunkt, und erklärte die eine Sphäre des ganzen Menschenlebens, nämlich das selbstbewußte Seelenleben, für die Basis des leiblichen Lebens mit all seinen Zuständen.

Eben so entgegen der zu großen Würdigung des Antheils der Säfte an allen Lebenszuständen, wie ihn die Jatrochemiker einräumten, als dem durch Stahl untergeschobenen freien Einfluß der Seele auf die leiblichen Zustände, würdigte die Lehre Fr. Hoffmanns († 1742) das Solidum vivum und besonders das Nervenleben mehr, der zufolge alle Zustände der Gesundheit und Krankheit des Körpers von den verschiedenen Arten der Bewegung der festen organischen Masse, die sie aus ihr selber inwohnenden Kräften ausübt, abhing; weshalb alle Heilung in Moderiren oder Abhalten der

Einflüsse bestehen sollte, die unordentliche Bewegung veranlassen und unterhalten.

Zwischen solchen Extremen wurde es vielen Aerzten unheimlich; Boerhaave's schlechtere und zu seiner Praxis nicht passende Theorie, und daher denn auch mehr erstere, so wie Haller's Arbeiten und eine reiche Ausbeute mehrerer vorzüglicher Anatomen beschäftigten unterdeß dieselben.

Ludw. Hoffmann nahm hierauf die Säfte als die die verschiedenen Bewegungen der festen Theile bedingenden und vorzüglich zu beachtenden Momente an, welche Cullen, als eigentlicher Stifter der sogenannten Nerven- oder Solidarpathologie, wieder aus dem Spiele ließ, und vielmehr alles auf die beiden Hauptzustände des Nervensystems, Spannung und Erschlaffung, zurück führte.

Nachdem dann gegen Ende des 18ten Jahrhunderts abermals viele Einzelne, deren keiner es jedoch mehr zu einer Schule brachte, abermals alles nach chemischen Ansichten zu erklären versucht hatten, machte das System des J. Brown (1736—1788), das von fester und flüssiger organischer Masse zugleich fast ganz abstrahirte und nur den Kräftezustand, oder die Quantität der Erregbarkeit und Erregtheit, erwog, Epoche.

Zu gleicher Zeit damit trat das Dorwinsche System auf, das die verschiedenen, vor ihm einseitig aufgefaßten Standpunkte vereinigte, wurde aber, wenn letzteres auch mehr von außen und allzu übereilt veranstaltet, und der Einbildungskraft ein wenig zu viel Raum gelassen war, dennoch mit weniger Aufmerksamkeit beschenkt, als billig seyn mochte.

Denn fast jeder halb vorzügliche Arzt bildete sich nun, der Hauptsache nach, auf dem Grunde der Brownschen Lehre, seine eigene Erregungs- oder dynamische Theorie, indeß nur wenige Einzelne ihren eigenen Mittelweg gingen; bis die neuere Naturphilosophie, der weit geförderten Geistesphilosophie zur Seite tretend, einen tieferen und vielseitigeren Blick ins organische Leben eröffnete, der besonders durch Troxler, Reil, und zuletzt von Kieser für eine wissenschaftliche Construktion der Medicin benutzt wurde, jedoch vor allem selber noch manche Läuterung, besonders die Einigung mit der Geistesphilosophie in einem über beiden schwebenden Punkt, dann aber einen ungehinderten Einfluß in die rohe Masse der Medicin zu gewärtigen hat, worauf denn auch erst einem noch vollkommneren Gelingen ihrer wissenschaftlichen Construktion entgegen zu sehen ist.

Von dem Bildungsgang der Psychiatrie weiter unten. Wir sprechen zunächst

2.

Von der somatischen Medicin insbesondere, und zwar nach vorgesetztem Zwecke.

Schon aus diesem äußersten Umriß des Bildungsganges der somatischen Medicin erhellt vorläufig, daß, wie einmal die verschiedenen Standpunkte, deren jeder zwar ein Moment in der Betrachtung des organischen Lebens ausmacht, die aber dennoch auch wieder in gewisser Dignitätsabstufung zu einander stehen, getrennt wurden, und Einer nicht sowohl für den hauptsächlichsten als für den einzigen gehalten war, dieß zuerst dem niedrigsten widerfuhr, und daß zwar derselbe Standpunkt zu verschiedenen Zeiten wiederholt genommen wurde, an seiner äußersten Einseitigkeit aber dennoch wieder je allmälig verlor, und daß sie sämmtlich im Ganzen doch ganz ihrem natürlichen Dignitätsverhältniß angemessen, nacheinander ihre höchste Ausbildung erfuhren.

Dabei ist zwar häufig bemerkt worden, daß je die herrschende Philosophie, ja selbst Religionsstimmung und politischer Zustand, der durch epidemische und endemische Verhältnisse bedingte Krankheitsgenius u. s. w., die eben in den Lebenskreis des Arztes, von dem irgend ein bestimmtes System herrührt, trafen, bedeutenden Einfluß auf die Natur desselben gehabt haben; allein man nimmt auch allzu gerne die erwähnten Dinge viel zu sehr für zufällige Erscheinungen, anstatt sie mehr als nothwendige und mit dem Systeme gemeinschaftlich aus einer tieferen Ursache hervorgehende zu begreifen; welche letztere namentlich in den vorrückenden Lebensstufen der Gattung vom gröberen materiellen

Leben zum stets subtileren, bis zum allgemeinen Vorschlagen des geistigen, zu suchen seyn wird.

Haben doch schon am Individuum desselben Zeitalters die Krankheiten des kindlichen, Jünglings-, des männlichen- und Greisen-Alters ihre wesentliche Charaktere. Wie also eines Theils das Objekt des Arztes, der menschliche Organismus, in den verschiedenen Generationen von Stufe zu Stufe vorwärts sich entwickelte, so schritt auch der Arzt als Subjekt allmälig vom niedrigeren Standpunkt der Betrachtung zum höheren.

Der lebendige leibliche Organismus kann nun aber in der That nur von drei Seiten oder Standpunkten aus betrachtet werden, nämlich:

A) nach seinem mechanischen Verhältnisse, sofern er ein aus verschiedenen eigens gestalteten Theilen bestehendes Ganzes ist, welchem unter einander ein gewisses Ortsverhältniß (nach Continuität und Contiguität) naturgemäß zukommt, das verletzt und wieder zur Norm zurückgebracht werden kann;

B) nach seinem chemischen Verhältnisse, sofern der leibliche Organismus in jedem seiner, in gewissem Ortsverhältnisse stehenden, Theile eine specifische Mischung der Materie erheischt, die verschieden abweichen kann und wieder herzustellen gesucht werden muß;

C) nach seinem organischen Verhältnisse, sofern der lebendige leibliche Organismus aus einer Mannigfaltigkeit von Theilen besteht, die nicht blos ein gewisses Ortsverhältniß und specifische Mischungsverhältnisse gegen einander haben, sondern welche reale Mannigfaltigkeit auch ihrer unmittelbaren, nicht sinnlichen inneren Lebens-

Bedeutung nach ein solches Verhältniß zu einander haben, daß sie in gemessener Ordnung verschiedene Lebensverhältnisse gegen einander und dadurch in gewissem Zeitmaaße wechselnde Lebenszustände des ganzen leiblich-organischen Individuums bedingend, dennoch harmonisch zum Ganzen und dessen letztem Zwecke zusammenstimmen; von dieser Harmonie aber auch abweichen und zu ihr wieder hergestellt werden können.

Es giebt demnach 3 Hauptklassen von somatischen Krankheiten, erstens: Verletzungen des natürlichen Ortsverhältnisses der Theile, mechanische Krankheit; zweitens: Störung des natürlichen Mischungsverhältnisses, chemische Krankheit: drittens: Störung der organischen Harmonie, organische Krankheit.

Außer diesen dreien giebt es weiter kein Grundverhältniß des organischen leiblichen Lebens, und somit keinen Standpunkt der Betrachtung desselben, der jenen dreien nebengeordnet wäre. Wo deren noch angenommen werden, z. B. der physische (physikalische?), dem zufolge die Zustände der Schlaffheit und Weichheit, oder Gespanntheit und Sprödigkeit u. dergl. als selbständige, wesenhafte Zustände aufgeführt werden: da ist offenbar das Symptom eines chemischen Wesens als selbständiges, eigenthümliches Wesen genommen (Vergl. Remer's allgemeine Therapie rc., worin übrigens die Krankheiten der verschiedenen Seiten des Lebens neuerlichst am besten anerkannt und nebeneinander gestellt wurden).

Noch von einem anderen Verhältnisse, das den Standpunkt für eine eigene Betrachtungsweise für den leiblichen Organismus abgäbe, wurde besonders seit

Anfang dieses Jahrhunderts häufig gesprochen, welches, ohne daß mit der Benennung ein klar gedachter Begriff konnte verbunden seyn, dennoch als Grundlage zu eigenen Theorien (Erregungs-, dynamische Theorien) gebraucht wurde. Dieß ist das sogenannte dynamische Verhältniß.

Es ist damit eine wahrhafte Verirrung gegeben, deren Veranlassung besonders darin zu suchen ist, daß man sich in der Medicin mehr und mehr gedrungen fühlte, das ganze Menschenleben zu begreifen, und somit über das eigentlich räumliche, materielle hinaus zu gehen. Nun hatte man, scheint es, noch nicht Uebung genug für die Auffassung eines immer subtiler werdenden Materiellen; man fand aber Wirkungen im Leiblichen, die nicht von der groben Masse abzuleiten waren, da man aber ein Subtileres, ein Mittleres zwischen Leiblichem und geistigem nicht wohl erkennen konnte, weil man sich auch zu wenig um das Geistige bekümmert hatte: so bemäntelten die Einen jene Wirkungen im gesunden und kranken Organismus durch eine qualitas occulta des Elektrischen u. s. w.; Andere täuschten sich noch ärger durch Verwechselung des Wirklichen mit abgezogenen Begriffen (abstractis). Letztere trennten nämlich unnatürlich (unnatürlich, so fern sie eben vergaßen, daß es nur Abstraktion war) Organismus und Lebensproceß, und hatten dadurch vermeintlich zwei Hauptklassen von Krankheiten gewonnen, nämlich chemische (materielle) und dynamische.

Troxler hat daran den größten Antheil (vergl. dessen Grundriß der Theorie der Medicin. Wien 1805.).

Gleichwohl ist in dunkler, sich selbst nicht begreifender und darum fehlgreifender, Ahnung durch die Trennung des sogenannten Dynamischen, sowohl vom eigentlich Geistigen, als eigentlich Materiellen am Menschenleben, nicht nur etwas Wahres, sondern eine höchst wichtige Unterscheidung angedeutet.

Es giebt nämlich allenthalben, wo wirkliche Gegensätze vorhanden sind, wie im ganzen Menschen Leibliches und Geistiges, auch ein wirkliches Mittlere von beiden, eine Indifferenz beider, die der Natur der Sache nach in ihrem wahren Wesen nicht eher einigermaßen gründlich erkannt werden kann, als bis die, sie in zwei Hälften auseinandergelegt, zugleich aber auch höher ausgebildet, vorstellenden Gegensätze einzeln bis auf einen gewissen Grad erkannt sind. Erst muß man Thier und Pflanze kennen, ehe von Thierpflanzen die Rede seyn kann. Darum haben wir denn auch bereits einen somatischen und einen psychischen Theil der Medicin, aber den dritten mittleren, vorbereitenden, noch zu erwarten.

Dieses Mittlere im Menschenleben ist eigentlich das wirkliche Leben an sich; nicht die Idee des Lebens, sondern das wirkliche Leben, das, ohne selbst Geistiges oder Leibliches zu seyn, beides zugleich ist, ohne fixirte Gestaltung, überhaupt ohne sicheres, bleibendes Attribut; stets beweglich, wie der Aether.

Aether, Nerven-, organischen Aether u. dergl. nennt es denn auch die neueste Zeit; so begriffen könnten wir es wohl auch Allfluth (Mesmer) nennen, nicht blos als stets bewegliches, fluthendes, sondern auch als überall, in allem Irdischen auch unter dem Menschen und Thiere, wo es das sich ins Unsinnliche Materielle verlierende und die Gemeinschaft zwischen allen Einzelnen Unterhaltende seyn mag.

Darum wohl mag man in die Rubrik des sogenannten Dynamischen auch bei Betrachtung der Wechselwirkung des Lebens mit Aeußerem nicht blos den Einfluß, den ganze lebendige Organismen unmittelbar auf einander ausüben, sondern auch alles, was durch Siderismus und Rhabdomantie bezeichnet wird, so wie die verschiedenartigen atmosphärischen Einflüsse, des Lichts, der Farben, des Schalles u. s. w. (Vergl. Kieser System der Medicin. Bd. 1. Halle 1817.) gerechnet haben, weil all das entweder überhaupt durch irgend eine Art ätherischer, d. h. höchst feiner, sich dem Sinne fast ganz entziehender, Vermittelung, oder wirklich durch unmittelbares Mitwirken des atmosphärischen Weltäthers geschieht, welcher letztere allerdings in Bezug auf das Universum nach ältesten und neuesten Naturphilosophen dieselbe Bedeutung hat, wie nach den neuesten Physiologen der sogenannte organische Aether in Bezug auf das Leben irdischer Organismen.

In letzterem begegnen sich Leibliches und Geistiges, und er ist der eigentliche Grund und Boden der Erscheinungen des sogenannten animalischen Magnetismus, Mesmerismus, oder wie anders die Sache noch besser wird heißen oder nicht heißen müssen; er ist es, von dem, wie die großen Glieder des Universums aus dem Weltäther aus und wieder in ihn zurückgehen, alle Zeugung und alles Werden ausgeht: von ihm, in dem auch manche krankhafte Erscheinungen begründet sind, muß die wissenschaftliche Construktion der Medicin, wie schon erinnert, ausgehen, die demnach, außer einem somatischen und einem psychischen, auch noch einen dritten (vorbereitenden) Theil haben muß.

Doch hier vorläufig genug davon, hoffentlich wird dieser Knoten mit manchem andern im Verfolg dieser Andeutungen seiner Lösung wenigstens einigermaßen näher gebracht werden.

A.
Einseitige Ausbildung der somatischen Medicin vom Standpunkte des mechanischen Verhältnisses des Lebens.

Wie dieser Standpunkt unter den anderen an sich der niedrigste ist: so wurde er auch unter allen zuerst gewählt; und wie das mechanische Verhältniß am leiblichen Organismus das geringste Moment ist: so wurde auch der wissenschaftlichen Ausbildung desselben in der Medicin die wenigste Kraft und Zeit gewidmet.

a.

So wie überhaupt erst von Hippokrates an von wissenschaftlichem Bestreben in der Medicin, d. h. von selbstbewußtem idealem Nachbilden ihres Stoffes mittelst Reflexion (Abspiegelung) die Rede ist: so fällt der Anfang dieser Ausbildung unmittelbar nach Hippokrates.

Praktisch, im gemeinen Sinne dieses Worts, in welchem es, wie schon erwähnt, ein Handeln ohne streng-wissenschaftliche Ansicht bedeutet, — wie denn in allen Sphären menschliches Interesses die instinktmäßige und roh empirische Praxis der wissenschaftlichen vorangeht — war das mechanische Lebensverhältniß noch viel früher, und zwar allein fast die ganze Medicin ausmachend, der Wirkungskreis der Aerzte, die demnach eigentlich Chirurgen waren. Die Geschichte zeigt es, daß die Chirurgie älter ist, als die Medicin (im engeren Sinne des Worts). Und das ganz natürlich.

Es ist nämlich kein Zweifel, daß man nicht lange die Menschen befallende Krankheiten wird müßig angesehen haben, sondern gar bald versucht hat, sich und andere davon zu befreien. Dieß findet sich auch, in sofern wir von den ältesten Völkern wissen, daß sie, alle Mittelglieder, weil sie dieselben nicht kannten, überspringend, und die Krankheiten unmittelbar als Wirkung der Gottheit betrachtend, nicht nur zu den Priestern, als den Mittelspersonen zwischen Göttern und Menschen, ihre Zuflucht nahmen: sondern die Kranken auch an öffentlichen Straßen aussetzten, in der Hoffnung, irgend ein Vorüberkommender werde zu helfen wissen, so wie andern Theils die öffentlichen Plätze für körperliche Uebungen (Gymnasien) als Clinicum benutzt wurden.

Besonders merkwürdig und noch nicht in das gehörige Licht gestellt ist die Heilung der Krankheiten durch die sogenannte Incubation in den Tempeln. Die Sache möchte wohl eigens mit dem Orakelwesen zusammenhängen; es mag seyn, daß, wie gewöhnlich angegeben wird, beobachtete Diät, Baden, Aufregung der Einbildungskraft, die schöne, gesunde Lage der Tempel u. dergl. besonders mitgewirkt hat. Aber ich habe anderswo (Archiv für den thierischen Magnetismus, Bd. 7. St. 2. S. 72—125.) auf den höchst wahrscheinlichen Zusammenhang des Orakelwesens in den Tempeln mit der Krankheitsheilung bezweckenden magnetischen Divination aufmerksam gemacht, indem ich annehmen zu müssen glaubte, daß zu einer Zeit, wo zwar das Menschengeschlecht im Ganzen größtentheils dem Gängelbande des Instinktes, durch welchen die einst jugendlichere und lebenskräftigere Erde dasselbe überwältigend festhielt, entwachsen war, doch einzelne Punkte der Erde über einzelne empfänglichere Menschen eine solche Macht noch ausübten, und sie so instinktmäßig unmittelbar wissen ließen, was das übrige und spätere Geschlecht nur mittelst einer Schlußkette kaum wissen konnte. Nun sind uns einige sogenannte Votivtafeln überliefert, nach welchen den in den Tempeln niedergelegten Kranken im Traume angezeigt wurde, was sie heilen könne (vergl. K. Sprengels Geschichte der Medicin.). Das zusammen gehalten, scheint angenommen werden zu dürfen, daß, wie die Priester solcher Tempel vorzugsweise solche spätere Instinktmenschen gewesen seien, so auch die Kranken nicht sowohl durch die Priester, wenigstens erst vermittelter, als durch diese einzelnen lebenskräftigeren Punkte der Erde, so fern sie Tempelstätten waren, auf magnetische Weise (durch ein großes von der Natur selbst gebautes Baquet) geheilt worden seien, indem sich dergleichen Orte zugleich als Magnetiseure gegen sie, ihrer selbst im Bewußtseyn weniger mächtig, verhielten. Dieß träfe dann auch mit der oben gethanen, später etwas näher zu begründenden, Aeußerung zusammen, daß der Anfangspunkt einer wissenschaftlichen Medicin, als eines natürlichen Abbilds ihres Inhalts in der Wirklichkeit, im Wesen des thierischen Magnetismus gegeben sey.

Nun ist aber, wie gesagt, die Chirurgie älter als die Medicin; und es frägt sich, was der innere Grund dieser äußerlichen Erscheinung sey? Als solchen bietet sich folgendes dar: Schon allein die Bemerkung, daß ein Thier, je mehr es einer Art Selbstbestimmung noch ermangelt, oder also je mehr es noch rein vom Instinkte geleitet wird, und je weniger es dem Einflusse menschlicher Willkühr ausgesetzt ist, wie das in der Wildniß lebende (und noch mehr die auf ihrem, ihr von der Natur angewiesenen, Standpunkte lebende Pflanze), um so weniger der krankhaften Störung eines anderen Lebensverhältnisses unterworfen sey, als des mechanischen, leitet darauf, daß auch der Mensch, je mehr er noch unter dem Gesetze der Naturnothwendigkeit lebte, um so weniger einer andern Verletzung, als der mechanischen, ausgesetzt gewesen sey. Eine mechanische Verletzung führt in tausend Gestalten der Zufall herbei. Was aber das chemische oder organische Lebensverhältniß stören kann, das lehrt der Instinkt vermeiden. So können wir täglich beobachten, wie das Thier, im freien Naturzustande, ohne vorhergegangene Erfahrung und ohne vorauszusetzende Theorie, sey es noch so nahrungsbedürftig, unter mancherlei Nahrung das, was sich mit seiner Natur nicht verträgt, wenn es im größten Ueberflusse ihm noch so nahe ist, unberührt läßt, und das seiner Natur zusagende aufsucht und zu finden weiß.

Hieraus geht denn also zweierlei hervor: erstlich, wie es in der Natur der Sache bedingt ist, daß mechanische Verletzungen den Menschen früher treffen mußten, als andere Krankheiten; und zweitens, daß letztere ihren letzten Ursprung allein in dem Fehlgreifen, dem Irthume (härter nennen es manche „Sünde") des Menschen selber haben, sofern er dem Instinktleben entwachsen und doch des vollen Selbstbewußtseyns und vollkommener Freiheit noch nicht fähig ist.

Kommen wir nun wieder auf Hippokrates zurück, so findet sich in ihm die ganze Medicin allseitig, wenn auch in ihrer wissenschaftlichen Ausbildung noch in ihrer Kindheit, beisammen. Denn obwohl, wegen schwieriger Scheidung der ächten und unächten (von seinen Anhängern und Nachfolgern herrührenden) Hippokratischen Schriften, sein wahres Eigenthum schwer angegeben werden kann; so scheint doch seine Lehre in folgendem bestanden zu haben:

Er erkennt einen indifferenten Mittelpunkt und eine jemeinsame Quelle aller verschiedenartigen Lebensäuße- 'ungen, das Leben an sich, die Lebenskraft, Lebensprin- ip, an. Dieß ist sein 'Ενορμῶν, das er sich als Kind-)eitsmensch gewissermaßen bildlich als von Anfang an ingepflanzte und bis ans Ende des Lebens allmälig)erdünstende Wärme vorstellt.

Er läßt den Körper, sich an die seit Empedokles ibliche Lehre von den 4 Elementen accommodirend, zu- etzt aus Feuer, Luft, Wasser und Erde bestehen; und eitet daher, mit kindlicher, die physikalische Erscheinung rgreifender Einfalt, die vier Grundqualitäten des Kör-)ers, heiß, trocken, feucht und kalt.

Er ahnet, daß diese Elemente nicht als solche, son-)ern erhoben und verwandelt, im lebendigen Organis- nus vorhanden seyn müßten, und nimmt dafür vier Grundsäfte, Blut, Schleim, gelbe und schwarze Galle, ind leitet, noch tiefer eingehend, von dem Vorschlagen e des einen über die andern die bekannten vier Tem-)eramente ab.

Endlich nimmt er sich, obwohl die Menschheit in er Periode ihres Lebens, wo er sie beobachtete, wie)as jetzige einzelne Kind, ungleich wenigere Erscheinun- ;en des psychischen Lebens darbot, dennoch auch der)sychischen Krankheitsformen, als in den Wirkungskreis es Arztes fallend, an, wenn auch, der Natur der Sache ach, seine Psychologie ziemlich beschränkt war. Doch avon einige Worte im nächsten Abschnitt.

Nun betrachtet er den Organismus in ächt leben- iger Wechselwirkung mit der Außenwelt, besonders mit en, seitdem selten wieder so organisch aufgefaßten, en- emischen und epidemischen Verhältnissen, und er würde,)äre sein Arzneivorrath auch eben so groß gewesen als der unsrige, zwar nicht verschmäht haben, in mißlichen Fällen dieselben gründlich umsichtig zu versuchen; außerdem aber dennoch ein wenig besser auf eine umfassendere Diätetik und auf einfachere, natürlichere Mittel zurückgekommen seyn. Der Mißbrauch heftig wirkender, höchst künstlicher Arzneimittel ist in unsern Tagen zu stark und schadet viel.

Er erkannte die Krankheit als einen Lebensvorgang, als einen Proceß, eigener Art, der von dem Ἐνορμῶν selber veranstaltet ist, um das Leben von Mißverhältnissen, besonders von überflüssigen Stoffen, zu befreien. Ein solcher Krankheitsproceß hat im Kleinen, wie das Leben des ganzen Organismus, seine einzelnen Lebensperioden, Stadien, (Rohheit, Kochung, Ausscheidung), wobei besonders die kritischen Tage, als die eigentlichen Uebergangspunkte von einer Periode zur andern (Entwickelungsperioden im engeren Sinne) zu beachten sind. Ja, nicht blos in einzelnen Krankheitsfällen nimmt er solche Lebensalter an, sondern er scheint auch geahnet zu haben, daß jede Krankheit, abstrahirt von ihrem verschiedenartigen Vorkommen an einzelnen Menschen, an sich ein lebendiges Individuum sei, das allmälig zunehme, seine höchste Ausbildung erreiche und bis zum Verschwinden wieder abnehme.

So war denn auch seine Therapie in ihren Grundprincipien natürlicher als manche neuere; denn nicht hineinstürmen wollt' er in den kranken Organismus mit heroischen Mitteln, die Natur im Geschäft der Selbsthülfe störend und verwirrend, sondern die Tendenz der Natur im einzelnen Falle verstehen und ihr nur unter die Arme zu greifen, ist, nach ihm, des Arztes Aufgabe.

Die Bemerkung, daß in des Hippokrates Physiologie und Pathologie die Säfte sehr, ja selbst vorzugsweise beachtet werden, so wie, darauf fortbauend, auch in der Therapie Ausleerungen, Bäder und Aehnliches, besonders auf sie zielen, könnte verleiten, ihn als einseitigen Humoralpathologen und als solchen im Extrem der allzu chemischen Betrachtung des organischen Lebens begriffen zu betrachten; allein dagegen ist zu bedenken, daß das jugendlichere Menschengeschlecht, wie unser heutiges Kindesalter, nothwendig auch mehr produktiv und reproduktiv lebte, als das spätere und wie unser heutiges Jünglings- und Mannesalter, das im Ganzen mehr im Gebiete des Irritablen und Sensiblen lebt. Denn wie im Lebenslauf des Individuums noch heutzutage jede Lebensstufe in ihren gesunden und kranken Zuständen sich gegen die andere durch einen eigenen Grundton charakterisirt, so die ganze Gattung im Verlaufe der Weltgeschichte. Diesem wechselnden Charakter, in sich selber wieder mancherlei Variationen fähig, die bald mehr wesentlich, bald mehr zufällig sind (wie manche endemische Verhältnisse), muß sich dann die Therapeutik und Hygiastik anbequemen.

Möchten doch auch das sowohl diejenigen beherzigen, welche die Resultate einer solchen historischen Betrachtung zu sehr übersehen, und daher den herrlichen Alten zu gering schätzen; als diejenigen, welche, die Unterscheidung der Zeiten vergessend, zu unbedingt Hippokratesse u. dergl. jetzt noch seyn wollen, und ihn so gewissermaßen überschätzen.

b.

Bei solcher ruhiger, natürlicher Lebensansicht mußte es denn auch dem Hippokrates gelingen, eine große Erfahrungsmasse zu sammeln. Seine Nachgänger aber, die eines Theils dieser Masse von realen Kenntnissen nicht mächtig werden konnten, und andern Theils durch eine andere große Indifferenz und Allseitigkeit, durch Platon, der sich zu Hippokrates, wie Ideales zu Realem verhält (zwischen welchen beiden, das rechte wirkliche Leben repräsentirend, Socrates steht), schwindlich gemacht und zum Theoretisiren gereizt, nahmen sich nun als einzelne Sekten, die zusammen die sogenannte dogmatische Schule ausmachten, der einzelnen aus dem Ganzen losgerissenen Seiten und Standpunkte an.

Wir haben zwar von Platon selber eine Physiologie und Pathologie, des somatischen Lebens sowohl, als des psychischen, und sie ist, so sehr eine ungezügelte Einbildungskraft, oder richtiger eine dichterisch kindartige Denk- und Ausdrucksweise, daran Theil hat, wenigstens vielseitiger, als die Lehre der Dogmatiker. Wir übergehen sie aber billig, und nehmen hier, als dem nöthigen Gange unserer Darstellung am angemessensten Orte, nur von seinem gleich vorn herein statuirten Gegensatz einer guten und einer bösen Weltseele Gelegenheit her, von der Natur des Gegensatzes überhaupt und, sofern er mit der Erklärung des letzten Ursprungs aller Krankheit in Beziehung steht, insbesondere das Nöthige vorzubringen.

Die Annahme eines ursprünglichen Dualismus zweier einander entgegenwirkender Principe stiftete zu jeder Zeit, und besonders im Bereiche der höchsten Interessen des Menschen, im Moralischen, unmittelbar manches Unheil, wirkte aber auch in den Untersuchungsgang manches anderen, wissenschaftlichen Problems nachtheilig ein. Ihn begründet zuletzt die Lehre vom sogenannten Falle, Abfalle.

Es liegt unserem Zwecke keineswegs zu ferne, auch hierüber, und gerade hier, uns kurz zu erklären. Die Lehre vom Gegensatze war schon vor Plato durch Anaxagoras gegeben, erfuhr aber bis in die neueste Zeit sehr verschiedene Vorstellungsweisen. Die einfachste Beobachtung läßt uns allerdings in allem Lebendigen als das eigentlich Leben Unterhaltende allenthalben Wechselspiel der Gegensätze erkennen; jedes individuelle Leben beginnt damit, daß sich aus der indifferenten Grundlage seiner Existenz Gegensätze entwikkeln; es lebt, je mehre deren und je kräftiger sich dieselben bekämpfen, desto intensiver und vielseitiger; wo sie sich gänzlich versöhnen, hört dieß individuelle Leben auf. Es findet sich nun aber ferner bei weiterer Verfolgung dieses Phänomens, daß sich jeder solcher Gegensatz reduciren lasse auf den Kampf des Bestrebens, die individuelle Existenz egoistisch zu fixiren, sich als Einzelnes absolut abzuschließen, rein als Selbstzweck zu existiren, ohne als blos Ergänzendes sich dem anderen anzureihen, und des andern Bestrebens, sich in seiner Besonderheit ganz aufzugeben und in das Allgemeine aufzulösen (Andersehn und Ursehn). Herrschte allein das erste Bestreben, so müßte uns alles individuelle Leben als absolut stehende Erscheinung, als Mumie, also todt erscheinen; herrschte blos das zweite, so gäbe es gar kein Einzelnes. Nun sind aber auch nicht beide Tendenzen gleich stark und halten sich etwa das Gleichgewicht; denn in diesem Falle wäre wieder eine stehende d. h. todte Erscheinung gegeben. Das Leben aber ist kein Seyn, sondern ein Werden; stets hat eine jener Bestrebungen das Uebergewicht, und dieß gilt im Ganzen von der universalisirenden, vermöge deren alles durch das Tagwerk seines Lebens hindurch zu Einem Ziele hinreift.

Der höchste, letzte Ausdruck dieser Doppelbeziehung im Bereich des irdischen Lebens nun ist im Menschen gegeben in dem Kampfe zwischen der Herrschaft der Naturnothwendigkeit über ihn als Egoismus, und der menschlichen Freiheit nach moralischen Principien, welche Selbstaufopferung für das höhere Allgemeine fordern. Dieser Gegensatz macht den Menschen zurechnungsfähig, ohne welche Eigenschaft sein Leben bedeutungslos wäre, da dann alles Leben ein müßiges Spiel wäre ohne Ziel und Zweck. Mit diesem Gegensatz ist der Begriff des Guten und Bösen gegeben; denn wenn und wo der Mensch die Anforderung seines moralischen Wesens gegen die seines thierischen Egoismus mit Selbstbewußtseyn hintan setzt, da sündigt er (was am Ende doch stets nur Irren ist).

Da nun der Mensch nur allmälig zur Reife seiner moralischen Freiheit gelangt, so ist er beständig der Sünde, oder wenigstens — und streng genommen immer — dem Irrthum ausgesetzt. Jeder Irrthum setzt das Daseyn in einen unnatürlichen Zustand, der mit Beeinträchtigung seines Gesammtwohlseyns nothwendig verbunden ist, die als moralisches oder physisches Uebel, so also auch als Krankheit, erscheint. Diese Wirkung beschränkt sich nicht blos auf ihren Urheber, den irrenden Menschen, sondern erstreckt sich auch auf die ihm untergebene äußere Natur, in die er ungemessen einwirkt. Auf diese Weise hat der Mensch seinen guten und bösen Genius in sich selber, und ist selbst sein Teufel.

Der Mensch mußte einmal zu sich selbst kommen, sich seiner selbst bewußt werden; damit aufhören, durch den Instinkt im unbewußten Einklange mit dem Ganzen der Natur zu leben. Das wird der Abfall genannt.

Es ist dieß aber eben so wenig ein Fall und verschlechterndes Rückwärtsgehen, als das Aufhören des Fötus, als Theil seiner Mutter, und nur durch diese und mit ihr zu leben, so zu nennen ist. Aber freilich mußte der Mensch, wie er erst anfing, sich aus sich selbst zu bestimmen, oft irren und so viel Uebel erfahren, um, so zu sagen, durch Schaden klug zu werden, am Gegengewicht seine höhere Kraft zu üben und sich gewissermaßen eigenes Verdienst zu erwerben.

Dieß möchte die ganze Sache seyn; und von diesem Gesichtspunkte aus mag die gotteslästerliche Annahme eines ursprünglichen bösen Princips zu beurtheilen seyn. Andere, welche alles Uebel in der Welt, und so auch den Ursprung der Krankheit, wie z. B. J. J. Wagner (siehe dessen Theodicee) von der Schiefe der Erdaxe u. dergl. ableiten, möchten eine coordinirte Erscheinung für den Grund einer andern fälschlich nehmen. — —

Da übrigens die dogmatischen Aerzte eines Theils zu unbedingt auf Hippocrates bauten, ohne ihn gehörig zu verstehen, auch für jeden Unsinn durch Deutelei und Verdrehung Belege in ihm zu finden wußten; andern Theils, durch Platon's hohe Dichterphilosophie trunken, ohne festen Grund und Boden ins Blaue hinaus theoretisirten, so daß sich sowohl die Parthei, die alle Krankheitszustände von einem quantitativen Mißverhältnisse der vier Elemente herleiteten, als die, welche dazu gar nur der Strömungen und Verirrungen des *Πνεῦμα* bedurften, als endlich diejenigen, welche eine Anzahl Abnormitäten der vier Hauptsäfte dichteten und weiter nichts brauchten — alle mystisch in causas abditas und qualitates occultas verloren: — so haben sie zu wenig wesentlich Eigenthümliches, als daß sie, sammt der empirischen Schule, hier einer weiteren Aufmerksamkeit gewürdigt werden sollten.

c.

Nähere Beziehung hieher hat der von Asklepiades von Bithynien gemachte Anfang zum methodischen Systeme. Dieser, in den dogmatischen Ansichten den Mangel an irgend einem festen Haltpunkt fühlend, glaubte in der Atomistik des Epikur (gest. 270 v. Chr.) denselben gefunden zu haben, indem er alle Krankheit von dem zu dichten (sein Strictum) und von dem zu lockeren (sein Laxum) Zusammenseyn der Atome des Körpers ableiten zu können glaubte.

Allein diese Lehre genügte schon seinen nächsten Schülern nicht mehr, und namentlich brachte unter ihnen Themison von Laodikea durch die noch zugefügte Lehre vom Mixtum, worunter er eine specifische (also mehr chemische) Veränderung der Materie verstanden zu haben scheint, mehr Vollständigkeit in das Ganze.

Noch weiter aber brachte dasselbe Thessalus von Tralles (54 n. Chr.) durch seine Lehre von der Methodus, wodurch denn erst Leben in die anfänglich ganz mechanische Betrachtungsweise kam. Denn in dessen Lehre scheint eine richtige Ahnung vom Krankheits-Processe zu liegen, der, nur in den einzelnen Fällen wieder modificirt, in einer gewissen Reihe von Tagen einen bestimmten Wechsel der Erscheinungen zeige und so je 2 Hauptcyclos beschreibe, deren wieder jeder von 3 zu 3 Tagen untergeordnete Abschnitte habe, nach welchem Allem auch in der Behandlung, die vorzugsweise in genauester Regulirung der Diät und zweckmäßiger Unterstützung der Kräfte des Kranken bestehe, gewechselt werden müsse.

Die drei Hauptkurmethoden der Methodiker waren übrigens die erschlaffende, die zusammenziehende und die umändernde (Recorporation, Metasynkrise). Daß sie damit fast immer eine reizende Methode verbanden, worin sie eine Aehnlichkeit mit den Brownianern haben, dazu bestimmte sie wohl die herrschende Entnervung der damaligen Römer. Andern Theils unterscheiden sie sich von den Brownianern dadurch, daß sie nicht blos das Quantitative, sondern durch ihr Mixtum und die sich auf dasselbe beziehende Metasynkrise auch das Qualitative der organischen Materie beachteten.

Scheint aber nicht zugleich in der Methodus eine schöne Andeutung der gemeinsamen Abschnitte jeder Krankheit, des der Erkrankung und des der Genesung mit ihren jedesmaligen Stadien zu liegen? Bereits ausgeführter als bei Hippokrates?

d.

Erst im 17ten Jahrhunderte findet sich im sogenannten iatromathematischen Systeme (Borelli, Sanctorius, Bellini, Pitkairn, Hales, Keil u. A.) ein neuer Versuch, das Leben durch mechanische Ansichten zu erklären, wobei man sich doch bereits auf die anatomischen und physiologischen Kenntnisse wenigstens bezog. Aeußere Veranlassung zu diesem Systeme waren ohne Zweifel die nähere Kenntniß des lymphatischen Systems, das leichter als etwas anderes, nur für einen hydraulischen Apparat genommen wurde, und die Lehren des des Cartes, Newton, selbst, wenn auch mittelbarer, Leibnitz und Wolf.

Ihm zufolge wurden denn Knochen, Gefäße, Muskeln nur von Seiten ihres Mechanismus betrachtet, und versucht, alle Funktionen derselben nur von diesem

Standpunkte aus zu betrachten. Die Nerven erschienen als gespannte Saiten, an denen sich auf mechanische Weise von außen erregte Schwingungen mechanisch fortpflanzten. Das Darmsystem schien ein Druckwerk, das die Speisen in einander und in die Lymphgefäße presse. In die Lungen stürzt die Luft, als in einen leeren Raum, nach dem Ausathmen. Die Säfte bewegen sich passiv durch ihre Schwere, nach Enge und Weite, verschiedene Winkel, Anziehung der Wände u. s. w. des Gefäßapparats berechenbar. Messen, Wägen, Berechnen war allenthalben das Auge, welches das Leben erkennen sollte, das man eben in seinem Wesen erkannt zu haben sich täuschte, wenn man äußere Erscheinungen, wie etwa das Verhältniß des Gewichtes der Ausleerung zum Gewichte des ganzen Körpers u. s. f. mühsam ausgemittelt hatte.

Sowohl die natürlichen Funktionen als die krankhaft gestörten sollten nur aus der Gestalt der Organe und den Atomen der Säftemasse, aus ihrem gegenseitigen Verhältnisse und der dadurch bedingten Härte, Weiche u. dergl. physikalischen Eigenschaften erklärt werden. Deßgleichen die Wirkung der Heilmittel (sowohl, als der krankmachenden Potenzen) nach Schwere, Gestalt ihrer kleinsten Partikeln, durch welche sie z. B. in verdickte Säfte einschneiden (sie zertheilen!), oder durch Poren durchschlüpfen u. s. w.

Obwohl diese Lehre unter gewissen Modifikationen selbst noch zu Ende des vorigen Jahrhunderts nochmals ergriffen wurde (vergleiche Chr. Kramp Fieberlehre nach mechanischen Grundsätzen. Heidelberg 1794.), so ist nunmehr wohl niemand ihr mehr zugethan. Aber zugleich sind diese mechanischen Momente in der neuesten Zeit auch nur zu sehr vernachlässiget. Das organische Leben kann zwar nimmermehr durch mechanische Sätze begriffen werden, allein der Körper, als solcher, hat auch seine mechanische Seite, die, wie mir dünkt, in der neuesten Zeit fast gänzlich unbeachtet blieb, indeß man alles ausschließlich organisch zu betrachten strebte, dadurch aber bei unzulänglicher Erklärung physiologischer, pathologischer und Heilvorgänge nicht selten mit dem Worte „lebendig" in mancher Hinsicht eine qualitas occulta bemäntelte. Es muß aber bei jeder Funktion in der Physiologie, auf die Anatomie des leiblichen Apparats gestützt, auch das mechanische Moment, obwohl als das unbedeutendste, dennoch mit angeführt und eingerechnet, und eine gleiche Rücksicht bei der Diagnose und Entwerfung des Heilplans genommen werden, außerdem daß ein eigener Zweig der ganzen Medicin, die Chirurgie, der Pathologie und Therapeutik der vorzugsweisen mechanischen Krankheiten, d. h. der Störungen des richtigen Continuitäts- und Contiguitätsverhältnisses der Theile des leiblichen Organismus, ausschließlich gewidmet ist.

c.

Vorzugsweise und übertrieben ist endlich Fr. Hoffmanns Theorie auf das mechanische Moment gebaut, welches Extrem besonders durch Stahls Lehre, die gerade im entgegengesetzten begriffen war, hervorgerufen wurde. Nach Fr. Hoffmanns Ansicht war nämlich Leben überhaupt nichts anderes, als Bewegung der Materie, durch einen ihr eingebornen Gegensatz von einer vis motrix und vis resistens möglich. Diese treiben ihr Wechselspiel von An- und Abspannung, welches durch äußere Einflüsse, die stets zunächst und unmittelbar nur die festen Theile treffen, erregt wird, nach nothwendigem Naturgesetz. Zur **Unterhaltung** der Bewegung trägt besonders der Nervensaft bei. Die einzelnen Lebenszustände gründen sich zuletzt auf das mechanische Verhältniß der letzten, einfachsten Partikeln der bewegten festen Materie. Normale und abnorme Bewegung der Säfte ist durch den Zustand der festen Theile bedingt.

Krankheit ist unordentliche Bewegung, ihre Grundform also Krampf; die Heilung besteht nur in Abhalten oder Wegräumen der die unordentliche Bewegung erregenden und unterhaltenden äußeren Einflüsse; auf Naturheilung sei nicht zu warten. Seine Heilmittelklassen sind: Alterantia, Evacuantia, Roborantia und Sedativa.

Daß Fr. Hoffmann dabei ein so ganz besonderes Gewicht auf Beachtung der sogenannten ersten Wege legt, mag seinen Grund — außer daß noch immer ein großer Theil der Menschen vorzugsweise ein Bauchleben führt, daß gerade solche am wenigsten um sich sehen und wissen, was der Menschennatur angemessen ist, da sie einseitig nur von niedrigeren Trieben geleitet werden, und daher dem Arzte desto öfter in die Hände fallen wohl auch in dem gerade zu seiner Zeit und in seinem Wirkungskreise herrschenden Krankheitsgenius haben: wie denn nicht blos einzelne Züge eines Systems, sondern ganze Systeme im temporären und lokalen Krankheitsgenius ihre Wurzel haben. Es wäre freilich billig zu fodern, daß von solchen, welche die Medicin wissenschaftlich zu gestalten wagen, mehr zufälliges Besonderes und mehr wesentliches Allgemeines gehörig gesondert würde.

Es ist schon manches zur richtigen Würdigung des Mannes, von dem hier die Rede ist, gesagt worden, für und gegen ihn; ich will aber doch folgende Punkte noch heraus heben, weil sie es wohl verdienen:

Erstens nämlich giebt sich eine bedeutende Schwäche der Individualität darin kund, daß Fr. Hoffmann manches behauptete, nur um als Gegner Stahls durchgängig consequent zu erscheinen. Aus diesem Grunde leugnet er, daß Gemüthsaffecte eben so gut unordentliche Bewegungen der Materie erregen könnten, als Luft, Nahrung u. s. w. Deßgleichen, weil Stahl die Autonomie des Lebens, dessen inneren bis auf einen gewissen Grad selbständigen und aus sich selbst lebendigen organischen Keim, übertreibend gewürdigt hatte, machte Hoffmann im andern Extrem die äußern Einflüsse zur Hauptsache, und hätte gern alle innere Spontaneität, daher die Heilkraft der Natur, gelängnet u. a. m.

Zweitens ist hier besonders die Bemerkung leicht zu machen, wie bei Hoffmann, was noch vielen Anderen geschah, die Systeme aufgestellt haben, von einem gewissen Punkte der Construktion an rückwärts der gehörige lebendige allgemeine Blick fehlt. Ganz steril erklärt er auf mechanische Weise das organische Leben an sich, indeß er doch später, da, wo er die alltägliche Beobachtung näher zur Hand hatte, so großes Gewicht auf gewisse Lebensverhältnisse legte, die nach dem Anfang seiner Construktion gar nicht da seyn könnten, weil in demselben ihre Möglichkeit nicht angedeutet ist. Dieß ist namentlich der Fall mit den Verhältnissen des organischen Consensus und Antagonismus, die selbst in den neuesten Systemen noch bei weitem nicht hinlänglich beachtet sind. Wir sehen hieraus, daß es nicht so leicht sey, auch bei dem größten Reichthum der natürlichsten Erfahrung, die Medicin von ihrer

Quelle an wissenschaftlich im Geiste nachzukonstruiren, sondern daß dazu ein weiterer Blick und feinerer, auch in den höheren Regionen des allgemeinen Lebens, wo es einen nicht minder reichen Stoff des Wissens giebt, wenn er auch nicht so handgreiflich ist, geübterer Sinn erforderlich sey.

Noch möchte die eine Bemerkung hier an ihrem Orte seyn: daß, hätte Fr. Hoffmann nicht erst im hohen Alter, nachdem er die chemistische, mechanistische und die Stahlsche Lehre erlebt hatte, ein eigenes System aufzustellen beschlossen, er höchst wahrscheinlich, wenn er einmal einen einseitigen Standpunkt gewählt hätte, einen andern, als den mechanischen möchte gewählt haben. Das Alter aber wählte den einfachsten, unlebendigsten, materiell sichersten und festesten.

So konnte denn auch Hoffmann, was allein schon die Aufstellung der Heilmittelklasse: Alterantia beweist, nicht umhin, die chemische Seite des Lebens im späteren, dem wirklichen Leben näher kommenden Verlauf seines Systems anzuerkennen, obwohl er den Säften, bei welchen die chemische Betrachtungsweise noch am meisten angewendet ist, fast alles selbständige Leben abspricht.

f.

Gewissermaßen muß auch Cullen noch in diese Rubrik gestellt werden, obwohl er das Leben bereits mehrseitiger erkennt. Nach ihm müssen zwar auch alle Lebenszustände von den festen thierischen Theilen abgeleitet werden, aber er lehrt zugleich, deren letzter eigentlicher Grund sei in dem entgegengesetzten Zustand der Aufregung und Schlaffheit des Nervensystems zu suchen; leugnet aber, indem er durch Ludw. Hoffmanns Uebertreibung im Gegentheil zu weit verleitet wird, daß auch entartete Säfte unordentliche Bewegung verursachen können. Das Nervensystem läßt er nicht blos das vorzugsweise Vermittelnde bei den äußeren Einflüssen seyn, sondern das ausschließliche. Indem er ferner, neben Krampfstillung, alle Heilveranstaltung besonders auf Reizung und Stärkung abzwecken läßt, wodurch er seines Schülers Brown Vorläufer wird, trifft er den eigentlichen Charakter des organischen Lebens näher und wird allseitiger.

B.

Einseitige Ausbildung der somatischen Medicin vom Standpunkte der chemischen Betrachtung des Lebens.

a.

Die chemische Seite des Lebens ist schon eine höhere, und das chemische Moment ist ein bedeutenderes bei der Betrachtung des leiblichen Organismus, als das mechanische: daher denn auch die iatrochemische Ansicht in der Medicin laut der Geschichte mehr Aerzte und auch sehr vorzügliche und längere Zeit fort zu einer noch strengeren Einseitigkeit verleitete, als es bei der mechanischen der Fall war.

In dieser Verirrung begriffen finden wir am frühesten die Humoralpathologen unter den Dogmatikern, wo sie aber größtentheils, der Natur der damaligen Organismen nach, mit denselben Gründen zu entschuldigen ist, die wir zur Vertheidigung der den Säften geschenkten großen Rücksicht des Hippokrates berührten.

Die Metasynkrise der Methodiker beweist nur eben, daß sie das chemische Moment nicht gänzlich übersehen haben; eine Uebertreibung ist nicht darin zu ahnden.

Zwar wurde Paracelsus durch die neu auflebende Chemie seines Zeitalters bestochen, manches Chemische zu unbedingt auf den Organismus anzuwenden, wie namentlich indem er, statt aus den herkömmlichen 4 Elementen den Körper bestehen zu lassen, ihn aus Sulphur, Mercurius und Sal bestehen ließ, und die Krankheiten auf diese Elemente und andere (nähere) anorganisch-chemische Bestandtheile pathologisch zurückführte und daraus wiederum ihre Heilung durch mine-

ralische

ralische Mittel erklärte: allein er war dabei zugleich schon viel zu universal, als daß er in dieser Einseitigkeit hätte beharren können. Er vergriff sich vielmehr in sofern, daß er mit Andern, wie wir unter D. sehen werden, das psychische Leben zur Erklärung des somatischen gebrauchen wollte.

Fast ganz das Aehnliche gilt von der um hundert Jahre jüngeren Lehre des Helmont.

b.

In Franz Sylvius de le Boë, der von seinen beiden eben genannten nächsten Vorgängern viel Gutes unbeachtet ließ, nur das Chemische beibehielt und dieses, unter Andern gerade durch die jenseitigen Uebertreibungen jener verleitet, aufs Aeußerste und Einseitigste ausbildete, findet sich zuerst die größte reinste chemische Einseitigkeit der Ansichten.

Denn nach ihm ist der organische Lebensproceß nichts anderes, als die unaufhörliche Wechselwirkung des Sauren und des Alkalischen; von welchen jenes besonders durch den Speichel und pankreatischen Saft, dieses durch die Galle repräsentirt wird. Damit übereinstimmend werden denn selbst die Lebensgeister im Gehirne destillirt; kurz Gährung, d. h. der Kampf eines chemischen Gegensatzes, ist der Grundausdruck des organischen Lebens.

Mißverhältnisse der beiden Grundprincipien in der Gährung, die höchst mannigfaltig seyn können, geben die Krankheiten. Consequent war die Heilung eines Theils durch absorbirende Erden und Laugensalze, besonders flüchtiges, und andern Theils durch saure Mittel, besonders versüßte Säuren, zu erwirken. Auch spielten dabei Salze als Abführmittel und flüchtig reizende Diaphoretika eine große Rolle.

Allerdings ist hier nicht blos das Eine Gebiet des vegetativen Lebens statt des ganzen leiblichen Lebens, und die Betrachtungsweise der Metamorphose der organischen Materie ungebührlich, und ohne hinlängliche Modifikation, auch auf das Bewegungs- und Empfindungsleben ausgedehnt: sondern der Betrachter ist auch bei jenem Einen Standpunkte auf einer unteren Stufe stehen geblieben, die nur für die anorganische Chemie der Platz ist.

Allein bei all dieser Einseitigkeit und bei all diesem Zutiefstehen ist in dieser Lehre eine Betrachtungsweise angedeutet, der man sich in ihrer eigentlichen Sphäre bis in die neueste Zeit bei weitem nicht genügend bedient hat. Wohl muß die Sphäre des vegetativen Lebens oder die gesammte Metamorphose, d. h. alle Verrichtungen, die auf Materienbereitung vorherrschend Bezug haben, wie Verdauen, Athmen, Cirkulation und Ernährung, vorzugsweise vom chemischen Standpunkte aus betrachtet werden; freilich von einer höheren Stufe dieses Standpunktes aus. Namentlich müssen die dabei in Betracht kommenden Säfte, wie Mund- und Bauchspeichel, Magen- und Darmsaft, Galle u. s. w. nicht blos eben als daseyend und sämmtlich zur Materienbildung erforderlich aufgezählt werden, sondern es muß eines jeden dieser Säfte innere Bedeutung, eines jeden einzelnen Verhältniß zu den andern scharf aufzufassen gesucht werden. Wird denn in den Physiologien mehr gesagt, als der Mundspeichel mischt sich mit den Speisen, der Magensaft thut ein Gleiches, der pankreatische Saft und die Galle treten zum Chymus, wodurch Koth und Chylus getrennt wer-

ıen u. s. w.? Aber findet sich irgend eine nothwen=
ıige Anordnung derselben? Nein, und darum ist auch
ıas Wie ihrer Wirkung ganz und gar nicht erklärt.
Allerdings muß ein mehrfacher vorzugsweise chemischer
Gegensatz unter ihnen Statt finden: ein chemischer,
ıenn es handelt sich ja nur um Trennung und Eini=
ıung, Auflösung und Wiederersetzung der Materie,
ıenn auch der organischen. Dabei ist aber ausdrück=
ıch zu bemerken, daß nicht die genannten einzelnen
Processe, als solche, und ihr Verhältniß unter ein=
ınder, sondern stets nur ihr Materiale, das Ver=
ıältniß des Einzunehmenden und Auszuscheidenden und
hr Endresultat, die so oder so beschaffene (gemischte)
Materie, die Betrachtung vom chemischen Standpunkte
ıus erfahren soll. Die Processe, als solche, und ihr
Verhältniß untereinander, die man sich allenfalls zu
inem Zoogalvanismus zusammenwirkend denkt (Okens
Naturphilosophie 8tes Buch), fällt der Betrachtung vom
Standpunkte des Organischen anheim, der überhaupt
ıls höherer auf das mechanische und chemische Ver=
ıältniß bei weitem bestimmender einwirkt, als es um=
ıekehrt geschehen kann.

Es ist wohl wahr, auch in der neueren Zeit hat
nan das Resultat des Athmens unter andern vorzugs=
veise chemisch zu erklären gesucht; auch ist es wahr,
ıaß diese Erklärung bereits wieder als unzulänglich,
a in der Art unzulässig gefunden wurde. Allein an=
tatt zu bedenken, daß man dabei nur auf einer zu nie=
ırigen Stufe des chemischen Standpunktes stehen ge=
ılieben war, griff man vor der Hand nur wieder zu
ıem eine qualitas occulta bemäntelnden Worte „leben=
ıig,“ und meinte der chemische Standpunkt sei über=
ıaupt und an sich unzureichend.

F 2

Wie wenig ächt kritischer und noch weiter ächt wissenschaftlicher Sinn in der ganzen Medicin herrscht, beweist allein dieses Phänomen und die Bemerkung, daß nun seit wenigstens einem Jahrzehend Okens Naturphilosophie existirt, ohne daß sich in einer neueren Physiologie auch nur eine nothdürftig durchgeführte Anwendung oder Widerlegung des namentlich in dem 13ten Buche dieses Werkes als Zoonomie Aufgestellten irgend finde.

Man wundert sich, daß Sylvius durch die vollständige Entdeckung des Kreislaufes durch Harvey (1619) nicht auf eine „lebendigere" Physiologie geführt wurde, sondern auf eine chemische Betrachtungsweise. Aber gerade diese Erscheinung ist natürlich, denn jene Entdeckung eröffnete eben der ächten Zoochemie ihr Feld, ja sie mußte selbst zu der gleich darauf folgenden iatromathemathischen Theorie Veranlassung geben, da namentlich bei der Betrachtung der Cirkulation das mechanische Moment sehr in Betracht kommt.

Nicht zu übersehen ist es, wie übrigens der Fehlgriff des Sylvius, sowohl wegen zu großer Ausdehnung der chemischen Betrachtungsweise, als wegen zu tiefer Stufe dieses Standpunktes, seine Nachfolger, den Fr. Hoffmann, Hallern, Cullen u. s. f. unwillkührlich zur übertriebenen Beachtung des Muskel- und Nervenlebens antrieb.

Zuletzt mag hier nur noch folgende doppelte Bemerkung Platz finden: erstens, daß Sylvius zu seinem Fehlgriffe besonders noch durch die Philosophie des Cartesius verleitet wurde. Es war dieß so oft der Fall, und hat die Philosophie bei den Aerzten in so schlimmen Geruch gebracht, daß temporäre philosophische Systeme der Leitstern und Irrwisch großer tonangebender Aerzte wurden. Um so mehr Irrwisch, als diese Aerzte eben so wenig Philosophen, als die Philosophen Aerzte waren, oder besser, weil es eben Philosophen eines Theils, deren Philosophie von weniger als Luft lebte, und daher wie ein nichtiger Schatten im Leben erschien, und Aerzte andern Theils gab, die oft vergessen mochten, daß der Mensch nicht vom Brod allein lebt. Drum fort mit den Philosophen neben und außer Juristen, Theologen, Aerzten u. s. w.; aber philosophische, d. h. wissenschaftliche, Aerzte rc. thun uns noth.

Zweitens finden wir hier einen Beleg zu der früher ausgesprochenen Behauptung, daß einseitige ärztliche Theorien und darauf gebaute Handlungsweisen sich durch bedeutende, lange dauernde schlimme Folgen an den Menschen rächten. Die häufige Anwendung flüchtig-reizender Diaphoretika, die durch die Lehre des Sylvius eingeführt wurde, ist nämlich ohne Zweifel Ursache mancher noch heut zu Tage herrschender Spielarten von Hautausschlägen, von denen man nicht recht weiß, soll man sie für selbständige Formen oder für Modifikationen dieses und jenes Exanthems halten.

e.

Sonderbar ist es in der That, daß, nachdem besonders Haller die Irritabilität, als Eigenthümlichkeit des Muskellebens, so gründlich gewürdigt hatte, und nachdem durch eine Reihe der vorzüglichsten Anatomen des 2ten und 3ten Viertels des 18ten Jahrhunderts besonders die pathologische Anatomie erst eigentlich begründet ward, Chr. Ludw. Hoffmann in seinem Systeme so einseitig beim chemischen Standpunkte, der allerdings vorzugsweise bei den Säften an seinem Platze ist, die im Vergleich zu den festen Theilen das minder lebendige sind, und vorzugsweise chemisch beurtheilt werden müssen, stehen blieb, und nicht blos das eigenthümliche Nervenleben über Gebühr unbeachtet ließ, sondern auch verkannte, daß das irritable Leben aus sich selber in eigenen Hauptformen, die wieder durch die verschieden modificirte Irritabilität der einzelnen Organe nur weiter in untergeordnete Formen sich theilen, müsse erkranken können, wie auf andere Weise und in anderen Formen eines Theils die Säfte und die noch indifferente thierische Materie (thierischer Schleim, Zellstoff, Thierstoff κατ' ἐξοχὴν (Döllinger) und andern Theils das Nervenleben.

Er nahm dagegen nur gewisse Arten der chemischen Säfteerkrankung an, wie namentlich Sauer- und vor allem Faulwerden derselben: betrachtete aber auch diese nicht als selbständige Krankheitszustände, sondern ließ solche erst durch abnorme Reizung der verschiedenen Modifikationen (10 Grade) der Irritabilität der verschiedenen Organe hervorgehen. Dieser Pathologie zu Folge waren denn auch seine Heilmittelklassen antiseptisch, absorbirend, stärkend.

Aus vielem geht hervor, daß seine Zeit und Gegend eine hervorstechende scorbutische Anlage müsse dargeboten haben, die ihn wohl zu solcher Einseitigkeit bestimmte. Darum er denn wohl auch so besonders auf genaue Beachtung der epidemischen Constitation dringt.

Uebrigens führte ihn sein Standpunkt auf eine glückliche Beurtheilung der Contagien, die allerdings, als Analoga des thierischen Saamens, und somit Produkte des thierischen Chemismus, besonders aber die Miasmen (im engeren Sinne des Worts, in welchem sie aus vorzugsweise anorganischen Elementen chemisch entstandene Totalitäten und Individualitäten äußerer Einflüsse sind) nur zoochemisch erklärt werden können.

Da er zwei Lebensgebiete, das der Irritabilität und das der Sensibilität so sehr übersah, so mußte vieles durch die Unterschiebung einer „verborgenen Entzündung" bemäntelt werden.

Welchen wesentlichen Zusammenhang mit dem Systeme des Ludw. Hoffmann die Methoden Stoll's und Kämpf's haben, ist nicht schwierig einzusehen, so sehr sie übrigens auf bereits weiter gediehenen pathologischen Ansichten beruhen.

d.

Gegen Ende des vorigen und im Anfang des gegenwärtigen Jahrhunderts ergriffen abermals mehrere Einzelne den chemischen Standpunkt; theils aber hatten sie an der Chemie selber keinen festen Haltpunkt, da dieses Reich in sich selber sehr uneins war und ist; theils machte man diese Betrachtungsweise abermals ungebührlich zur einzigen für das ganze organische Leben, oder wendete sie ohne gehörige Modifikationen und Abstufungen allzu gleichmäßig auf die verschiedenen Lebensgebiete des leiblichen Organismus an.

So behaupteten Pristley, Crawford u. A., sich auf die phlogistische Chemie stützend, durch das Athmen werde dem Körper Phlogiston genommen und freie Wärme zugeführt, indem jenes mehr Verwandtschaft zur atmosphärischen Luft habe, als zum Blut, in welchem die freie Wärme dessen Platz einnehme. Wie in den Lungen, so bestehe dieser Proceß ähnlich auf der Haut (Andere, z. B. Rigby, ließen Aehnliches vorzugsweise im Magen geschehen). Durch Mißverhältnisse in diesem Austausch entständen die Krankheiken, deren Heilung auf analoge Weise zu bewerkstelligen sey.

Andere, der antiphlogistischen Chemie huldigend, wie z. B. Trotter, Beddoes ließen alle Krankheiten von örtlichem oder allgemeinem, absolutem oder relativem Mangel oder Ueberfluß des Sauerstoffs entstehen; und wollten alle Heilung durch Geben oder Nehmen des Sauerstoffs, durch welchen die verschiedenen Mittel allein wirkten, geschehen lassen. Diese, wahrscheinlich durch den seit jener Zeit noch immer vorherrschenden entzündlichen Krankheitsgenius geleitet, hatten es besonders mit der Irritabilität, dem der Sauerstoff am direktesten correspondire, zu thun.

So erklärte Reich nicht blos die Fieber, sondern am Ende alle Krankheiten aus regelwidriger Trennung und Verbindung der einfachsten (chemischen) Bestandtheile des Körpers (wie Stickstoff, Wasserstoff, Kohlenstoff, Schwefel, Phosphor rc.), die durch Mangel an Sauerstoff bedingt würden, und erklärte daher die Säuren zu Universalmitteln.

Baumés brachte, schon einen weiteren Gesichtskreis vom chemischen Standpunkte aus beherrschend, alle herkömmlich aufgezählte Krankheiten in die 5 Klassen: Oxygenations-, Calorifikations-, Hydrogenations-, Azotisations- und Phosphorisations-Krankheiten, weil sie alle von einem Zuviel oder Zuwenig dieser Grundstoffe entstünden, und nach diesem Gesichtspunkte geheilt werden müßten.

Reil endlich hat dieser chemischen Betrachtungsweise beinahe ihre rechten Grenzen angewiesen; aber auch nur beinahe. Er sagt nämlich ungefähr so: alle Erscheinungen des Lebens, die nicht Vorstellung sind (worunter er überhaupt das Seelenleben zu verstehen scheint), oder mit Vorstellungen als Ursache oder Wirkung nicht in (unmittelbarer) Verbindung stehen, gehen aus Mischung und Form der Materie hervor. Das Wesen der somatischen Krankheiten ist also regelwidriger Mischungs- und Formbestand der thierischen Materie.

Alles kommt nun darauf an, ob Reil dabei auch das thierische Empfindungs- und Bewegungsleben gehörig, d. h. so, daß er den greifbaren Muskel und Nerven nur als vegetatives Instrument der Aeußerungen jener Lebensmodifikationen betrachtet, deren letzte Quelle aber in etwas Subtilerem suchte und fand, mit einbegriffen hat.

Dem scheint aber eben nicht so zu seyn.

Allerdings äußert sich die Bewegung durch den Muskel, und die Empfindung durch den Nerven; aber sind thierische, d. h. willkührliche Bewegung und Empfindung nicht eigenthümlich selbständige Lebensrichtungen des thierischen Körpers, so gut als ihrer Seits die Metamorphose (Reproduktion.)?

Wir müssen nur vor Allem das Wesen und die Bedeutung der Bewegung und Empfindung richtig auffassen und nicht blos bei ihrer Erscheinung stehen bleiben. Dieß beobachtet, erscheint uns das Wesen der Empfindung als die Grundeigenschaft des thierischen Lebens, die Dinge wahrzunehmen in Beziehung auf Lust oder Unlust unserer leiblichen Individualität, und die willkührliche Bewegung als die Grundeigenschaft, sich um die Dinge in Bezug auf Lust oder Unlust der leiblichen Individualität zu interessiren, d. h. organische Anstalten zu treffen, um sie zu gewinnen oder zu vermeiden.

Wohl ist demnach in Empfindung und Bewegung eine Art Vergeistigung des thierischen Lebens gegeben, d. h. durch sie, als solche, werden die körperlichen Dinge nicht als Körper in den thierischen Organismus aufgenommen und verwendet; allein sie werden auch nicht in ihrem Ansich, rein in ihrer Wesenheit, betrachtet, sondern nur in Beziehung zum Behagen oder Mißbehagen unserer individuellen leiblichen Existenz. Eine Art des geistigen Lebens ist in ihnen gegeben; aber nicht dem eigentlich psychischen Leben, das mit vollem Selbstbewußtseyn das Ansich der Dinge und Verhältnisse erfaßt, wie sie objektiv (wie sie in Gott) sind, nicht in unserer subjektiven Beziehung zu ihnen, und welches daher, als solches durchaus unkörperlich und ohne Raumverhältniß gedacht werden muß, gehören sie vorzugsweise an.

Aus diesem Grunde sind viele Erscheinungen der Lebensmodifikation im Menschen, die wir mit Gemüth, Herz, bezeichnen, und die der Erscheinung nach so innig mit der sogenannten Irritabilität und Sensibilität zusammenhängen, wie namentlich mit dem leiblichen Herzen und dem Unterleibsnervensystem, was wir etwas umständlicher jedoch erst weiter unten können, zu deuten.

Wenn wir nur das Leben, welches seiner Natur nach nothwendig mit völligem Selbstbewußtseyn und vollkommener Selbstbestimmung (Freiheit) verbunden ist, eigentlich menschlich-geistiges Leben (Geist) nennen: dann grenzt das Gemüthleben nur an dasselbe, gehört aber nicht in sein Gebiet, obwohl es sogar als dessen Matrix und in demselben Verhältnisse zum höheren Erkennen und Wollen betrachtet werden muß, als die Reproduktion zu den eben in Frage stehenden Lebensmodifikationen der Irritabilität und Sensibilität, nämlich als niedrigere Indifferenz beider höheren Gegensätze.

Und dennoch gehört das Gemüth auch nicht unmittelbar in das Gebiet der Bewegung und Empfindung, obwohl sein Wesen ebenfalls ganz gut durch „Sichinteressiren" charakterisirt werden kann (Vergl. Fries psychische Anthropologie B. 1.). Das gemüthliche Interesse bezieht sich nämlich nicht, wie das sich in der Bewegung aussprechende, unmittelbar nur auf die leibliche Individualität, sondern unmittelbar vorzugsweise auf die psychische, und trifft als höhere Lebensbeziehung das Leibliche nur mit.

Aus diesem Labyrinthe nun würde man umsonst den Ausgang suchen, umsonst würde man sich ferner bemühen, über die Krankheiten der Irritabilität und Sensibilität ins Reine zu kommen, umsonst nach Klarheit über das Wechselverhältniß von Leib und Seele ringen: wenn man nicht ein, bereits oben vorläufig bezeichnetes, mittleres Lebensgebiet zwischen Leiblichem und Geistigem anerkennt.

Dieß ist nun aber jenes im organischen oder Lebens-Aether (Allfluth), oder wie es anders besser zu nennen seyn mag, wirklich gewordene. In ihm ist eben so das eigentlich Bewegung und organische Empfindung bedingende zu suchen, als das Gemüths-, und selbst das niedrigste Erkenntniß- und Willens-Leben nur durch dasselbe möglich wird.

Wo die Physiologen und Pathologen der neueren Zeit ihre Zuflucht zu thierisch-elektrischen, magnetischen u. s. w. Processen ihre Zuflucht nahmen, was besonders häufig zur Zeit der Erregungstheorieen geschah: da fand man sich von der Erfahrung an dieses magische Mittelgebiet geführt, ohne es noch eigentlich wahrzunehmen.

So ist denn schon hier höchst wahrscheinlich, daß das eigentlich organisch Bewegende und Empfindende, zu dem sich Muskel und Nerv nur als (vegetative)

Instrumente verhalten, zwar nicht mehr gros palpable Materie seyn, aber dennoch ein Materielles, also mehr ätherische Substanzen, die sich, den Muskel und Nerven beherrschend, gegen einander polarisch verhalten, und von denen das erstere Blutdunst, das zweite Nervenäther ist.

Auch in ihnen müssen Mischungsabweichungen möglich seyn, die zwar einerseits aus Mißverhältnissen der größeren Elemente der palpableren organischen Materie werden bedingt seyn können; aber andererseits auch umgekehrt ursprünglich aus den feineren Elementen jener ätherischen Substanzen selber oder noch höheren Orts ausgehen, und mehr Analogie mit magnetischen, elektrischen 2c. Erscheinungen haben, als chemisch, im engeren Sinne des Worts, zu betrachten sind. An den Nervenäther, oder wie man das Ding sonst noch nennen zu dürfen meint, glauben nun allmälig doch Manche, die es wohl früher gar zu greifbar haben wollten; allein die hier dem Blutdunste, der die willkührliche Bewegung vermitteln soll, zugemuthete Bedeutung, scheint vielleicht, je kürzer seiner hier vorerst erwähnt werden mußte, um so mehr, ein „blauer Dunst" zu seyn. Ich muß das vor der Hand geschehen lassen, erinnere aber einstweilen an die Rolle, welche der Blutdunst in den Muskeln bei denen spielt, welche die Irritabilität als eine Grundeigenschaft des thierischen Lebens wegzudemonstriren suchten, z. B. Hunter, Hartmann (der Geist des Menschen in seinen Verhältnissen zum physischen Leben 2c. Wien 1820.) u. a.; an sein Vorkommen auch in mehreren Erklärungsweisen der thierisch-magnetischen Zustände, und an den blasigen Bau, den die Muskelfiber unter dem Mikroskope zeigt. Weiter unten wird uns dafür mehr Licht werden.

Noch ist hier zu bemerken, daß, mit Beachtung des über das Mittlere zwischen Leiblichem und Geistigem überhaupt und in Beziehung zu Bewegung und Empfindung insbesondere Gesagten, der eben betrachtete chemische Standpunkt bei der Lehre von den Krisen und Metastasen eine Hauptrolle spielt.

Das Wort Krisis, wie es bei Hippocrates gebraucht ist, bedeutet nicht Entscheidung der Krankheit überhaupt, sondern nur Entscheidung der vorzugsweise chemischen Krankheit durch Ausscheidung der Krankheitsmaterie.

Nur in ersterer weiterer Bedeutung des Worts findet der Unterschied in materielle und immaterielle (dynamische) Krisen Statt. In letzterem engerem Sinne giebt es nur materielle, die eigentlich nur bei vorzugsweise chemischen Krankheiten vorkommen, aber auch bei jeder chemischen Krankheit vorkommen müssen. Denn daß man auch in den Krankheiten, die wir chemische nennen, immaterielle oder dynamische Krisen statuirt: das rührt daher, daß man vergißt, wie durch eine große Stufenleiter hindurch die Materie von der gröbsten sinnlichsten Beschaffenheit zu immer feinerer, den gröberen Sinnen immer unzugänglicherer gelange. So werden auch die auszuscheidenden Krankheitsmaterien, d. h. sowohl der Saamen als das Produkt chemischer Krankheiten, sofern der ihnen zu Grunde liegende Fehlmischungsproceß von dem noch Gesunden beschränkt, rückgängig gemacht und die ihn erregende und unterhaltende oder die durch ihn geschaffene regelwidrig gemischte Materie aus dem Bereich des ganzen Organismus oder wenigstens dem krank gewesenen Gebiete desselben ausgeworfen wird, namentlich in dem Bereiche der Bewegung und Empfindung so fein seyn, daß sie nur der geschärftesten Aufmerksamkeit bemerkbar werden; sie werden aber dennoch nicht aufhören, Materie zu seyn.

Dagegen giebt es in organischen Krankheiten, als solchen und abgesehen von einem etwanigen abnormen *chemischen Produkt als ihrer Folge, allerdings Entscheidungen ohne Ausscheidung.* Denn bei der organischen Krankheit, als solcher, kommt ja nur das Verhältniß der organischen Einzelnheiten (Gebiete, Systeme, Organe 2c.) in Betracht. Freilich ist nicht zu übersehen, daß das chemische Moment bald mit beeinträchtigt wird, doch, wie gesagt, nicht als wesentlich integrirender Theil der organischen Krankheit, sondern nur als Folge, secundäre Erscheinung.

Ganz das Aehnliche findet Statt rücksichtlich der Metastasen. Es giebt Metastasen, die vorzugsweise der chemischen Betrachtungsweise anheim fallen; dieß ist dann der Fall, wenn zoochemische Produkte eines gesunden oder krankhaften Processes (chemischer Krankheit) auf dem natürlichsten Wege zu ihrer Bestimmung in oder außer dem Organismus zu gelangen gehindert sind, und vielmehr am falschen Orte innerhalb des Organismus niedergelegt werden. In sofern sind Metastase und Krise im engeren alten Sinne eins. Es giebt aber auch Metastasen, die nicht durch eine bereits fertige Materie auf angegebene Weise bedingt werden, sondern dadurch, daß zu irgend einer Erscheinung im organischen Leben nur erst das Bedürfniß und die Möglichkeit im Allgemeinen vorhanden sind, daß aber das zu ihrer Ausführung am geeignetsten scheinende Lebensgebiet zu dieser Ausführung sich nur unvollkommen oder gar nicht gebrauchen läßt, die dann irgend einem anderen, das sich in seiner Selbständigkeit nicht gehörig behaupten kann, aufgedrungen wird. Hier wird der Proceß, auf dynamische oder organische Weise, übertragen, nicht das Produkt eines Processes auf chemische oder gar mechanische Weise.

Wir haben uns hiermit den Uebergang gebahnt, sogleich zu sprechen

C.

Von der einseitigen Ausbildung der somatischen Medicin vom Standpunkte der organischen Betrachtungsweise des Lebens.

a.

Dieser Standpunkt ist für die Betrachtung des lebendigen, eigentlich leiblichen Organismus der höchste; wie das organische Lebensverhältniß das mechanische und chemische überherrscht, so können auch nur von diesem Standpunkte aus die Bestrebungen nach Wissenschaftlichkeit der Medicin nach jenen Gesichtspunkten richtiger gewürdigt und in ihre Schranken gewiesen werden. Damit übereinstimmend wurde denn auch in der früheren Zeit der Geschichte der Medicin dieses Verhältniß unvollkommener erfaßt, was erst in der neuesten Zeit mit mehr Glück geschah, und erschöpfend erst noch künftig geschehen muß.

Die Mannigfaltigkeit von Gebilden eigenthümlicher Bedeutung erreichen in gemessenen Zeitverhältnissen neben und nach einander ihre höchste Vollendung, und verlieren sie in ähnlichen wieder, indeß sie zugleich wieder in kleineren Zeiträumen neben und nach einander je allmälig zu größerer Lebendigkeit aufwachen und zu geringerer zurücksinken. In den großen und untergeordneten kleinen Lebensschwingungen ändert sich zugleich entsprechend das mechanische und chemische Verhältniß der Gebilde mit. So wird im Allgemeinen das gesunde Tagwerk des Lebens vollbracht.

Auch jeder krankhafte Zustand muß, verschieden nach der Verschiedenheit des Krankseyns und des kranken Gebildes, an diesen Zeitmaßen Theil nehmen und ein gewisses, auch in der Widernatürlichkeit harmonisches, Verhältniß zu den übrigen Gebilden, und diese zu jenem, eingehen.

Und deßgleichen muß endlich ja auch die Heilveranstaltung, diesen Perioden und wechselnden Verhältnissen der lebendigen Mannigfaltigkeit angemessen, in ihrer nöthigen Dauer regelrechte Abänderungen erfahren.

Dadurch bekommen die Physiologie, Pathologie, Hygiastik und Therapeutik ihre Methode, ohne welche sie sich zum gesunden und kranken Leben wie todtes Chaos verhalten, wie es die Erfahrung lehrt, leider, nur zu häufig verhalten.

b.

Daß durch die eigentliche Methodus der späteren Methodiker, dieselbe auch in der Krankheit wenigstens eine gewisse Periodicität anerkannt wurde, welcher die Heilveranstaltung angepaßt werden müsse, ist schon oben erwähnt worden. Doch scheint hiebei mehr nur die Erscheinung richtig aufgefaßt gewesen, das Wesen derselben aber, die reelle Bedingung dieser Erscheinung, nicht geahnet zu seyn.

Galen, der unter jeder unserer drei Hauptrubriken gleich passend stehen könnte, nicht sowohl, weil eigentlich Er allseitig gewesen wäre, sondern vielmehr nur, weil er im historischen Besitz aller vor ihm herrschenden Lehren war, in denen sich eben schon alle 3 Standpunkte bis auf einen gewissen Grad ausgebildet finden, hat von dem Periodischen jeder einzelnen Krankheit ebenfalls nur die Erscheinung aufgefaßt. Die von ihm angenommenen sogenannten Stadien der Krankheit, nämlich das der Vorläufer, des Anfangs, der Zunahme, der Höhe, der Abnahme, Endigung und Reconvalescenz, werden mit derselben Oberflächlichkeit bis in die neuste Zeit ihm nach genannt. Galen hat eigentlich durchaus nichts wesentlich Neues in die Medicin gebracht, doch ist sein Verdienst, obwohl er eigentlicher aller Originalität entbehrt, groß genug, da durch ihn die Medicin durch die finsteren Jahrhunderte nach ihm doch wenigstens als Mumie aufbewahrt wurde, da sie sonst ganz zerstoben wäre. Es wäre für unseren Zweck ganz überflüssig, sein ganzes künstliches Gebäude auch nur im Grundrisse hier zu geben.

Vorzugsweise trug aber zur Ausbildung der Medicin von dieser Seite Paracelsus bei. Dieser hat, trotzdem daß er durch seine rohe Originalität viel unhaltbares Wunderliches in die Medicin einschwärzte, ihr dennoch wesentlich viel genützt, indem er zuerst einen weiteren Gesichtskreis vom organischen Standpunkte der Betrachtung des leiblichen Lebens aufschloß. Wiefern er die chemische Betrachtungsweise zu tief gewählt, haben wir bereits angedeutet, und wie er in den Irrthum der theilweise spiritualistischen Erklärung des leiblichen Lebens verfiel, werden wir im nächsten Abschnitt erinnern.

Mit einer besonderen Lebendigkeit faßte er den Gedanken auf, daß der menschliche Leib das verjüngte Abbild des Weltalls (Mikrokosmus) sey. Doch nahm er hierbei das Weltall, das in seiner Ganzheit nimmermehr Erfahrung des Menschen seyn kann, für Erdall. Diesem Mißgriffe zu Folge wurde denn auch seine Classifikation der äußeren, auf den menschlichen Organismus einwirkenden, Potenzen (Entia, wie er sich ausdrückt) zu weit. Er nahm nämlich an ein Ens astrorum, Ens veneni, Ens naturale, Ens spirituale und Ens dei. Es spiegelt sich hierin zum großen Theil der Aber- und Afterglaube seiner Zeit ab.

Die erste dieser Klassen hängt mit astrologischen Grillen zusammen, die noch oft nach ihm gespukt haben, und denen ein ähnlicher falscher Schluß durch Uebereilung zu Grunde liegt, wie bei dem bekannten „post (oder una cum) hoc, ergo propter hoc." Es ist allerdings wichtig, daß gewisse Constellationen der uns nächsten Himmelskörper mit unserer Erde sich zu gleicher Zeit je mit gewissen eigenthümlichen Lebenszuständen des Menschen vergesellschaftet finden; allein man darf dabei nicht übersehen, daß häufig im organischen Leben — und ein Sonnensystem ist allerdings auch ein Organismus, wie einerseits jeder einzelne Himmelskörper, und andererseits das ganze reale Weltall — gleichzeitige Zustände zweier Theile nicht durcheinander, sondern beide durch eine gemeinschaftliche tiefere Ursache bedingt sind; daß ferner ein Himmelskörper eben so wenig unmittelbar auf den menschlichen Organismus wirken könne, als etwa ein auf die Haut angebrachtes chemisches Aetzmittel unmittelbar auf den Geist wirkt. Wie der alte Spruch des Sextus Empiricus wahr ist, daß nur Gleiches das Gleiche versteht, so ist es auch wahr, daß nur Analoges unmittelbar auf Analoges zu wirken im Stande ist; obwohl auch das wahr ist, daß eine unmittelbare Wirkung von Homogenem auf Homogenes durch vermittelnde Verkettung einer organischen Mannigfaltigkeit am Ende auch im Heterogensten eine Wirkung setzen kann. Dem allem nach erhellt, daß jene Erscheinung des Zusammentreffens von gewissen Constellationen der Himmelskörper mit gewissen Zuständen des menschlichen Organismus so gedeutet werden müsse, daß nicht einmal einer derselben je unmittelbar und rein ohne ein gemeinschaftliches Drittes auf den Organismus unserer Erde wirken könne, sondern daß vielmehr zugleich auch in letzterer aus gemeinschaftlichem höheren Grunde eine Veränderung, z. B. eine größere Empfänglichkeit, wogegen im Andern eine größere Rückwirkung, und umgekehrt, gesetzt werde, die eigentlich erst umstimmend auf eine gewisse Lebensbeziehung des menschlichen Leibes, und durch diesen endlich selbst auf das psychische Leben einwirken könne.

Eine schöne Ahnung, die aber zu wenig ins Bewußtseyn erhoben wurde, scheint der Scheidung der zweiten und dritten Klasse zu Grunde zu liegen. In der Natur an sich giebt es nämlich wahrhaft keine schädliche Potenz, deren Zweck es wäre, zu schaden, krank zu machen. Aber die menschliche Kunst vermag, durch Combination heterogener Elemente, Dinge hervorzubringen, die unter allen Umständen, zu jeder Zeit und in jeder Quantität und Form schädlich auf den Organismus wirken, wenn sie auch außerdem für menschliche Zwecke zu benutzen sind; dieß sind die künstlichen Gifte, die, da einmal ein so gehässiger Begriff mit Gift verbunden ist, allein Gift heißen sollten. Solche sollten wohl in eine besondere Abtheilung versammelt werden, die etwa eine Unterabtheilung in der Classe „künstlicher Dinge" ausmachten, d. h. solcher, die nur Fragmente von lebendigen, gesunden oder kranken, Ganzen sind, sie mögen weiter von menschlicher Kunst zubereitet oder eben nur aus dem lebendigen Zusammenhang mit ihrem Ganzen losgetrennt seyn. Alle dergleichen Einflüsse wirken, außer auf mechanische Weise, vorzugsweise chemisch, d. h. auf dem Umwege der Verdauung und Mischung mit den Säften, wobei dann nur noch die Wirkung auf die verschiedenen Theile und verschiedenen Zustände zu unterscheiden ist.

Die 3te Classe, Ens naturale, möchte in einem weiteren Umfange, als bei Paracelsus, genommen und auf unmittelbar, dynamisch oder, wie Kieser sagt, magisch, oder wohl am besten ätherisch, wirkende Dinge gedeutet werden müssen, wohin zu rechnen seyn möchten a) die Wirkung eines ganzen lebendigen Organismus auf den andern; b) einer einzelnen organischen Lebensbeziehung eines Organismus auf einen andern; c) der direkte Einfluß der Willkühr des Individuums auf seinen eigenen Körperzustand (z. B. Selbstbestimmung zu Ruhe oder Bewegung, willkührliche Ausleerung oder Zurückhaltung rc.); d) Wirkung eines Zustandes in einem Systeme oder Organe auf andere Systeme und Organe desselben Leibes; e) Ansteckung. Wobei alles wieder auf die Anerkennung jener nun mehrmals erwähnten mittleren Lebenssphäre ankommt.

Die 4te Paracelsische Klasse, gleichviel, ob der Heilmittel oder der schädlichen Potenzen, drohte in unserer schwindligen Zeit manche Geschichte von Somnambulen, die von Teufeln verschiedener Art gezwickt, gekneipt und in jeder Art gefoppt, oder Gegentheils von Schutzgeistern u. dergl. belehrt und geführt worden seyn sollten, eingeführt zu werden: was aber eben so wenig durchgehen wird, als ein ähnliches Bestreben rücksichtlich der 5ten Classe, das sich die Ueberfrommen unserer Zeit, die Gott bald zu einem weinerlichen Hausvater, bald zu einem Backelführenden Schulmeister machen zu wollen schwach genug waren, angelegen seyn ließen.

Gut bewährte sich des Paracelsus lebendiger Blick ins Leben dadurch, daß er die Krankheit für einen Organismus im Organismus erklärte. Er mußte dieß, wenn er den Organismus als solchen und nicht als einen Mechanismus betrachtete; denn nur in letzterem kann eine einseitige Verletzung als solche bestehen, das mechanische Ganze kann dadurch in gänzliches Stocken kommen, aber eine allmälig allseitige Theilnahme an einer einseitigen Störung, sie sei chemisch oder organisch, kann nur ein lebendiger Organismus nehmen; er muß sie als solcher nehmen, und eben darum verrückt selbst die örtlichste und einseitigste Erkrankung mehr oder weniger auch alle übrigen Verhältnisse des Organismus, von den ihr nächsten und verwandtesten zu immer entfernteren fortschreitend. So herrscht auch in der Disharmonie noch Harmonie, und so wird die Krankheit ein Organismus im Organismus, bald mehr nur ein einzelnes Organ, das ja auch als Ganzes ein Organismus ist, bald die Einheit aller Organe betreffend. Ohne diese Ansicht von der Krankheit giebt es nimmermehr eine Einsicht in die Regelmäßigkeit und Unregelmäßigkeit ihres Hergangs, in das Wesen der Stadien, Krisen u. s. w.

Und hätte Paracelsus, bei allen seinen groben Irrthümern und seinem rohen Wesen, auch nichts gethan, als die Aerzte seiner Zeit aus dem müßigen, spitzfindig leeren Geschwätze über Aristoteles und Galen, die ihnen Mumien geworden waren, aufzuwecken, und sie zu ermahnen, daß es sich vor Allem darum handle, mit gesundem, lebensverwandtem Auge, anstatt in mißverstandne Bücher, in die Natur zu schauen, worin, seit jene Bücher geschrieben seien, so manches anders geworden sey, wie denn selbst ganz neue Krankheiten, bedeutend veränderte Constitutionen u. s. w. zu beachten: so müßten wir ihm dankbar das Zeugniß geben, daß er nicht wenig gethan habe.

c.

Auf die auffallendste Weise wurde das mechanische und chemische Moment im Brownschen System übersehen, das vielmehr, die Materie der Qualität nach ganz außer Acht lassend, nur die eine Eigenschaft der lebendigen thierischen Materie beachtete, durch äußere Potenzen gestimmt zu werden, d. h. die Erregbarkeit. Dabei wurde aber wieder nur eine Grad- oder Quantitätsverschiedenheit der Erregbarkeit angenommen, und der qualitative Unterschied derselben in den verschiedenen Systemen und Organen fast gänzlich übersehen.

Nach diesem Systeme war zugleich die bis auf einen gewissen Grad selbständige Lebendigkeit des Organismus verkannt, und dagegen derselbe mehr nur als ein durch Wechselwirkung künstlich Erzwungenes dargestellt. Die Krankheit ist dieser Lehre zufolge nur entweder ein zu hoher Grad der Erregbarkeit, Hypersthenie, oder ein zu geringer Grad, Asthenie, welche letztere entweder eine direkte durch zu geringen Reiz, oder eine indirekte durch Ueberreizung seyn kann. An den dritten Fall der Alienation war nicht gedacht.

Allgemeine Krankheit hatte der Arzt vor sich, wenn der Zustand der Hypersthenie oder Asthenie ein ganzes System traf. Oertliche besteht in örtlicher Verletzung des Baues einzelner Organe.

Hier bei dieser Eintheilung in allgemeine und örtliche Krankheit rächt sich sogleich die Vernachläßigung des chemischen Moments, mit welcher die Annahme innigst zusammenhängt, daß der Zustand der Säfte einzig und allein von dem Festen abhänge, daß dieselben aus sich selber keiner Veränderung fähig wären. Was Brown nämlich allgemeine Krankheit nennt, ist keine allgemeine; denn zu einer solchen ist nicht blos erforderlich, daß deutliche Symptome aus allen Systemen vorhanden sind, weil sonst kein wesentlicher Grund zu denken wäre: warum nicht alle Krankheiten allgemeine genannt werden, da doch selbst die gelindeste und dem Sitze ihres Wesens nach beschränkteste, dem Begriffe des Organismus zufolge, nothwendig in allen Lebensgebieten regelwidrige Veränderungen hervorbringen muß, seien sie auch noch so leise und unbedeutend. Zu einer allgemeinen Krankheit, im strengen Sinne des Worts, gehört, daß das Krankheitswesen allgemein verbreitet sey, allenthalben im Organismus sitze, nicht blos von einem beschränkten Sitze aus secundäre Symptome in den übrigen Theilen bedinge.

Für eine allgemeine Krankheit von organischer Seite aus ist kaum eine entfernte Möglichkeit zu finden. Eine solche müßte mit ihrem Wesen (nächster Ursache) in allen Systemen zugleich wurzeln; also müßten äußere Potenzen, für jedes System eigene, in der Außenwelt zusammen treffen, gemeinschaftlich einwirken, und ein gemeinschaftliches, den ganzen organischen Leib treffendes Produkt liefern.

Daß dieß je geschehe, wird aber schon durch die von der Analogie aufgedrungene Annahme höchst zweifelhaft, daß sich die verschiedenen eigenartigen Einflüsse, wenn sie von verschiedener Intensität sind, bekämpfen müßten, und der mächtigere den schwächeren verdrängte und vernichtete. Das Aehnliche findet sich ja im Großen bei epidemischen Verhältnissen deutlich genug. Wären die verschiedenen eigenartigen Einflüsse dagegen von gleicher Stärke, so könnten sie die Harmonie der organischen Mannigfaltigkeit nicht stören, sondern den ganzen Organismus nur hinauf- oder herabstimmen, wobei er relativ gesund bliebe, oder sie verwandelten den menschlichen Organismus so, daß er zu einer ganz anderen Gattung gehören müßte. Wie so von Seite der Einflüsse, so erscheint eben so von Seite des Organismus die Annahme allgemeiner Krankheiten im organischen Lebensverhältniß unstatthaft. Es ist nämlich längst bekannt (vergl. Brandis Pathologie), daß eine Krankheit, sei ihr Wesen noch so sehr beschränkt, mehr oder weniger gegen eine zweite zu gleicher Zeit schützt. Es ist dieß natürlich und geht aus dem Begriffe des Organismus unmittelbar hervor, dem zufolge gleichsam die Aufmerksamkeit des Ganzen auf den örtlichen Sitz der Krankheit, die verdrängt werden soll, hingelenkt werden, und somit die Empfänglichkeit für anderweitige krankmachende Einflüsse geringer seyn muß. Dieß müßte wohl am ersten Statt finden, wenn ein ganzes System schon in Anspruch genommen wäre. Wenn aber wirklich mehrere verschiedenartige, dann nothwendig einzeln sehr beschränkte Krankheitswesen in irgend einer Zeit in demselben Organismus vorhanden sind, so sind es eben höchstens mehrere örtliche Krankheiten, aber nicht eigentlich Eine allgemeine.

Wenn der Ausdruck „Entwickelungskrankheiten" eigentlich zu nehmen wäre, so gäbe es dann in Hauptentwickelungsperioden, wo, wie wieder in untergeordneten einzelne Organe, ganze Systeme, ja das ganze geistige zu dem ganzen leiblichen Leben in ein anderes Verhältniß treten, eigentlichere (organische) allgemeine Krankheiten. Allein es giebt nicht eigentlich Entwickelungskrankheiten, sondern die Entwickelungsperioden als allgemeine relativ gesunde Zustände begünstigen nur überhaupt die Entstehung verschiedener Krankheiten. Denn daß einige Grundformen der Exantheme (mit

Kiefer) als Entwickelungskrankheiten im strengen Sinne, und also als eigentlich allgemeine, genommen werden sollten, läßt sich nicht rechtfertigen.

Dennoch giebt es in der That allgemeine Krankheiten, auf die eben, wie schon bemerkt, zu kommen, sich Brown selbst den Weg abgeschnitten hatte. Es giebt deren nämlich vom Standpunkte der chemischen Betrachtung aus. Es kann nämlich die Säftemasse, als minder lebendiges und sich in Selbständigkeit zu erhalten weniger mächtiges, als das feste Lebendige, durch die Verdauung, Athmung und Hautfunktion, zugleich oder einzeln, krankhaft umgeändert werden, ohne daß die festen Theile, die sich durch ihre höhere Lebendigkeit selbständiger behaupten, primär bedeutend Theil daran nehmen. Durch diese krankhafte Veränderung der Säftemasse kann nun mittelst der Metamorphose der ganze leibliche Organismus fehlerhaft, in der Art oder nur im Grad, reproducirt werden, und das giebt, besonders in den sogenannten allgemeinen Dyskrasien eigentlich allein allgemeine Krankheiten. Die Excesse im Grade der (zu lockeren oder zu innigen) Mischung (nach Bartels, allgemeine Pathologie, Adynatokrasie und Hyperdynatokrasie) geben in der eigentlich so zu nennenden Kachexie mehr nur relative Gesundheitszustände.

Auch hierin liegt eine Inconsequenz, daß Brown von vorne herein, durch die ausschließliche Beachtung der abstrakten Eigenschaft der Erregbarkeit, dem Leben im Ganzen fast alle Lebensselbständigkeit absprach und ein lebendiges Individuum dadurch blos zu einem Aggregat zusammentreffender äußerer Einflüsse machte, und doch später zur Entstehung einer allgemeinen Krankheit als nothwendige Bedingung eine Opportunität

(Anlage) voraussetzt, wodurch das individuelle organische Leben wieder in seinen Rang eingesetzt wurde, doch meinte Brown dann wieder, zur örtlichen Krankheit bedürf' es keiner Anlage.

Eben so wurde die selbständige Lebendigkeit des Organismus, der eigenartige organische Keim des individuellen Lebens bei der Lehre von der Heilung der Krankheiten übersehen; der Arzt sollte dazu nichts anderes zu thun brauchen, als Reize mildern und entziehen, oder schärfen und vermehren. Die Heilkraft der Natur kommt kaum in Betracht; und die äußeren Einflüsse, sie mögen als Schädlichkeiten oder Heilmittel in Betracht kommen, mußten mit Gewalt nur quantitativ verschieden seyn.

Doch genug von dieser Lehre; es wurde ihr ohnedieß von ihrem Ursprunge an nur zu viel Aufmerksamkeit geschenkt. Im Ganzen herrscht ein seichter Geist, den sein Urheber schon dadurch beurkundete, daß er das psychische Leben ohne weiters aus dem Kreise des ärztlichen Interesse ausschloß und all' zu sehr vor Philosophie warnte, ohne sich's klar zu machen, vor welcher und warum?

Es scheint unbegreiflich, wie ein solches seichtes Wesen so großen Anhang erhalten konnte, wenn man nicht bedenkt, daß erstlich die auf Oberflächlichkeit gegründete Einfachheit und Anschaulichkeit vielen Aerzten bequem war, die über manches tiefere System, in das einzudringen ihnen zu beschwerlich war, den Stab gebrochen hatten, daß auch den Schwachen die Ahnung, obwohl nicht die volle Einsicht, kommen mochte, wie wesentlich nothwendig es sey, das Ganze der Medicin systematisch aufzufassen, was ihnen bei dieser Darstellung nicht so schwer wurde. Daß zweitens überhaupt durch die herrschende Philosophie das ganze Zeitalter die Tendenz nach übertriebener Abstraktion (Ultraidealismus) erhalten hatte, sonst würde man nimmermehr über die Lebendigkeit (Erregbarkeit) das Lebendige (Erregbare und Erregte) so sehr übersehen haben.

Es ist ein eigenes Ding um die Abstraktion. Sie streift ihrem Gegenstande alles eigentlich Wirkliche und Lebendige ab, und läßt nur dessen unsinnliche Bedeutung und Beziehungen übrig. Sie giebt nicht einmal ein Conterfei, ja kaum den todten flachen Schatten des Dinges, sobald sie Sinne, Gemüth, Einbildungskraft, Phantasie und Vernunft (im engeren Sinne) bis auf einen gewissen Grad zurückgedrängt hat. Dessen ungeachtet ist diese Operation des Verstandes an ihrem Platze nicht zu verdammen, so lange das Selbstbewußtseyn, in welchem alle Seelenvermögen sich einigen, die Aufmerksamkeit nicht verliert, und die Abstraktion eben nur als solche betrachtet. Sobald aber diese Obacht des Selbstbewußtseyns versäumt wird, tritt die Selbsttäuschung ein, vermöge welcher das todte Abstraktum geradezu für das lebendige Ding selber genommen wird. Und von diesem Punkte geht dann, insbesondere für die Medicin, nur Unheil aus.

Drittens mag das Brownsche System die Ehre, in der es eine Zeitlang gehalten wurde, dem herrschenden entzündlichen Krankheitsgenius eines Theils, und der Nervenschwäche unserer Zeit andern Theils zu verdanken haben, die eben wieder Folgen sind von einem vorherrschenden Irritabilitäts-, Sensibilitäts-, und allmälig auch Geistes-Leben. Es dürfen dazu selbst die schwankenden religiösen und politischen Verhältnisse, die Kriege und Calamitäten mancherlei Art in der letzten Zeit nicht so gerade hin für Gelegenheitsursachen, sondern sie müssen vielmehr großen Theils als coordinirte, aus dem gemeinschaftlichen Wesen der gegenwärtigen Entwickelungsperiode des Menschengeschlechts hervorgehende Erscheinungen, angesehen werden. Sie waren (und sind noch) das im Gesammtleben der Völker, was innerer Zwiespalt, Zerrissenheit von halbem Zweifel und halber Zuversicht in den Einzelnen war und theilweise noch ist.

Auch die sorgfältigere Beachtung und Bearbeitung des Magnetismus, der Elektricität und des Galvanismus haben ihren Theil daran, sofern man sich nicht sowohl gewöhnte, auch subtilere Erscheinungen des Körperlebens zu beachten, als vielmehr dadurch verleitet wurde, über der erscheinenden Dynamik die Betrachtung ihrer materiellen Basis zu vernachläßigen.

d.

Dieselben eben angegebenen Ursachen verblendeten zu gleicher Zeit und im graden Verhältnisse zum Vortheil des Brownschen Systems und zum Nachtheil des Darwinschen, das, obwohl man bei genauerer Betrachtung anmerkt, daß der Urheber desselben die Masse zu seinem Guß in sich nicht gehörig gahr werden ließ, und daher noch manchen rohen Klumpen unlebendig äußerlich und willkührlich einbauen mußte, bei weitem mehr Aufmerksamkeit und Achtung verdient, als ihm wurde.

Schon der gute Vorrath von Thatsachen, die dem Darwin zu Erklärungen zu Gebot stehen, giebt ein gutes Vorurtheil; freilich suchte er, wie es scheint, auch zu viel hinter einer neuen Terminologie.

Nach ihm besteht die Natur aus Geist und Materie, von denen ersterer Bewegungen, die allgemeinste

Erscheinung, aber auch nichts mehr als oberflächliche Erscheinung, des Lebens, anregt, die durch letztere ausgeübt werden. Allerdings ließ er sich hier theils von Stahl, theils durch die Fr. Hoffmannschen, die Brownschen und chemischen Ansichten etwas irre leiten, indem er eines Theils zu oberflächlich die Erscheinung des Lebens, die Bewegung, mit dem Wesen derselben verwechselte, andern Theils die Ursache des individuellen organischen Lebens zu hoch im selbstbewußten Geiste suchte; alles darum, weil er jene verschiedenartigen Lehren sich nicht erst gehörig amalgamiren ließ; es müßte denn seyn, daß er von Natur nicht die stärkste Verdauung besaß.

Es läßt sich nämlich auf die Frage: ob Geist und Materie eins, oder ob sie verschieden seien? ohne weiteres eben so gut „ja" als „nein" antworten. Denn sie sind eins im Urseyn; sie sind aber zweierlei in der wirklichen Welt des Einzelnen. Das geistige Leben mit Freiheit im Selbstbewußtseyn ist in der Erscheinung streng verschieden von dem leiblichen Leben ohne Selbstbewußtseyn, und darum nach blinder Naturnothwendigkeit; außer und über der wirklichen Welt, sofern sich davon überhaupt etwas sagen läßt, haben sie beide ihren Grund in Einem, so wie sie in der Wirklichkeit sich an ihren äußersten Grenzen in einem Dritten verschmolzen finden.

Ein engerer Unterschied ist der zwischen Kraft und Materie, Kraft in der Bedeutung der ihrer unbewußten Seele genommen. Dieser Unterschied ist ein Produkt der kürzlich bezeichneten irrenden Abstraktion, oder vielmehr einer geistigen Doppelsichtigkeit aus Mangel an Einheit des Selbstbewußtseyns, so daß der abstrahirende Verstand das Seinige von den Dingen auffaßt, so wie die Sinne oder die Einbildungskraft das Ihrige, ohne zu bedenken, dieß sei nur in unserer Subjektivität begründete Trennung, die sich im höheren Bewußtseyn wieder einigen müsse. Es giebt in der Wirklichkeit nicht Kraft und Materie, es giebt nur eine lebendige kräftige Materie. Diese beiden Unterschiede scheinen bei Darwin nur für einen gehalten worden zu seyn.

Der „ursprünglichen" (im Gegensatz der mechanisch „mitgetheilten") vom Geiste in der Materie erregten und von dieser auszuführenden Bewegung (d. h. der Stufen des leiblichen Lebens) giebt es vier Arten: nämlich Bewegung der Schwere, Bewegung nach den Gesetzen chemischer Verwandtschaft, Bewegung des belebten Organismus, Bewegung der sogenannten ätherischen Flüssigkeiten, wie Wärme, Elektricität 2c. Die letzte Klasse erscheint aber entweder ganz überflüßig, da Wärme, Elektricität u. s. w. ja nur Erscheinungen der lebendigen Materie sind, eben nicht gerade blos der feinsten; denn sie finden sich auch bei den gröbsten in chemischer Wechselwirkung begriffenen Materien. Und wären sie auch ausschließliche Lebensäußerungen der feinsten, ätherischsten Materie, so giebt das noch nicht den gesetzten generischen Unterschied. Oder, und so ist es wohl, Darwin fühlte, obwohl immer noch undeutlich genug, doch stärker, die Nothwendigkeit, ein drittes, mittleres Lebensgebiet, zwischen leiblichem und geistigem Leben anzuerkennen.

Außerdem wären in den drei erstgenannten Arten der Bewegung (Stufen des Lebens) die drei Standpunkte der Betrachtung des thierischen Leibes gut getroffen: allein Darwin schließt die beiden ersten aus, erklärt die dritte für die Medicin als hinreichend, und wird so einseitig. Die richtige Beurtheilung der Säfte und des vegetativen Lebens überhaupt unterbleibt mit dem Vernachläßigen der chemischen Betrachtung.

Die organische Bewegung soll nun wieder viererlei seyn: sensorielle, fibröse, Willens- und Associations-Bewegung.

Hier ist eine höchst nachtheilige und zu lauter Verwirrung führende Vermischung des leiblichen und geistigen Lebens, ohne zwischen beiden, wohl aus einander zu haltenden, beider reale Indifferenz zu finden. Diese beiden Sphären müssen in der Betrachtung möglichst aus einander gehalten werden, wie sie denn auch in der Wirklichkeit als Pole einander rein gegenüber stehen. Wie ist eine richtige und vollständige Erkenntniß der einen wie der andern Lebenssphäre möglich, wenn nicht vorerst jede für sich genau betrachtet wird? Dann erst, wenn dieses geschehen ist, kann ihr Wechselverhältniß mit Sicherheit bestimmt werden. So gewiß es ist, daß Niemand eine möglichst vollendete Psychologie geben kann, der nicht, unter sonst gleichen Umständen, auch das leibliche Leben genau kennt: so übel berechnet ist vor der Hand noch die in den letzten Jahren eingeführte Methode der Psychologie (v. Eschenmayer) der beständigen Beziehung des Geistigen aufs Leibliche. Sehr gegründet ist die von anderer Seite ausgesprochene Ansicht, die beiden Sphären müßten erst jede möglichst rein für sich betrachtet werden (Fries). Doch kann dieß Niemand, der das Leben an sich nicht recht in seiner Indifferenz vorher zu erfassen gelernt hat, aus welcher der Gegensatz des Leiblichen und Geistigen erst auftauchen.

Ferner vermißt man hier bei Darwin die rechte Stelle für das vegetative Leben, die Metamorphose oder Reproduktion.

Höchst

Höchst ersprießlich ist dagegen, und ganz der vorzugsweisen organischen Betrachtungsweise des thierischen Lebens angemessen, die der Association (Sympathie (Synergie) und Antagonismus) eingeräumte Stelle.

Darwin leitet nämlich von letzterwähnter Eintheilung vier Klassen von Krankheiten her: alle Krankheiten sind darnach Reizungs- (fibröse Bewegung), Empfindungs-, Willens- und Associationskrankheiten.

Viele Krankheitsformen haben nämlich nicht ein specifites Krankheitswesen, das in irgend einem in der That kranken Theile des Leibes (analog gilts auch vom psychischen Leben) seinen beschränkten Sitz habe: sondern sie werden gebildet durch ein eigenthümliches Zusammentreffen mehrerer organischen Einzelnheiten desselben Leibes, deren jede für sich noch relativ gesund ist. Dieß ist, um nur ein Beispiel zu geben, unter andern der Fall bei mancher Art der sogenannten Hypochondrie, so fern sie aus einem Mißverhältniß der zwei Hauptsphären des Lebens, der geistigen und leiblichen, deren keine an sich ein Krankheitswesen in sich schließt, entsteht, vermöge dessen der Hypochondrist die rechte Vertheilung des Innerlich- (Geistig-) und Aeußerlich- (Leiblich-) Lebens verfehlt, und sich daher in keiner Sphäre genügt fühlt. Diese Klasse der Krankheiten, die man „Verhältnißkrankheiten" nennen möchte, ist noch sehr wenig beachtet, was viel schlimmen Einfluß auf Pathologie und Therapeutik, wie rückwärts auch selbst auf die Physiologie, hat. Jede der 4 Klassen faßt nach dem Darwinschen Systeme wieder drei Ordnungen unter sich, die durch Vermehrung, Verminderung und Rückgängig charakterisirt werden.

Nur die Verwechselung der Erscheinung (Bewegung) mit dem Wesen (Leben) konnte die dritte Ordnung durch Rückgängig charakterisiren machen, was für Alienation oder qualitative Um- und Verstimmung gewählt ist. Wie soll z. B. aus bloßer rückgängiger Bewegung in den Organen der Harnbereitung die Harnruhr, oder irgend ein alienirtes Ab- und Aussonderungsprodukt, wie eigentlich perverse Muskelbewegung, wie die sogenannten Hallucinationen u. dergl. erklärt werden?

Sehr willkührlich sind endlich in diesem Systeme, der Pathologie anpassend und doch eigentlich auch wieder nicht ganz anpassend, die Wirkungsarten der Heilmittel bestimmt, indem sie in die sieben Abtheilungen: Nutrientia, Incitantia, Secernentia, Sorbentia, Invertentia, Revertentia und Torpentia gebracht sind.

e.

Höchst deutlich kündigt sich nun in den 2 ersten Jahrzehenden des gegenwärtigen Jahrhunderts das an, was wir früher als eigentlichen Charakter der gegenwärtigen und nächstkünftigen ärztlichen Generation und als deren bestimmte Aufgabe aufstellten; nur ein sehr blödes oder ganz bevorurtheiltes Auge müßte das nicht sehen oder nicht sehen wollen.

Wissenschaftlichkeit, so überall, wie in der Medicin, wurde als Aufgabe unserer Zeit angesprochen, zu welcher aber erst eine gründlichere Auffassung der subtileren Verhältnisse des leiblichen Lebens, eine lebendigere Ansicht des Wesens des Organismus oder des Organischen überhaupt, und endlich eine vollständigere, verbreitetere Erkenntniß des psychischen Lebens als wesentliche Voraufgaben führen konnten; und zwar so, daß sich in der neu zugestaltenden Wissenschaft der Medicin alle frühere ähnliche Versuche, als Einseitigkeiten, corrigirt zwar, doch den Grundzügen nach wieder finden mußten.

Ein Streben nach Wissenschaftlichkeit in der Medicin sprach sich, den meisten Einzelnen unbewußt, darin aus, daß die Mehrheit der Aerzte, nachdem sie das Brownsche System im Ganzen ungenügend gefunden hatte, sich nicht einer faulen, seelenlosen Praxis hingab, noch auf irgend einen Einzelnen der früheren oder späteren Zeit, als auf ihren Meister, schwur; sondern daß jeder Einzelne, der nur etwas bedeuten wollte, sich unabläßig bestrebte, selber ein System zu schaffen.

Diese Systeme, bekannt unter dem Namen der dynamischen, oder Erregungstheorieen, machten sich sämmtlich besonders mit den höheren Sphären des leiblich organischen Lebens, mit Bewegung und Empfindung, zu schaffen, die dem mehr am Gröberen hängenden ungeübteren Sinn allzu fremd geblieben waren, zum Theil aber auch deßwegen bleiben mußten, weil sich das leibliche Menschenleben früher nicht so deutlich und vorzugsweise durch sie aussprach.

Gerade in den Erscheinungen dieser Lebensgebiete aber gab sich der eigentliche Charakter des Organischen am deutlichsten und vielfältigsten kund, jenes pünktliche, aus eingeborner Selbstthätigkeit und eigenthümlicher Lebensaufgabe (Bedeutung) hervorquellende, harmonische Ineinandergreifen einer vielförmigen materiellen Mannigfaltigkeit, jenes taktmäßige Alterniren, jene Verkettungen Aller durch Theilnahme an dem Lebenszustande des Einen, und umgekehrt, jene Verwandtschaft in Allem, dadurch, daß das Eine in unerschöpflicher Mannigfaltigkeit auftritt, und deßhalb jene ewige Analogie in Allem zu Allem, und jenes Anreihen des Einzelnsten zum unendlichen Ganzen. Hastig und von Vielen zugleich, wenn auch dem Äußerlichen nach verschieden, wurde dieß Alles aufgefaßt und auf den menschlichen Organismus und weiter auf die Medicin angewendet.

Mehr von dieser abgesondert und für sich bestehend erfuhr auf diesem Wege der Betrachtung der gesammten körperlichen Natur die Naturphilosophie, oder eben die eigentliche allgemeine Naturwissenschaft, im Gegensatze zu einer bloßen stückweisen Naturkunde, ihre Wiedergeburt. Sie, die das treue Abbild der körperlichen Natur, in ihrer Vielheit und doch zugleich Einheit, in ihrer Unbewußtheit und doch allseitigen Harmonie und Wechselverständniß, in ihrer äußerlichen Gestaltung und doch auch ihrer inneren Bedeutung, in ihrer ganzen unendlichen Raum- und Zeitanordnung, seyn will und soll, und dadurch geeignet ist, der Medicin den Mikrokosmos des Menschenleibes und dessen allseitiges Verhältniß zum Makrokosmos zu erschließen und sie zu ächter Wissenschaftlichkeit zu leiten; diese Naturphilosophie, das Eine (nicht das alleinige) nothwendige Vorspiel der kommenden zeitgemäßen wissenschaftlichen Medicin, ist nunmehr, nach mancher einseitigen Auffassung, mancher lächerlich-phantastischen Aufputzung, mancher Bewässerung mit einem Schwall von bunten, lautgellenden, aber wenig oder nichts bedeutenden Worten, dennoch ihrer Vollendung ganz nahe gebracht.

In den einzeln sich erhebenden Erregungstheorien fanden sich, bei aller übrigen Verschiedenheit, welche eine weitere Herzählung, Auseinandersetzung und Vergleichung eben so weitläufig, als überflüssig machen würde, die Elemente zu einem vollständigeren medicinischen Systeme beisammen, zunächst und vorherrschend

Brownianismus, aber auch etwas Chemisches, etwas von den Säften, wie von dem lebendigen Festen, und Andeutungen über ein feinstes Materielle, das nur zu häufig durch „dynamisch" bemäntelt wurde. Noch fehlte jedoch die rechte Erkenntniß des Seelenlebens unter den Aerzten, darum die gehörige Unterscheidung der zwei Hauptlebensgebiete und des sie vermittelnden; und darum fehlte auch in diesen Sysemen der das Ganze ordnende und innerlich bindende Geist.

Diesen suchte nun aber eben aus der heiligen Tiefe der Natur die Naturphilosophie zu beschwören. Doch wurde hiebei etwas nicht allgemein genug bedacht: daß nämlich der durch die Naturphilosophie (Realphilosophie) der Medicin gerufene, gestaltend durchdringende und innerlich bindende, Geist nur höchstens eine somatische Medicin gestalten könne und sein Streben durchaus nicht über das Gebiet des leiblichen Organismus hinaus erweitern dürfe. Sie, als solche, erkennt den Geist so wenig, als es das leibliche Auge vermag.

Aber wie auf dem Grunde einer umfassenden Naturkunde die Naturphilosophie erwächst, so gedeiht auf dem Boden der Seelenkunde die Geistesphilosophie (Idealphilosophie), besser allgemeine Geisteswissenschaft. Diese ist es, welche den Organismus des geistigen Menschenlebens nach all seinen Lebensverhältnissen auffassen lehrt und so der Bildungstrieb der psychischen Medicin wird.

Wie aber in der irdischen Wirklichkeit äußere bewußtseynlose und innere selbstbewußte Natur (Substanz und Intelligenz) in einem Dritten, in dem dämmernden Bewußtseyn der Thierwelt, wie menschlicher Leib und menschliche Seele im Lebensäther zur Indifferenz verschmelzen: so müssen auch Natur- und Geisteswissenschaft in einem Dritten ihre Einigung finden. Dieses

Dritte ist Religion, ist der Glauben an ein Göttliches in allen Erscheinungen des Lebens, an ein durch mancherlei Erscheinung in gemessener Art und Ordnung immer deutlicheres Entschleiern und Verwirklichen des Göttlichen in der Welt durch wachsendes Selbstbewußtseyn vernünftiger Wesen und ihr Zunehmen an moralischer Freiheit, wozu die ewige Mahnung im Gewissen liegt.

Nur auf dem Standpunkte solcher Religion, solches Glaubens sammelt sich das ganze, sonst mannigfach vereinzelte, Menschenwesen stets wieder von Neuem im rechten Mittelpunkte, nur auf ihm wird der Mensch wieder ein ganzer Mensch. Zum rechten, im Leben fruchtbaren Wissen und Wirken gehört aber, soviel nur immer möglich, der ganze Mensch. Zugleich giebt ächter Glauben den rechten wohlthätigen Drang nach fruchtbarem, seegensreichem Wirken, giebt die rechte feste Zuversicht, ohne welche nichts Gutes gedeiht. Von diesem Punkte aus, mit diesem lebendigen Drange nach ersprießlicher Wirksamkeit und mit solcher festen Zuversicht des Erfolges, „mit Gott" wie unsere Vorfahren es wörtlich thaten, muß jedes wissenschaftliche Bestreben angefangen und verfolgt werden.

Auch den letzteren Forderungen zu entsprechen, hat sich das neue Jahrhundert angelegen seyn lassen; es fehlte ihm nicht nur an Epoche machenden Systemen der Geistesphilosophie, sondern die Philosophie überhaupt hörte mehr und mehr auf, ein bloßes Gedächtnißding zu seyn; sie begann bereits lebendig und darum belebend in alle menschliche Verhältnisse einzudringen, so wie sich denn auch aus der zweifelsüchtigen, frivolen Zerrissenheit, die unter dem falsch verstandenen Namen der Freigeisterei geherrscht hatte, eine gläudigere Zuversicht und geläuterterer religiöser Sinn, wenn auch anfangs mitunter im Extrem der Frömmelei, erhoben haben.

Aber über allen diesen Elementen eines neuen Lebens brütet noch die Zeit. Es ist im letzten Jahrzehend das Meiste von jener früheren Hast des theilweisen Einreißens und Wiederaufbauens verschwunden, und es ist einem baldigen ernsteren und ruhigeren Beginnen nach einiger Rast entgegen zu sehen.

Die sogenannte Naturphilosophie wurde, außer manchen anderen weniger Bedeutenden, durch Schelling, den eigentlichen Anreger, durch J. J. Wagner, Steffens und Schubert nach verschiedenen Richtungen theilweise ausgebildet, von Oken aber als Ganzes und eigentliche Wissenschaft zusammengefaßt. Troxler hat das Hauptverdienst, zuerst ihren Geist tiefer in die Medicin einzuführen, auf welchem Wege besonders Reil später hervorstlicht und zuletzt Kieser aufgetreten ist.

Ersterem glückte es jedoch mehr, die allgemeinsten Grundzüge der Physiologie und Pathologie zu construiren, als sie weiter ins Einzelne einzuführen, wo er oft bedeutend fehlgriff. Dieß möchte Reil besser gelungen seyn, wär' er uns nicht zu früh entrissen worden. Doch hatte sich in ihm der früher gefaßte chemische Standpunkt mit dem später betretenen naturphilosophisch-organischen, neben welchem mehr als von welchem aus er zugleich dem psychischen Leben ernste Aufmerksamkeit schenkte, noch nicht genug ausgeglichen.

Besonders von Troxler und Kieser gilt noch, daß sie zu sehr von leiblich organischer Seite aus das Ganze naturphilosophisch beherrschen wollten, was doch nur von einem Standpunkte aus mit erwünschtem

Erfolge geschehen kann, der über Natur- und Geistesphilosophie, beide in höherer Einheit fassend, schwebet. Der einseitig und zu tief gewählte Standpunkt zeigt sich in seiner Unzulänglichkeit besonders bei Erörterung des gesunden, kranken und zu heilenden psychischen Lebens, dessen Betrachtung auch je nur als gelegentliche Abschweifung erscheint.

f.

Wir betrachten nun nur noch den letzten Versuch einer wissenschaftlichen Gestaltung der somatischen Medicin in der eben bezeichneten Richtung durch Kieser. Es wäre für gegenwärtigen Zweck eine überflüssige Arbeit, vorher Troxlers und Reils Ansichten zu beleuchten, da es uns nicht daran liegt, viele vereinzelte Differenzen gegen einander zu stellen; sondern vielmehr nur die ganze Richtung zu vergegenwärtigen, die sich in Kieser am umfassendsten und eindringendsten darstellt. Seine Lehre ist in den Grundzügen folgende:

„Das zeitliche Leben ist ein Osciliren zwischen zwei letzten Punkten. Das Lebensprincip ist die organische Spannung, welche jene Oscillation anfacht und unterhält. Alle Lebenszustände sind in dem Uebergewicht des einen oder des andern der einander entgegengesetzten Punkte begründet.“

Dieses Princip, auf dem, wie auf seinem Grundsteine, das ganze System beruht, erscheint freilich etwas zu formell, und beachtet allzu Brownisch vorzugsweise nur das quantitative Lebensverhältniß. Zudem ergiebt sich bei näherer Betrachtung des Verfolgs dieses Systems bald, daß dieses Princip der ganzen Medicin gelten soll, in der That aber nur höchstens, und die Nichtbeachtung des Qualitativen ungerechnet, für die somatische hinreicht. Ueberhaupt ist der psychische Theil der Medicin in den beiden bis jetzt erschienenen ersten Bänden dieses Systems zu stiefmütterlich behandelt, und mit den übrigen nicht aus Einem Stücke gearbeitet. Begreiflich, weil, wie erwähnt, der einseitig zu tiefe Standpunkt der Naturphilosophie gewählt ist.

Auch ist es wohl nicht möglich, ein genügendes System der Medicin je aufzustellen, ohne vorher eine vollständige Physiologie des leiblichen und geistigen Lebens geliefert zu haben. Wie das kranke Leben nur ein gestörtes gesundes ist, und die Grundbedingungen des gesunden Lebens, das ja früher und ursprünglicher ist, stets im kranken wieder durchschimmern; so muß auch eine vorher fertige Physiologie allenthalben in Pathologie, Therapie ꝛc. wieder zu erkennen seyn.

Doch kann auch hierin ein Fehler begangen werden dadurch, daß die Gesetze des gesunden Lebens übertrieben theoretisch, zu unbedingt und zu wenig modificirt in der Pathologie ꝛc. geltend gemacht werden, was namentlich in dem Systeme, von dem wir hier sprechen, zu bemerken ist.

„Im zeitlichen Leben ist ferner nach Kieser eine der beiden entgegengesetzten Tendenzen im Ganzen die überwiegende, die positive. Dieses Uebergewicht je bis auf einen gewissen Grad realisirt giebt die Gesundheit."

Hiebei ist jedoch nicht gehörig unterschieden, ob dieß vom ganzen Menschenleben, oder nur vom leiblichen gelte, ob ein und dieselbe Tendenz von der Zeugung bis zum natürlichen Tode die überwiegende bleibe, oder ob beide an irgend einem Punkte des Lebenslaufs die Rollen tauschen.

Nachdem der Ausspruch früher so gestellt ist, daß man glauben sollte, es werde behauptet: in Bezug aufs ganze Leben und durch den ganzen Lebenslauf hindurch bleibe dasselbe Princip das vorherrschende, ist später behauptet, daß von einem gewissen Punkte an das ganze zeitliche Leben rückgängig werde, indem das vorher schwächere, negative Princip das Uebergewicht erhalte. Allein das ganze Menschenleben in seinen zwei Polen, dem leiblichen und geistigen, betrachtet, so giebt sich von Anfang der individuellen irdischen Existenz der Egoismus des thierisch Leiblichen als das Ueberwiegende kund. Es kommt aber ein Wendepunkt, von dem an das Geistige das Uebergewicht erhält. Von eben diesem Wendepunkt an wird zwar das Leibliche in umgekehrter Ordnung seiner Entwickelung rückgebildet, aber das Geistige geht nun bis zum Ende der irdischen Existenz seinen geraden Entwickelungsgang in stets aufsteigender Richtung fort, ohne sich ebenfalls wieder rückzubilden.

Zwar zeigt die bisherige Erfahrung, daß im Alter auch das geistige Leben in der Mehrheit der Fälle an Umfang und kräftiger Lebensäußerung verliert; aber erstens ist zu bemerken, daß Allem nach die Gattung noch nicht jenen Wendepunkt vollends erreicht oder überschritten habe, wo, wie im Individuum, der leibliche Egoismus die Vorherrschaft verliert; zweitens ist es nicht die sinnliche Lebendigkeit und Vielseitigkeit der Aeußerung des Geistigen, was seine höchste Intensität anzeigt: sondern jene stille Abgeschlossenheit, jene ruhige Erhebung über die irdischen Verhältnisse, die keineswegs vernachläßigt, sondern nur nicht als (absolute) Selbstzwecke betrachtet werden, jene unstörbare Zuversicht des Zukünftigen, wie wir es wohl, wenn auch bis jetzt nur in wenigeren Fällen eines glücklichen natürlichen Alters eines Menschenlebens finden, das zur Zeit der Krisis zwischen Himmlischem und Irdischem nicht dem Zuge des letzteren zu unbedingt folgte. Im Verlauf der Geschichte wird dieß immer häufiger und deutlicher werden, wie das Geistige mehr und mehr der irdischen Nahrung und des leiblichen Instruments wird entbehren lernen.

Daß sich irgend eine Beziehung des geistigen Lebens, die einmal zu klarem Selbstbewußtseyn (Selbstdurchschauung) gekommen und also eigentlich geistig ist, wieder rückbilden sollte, läßt sich durchaus nicht denken. Etwas anderes ists mit dem leiblichen Daseyn ohne Selbstbewußtseyn und Freiheit, das überhaupt nur Mittel und höchstens Symbol ist; und ähnlich ists mit geistigen Keimen, die aus dem dunklen Boden des Leiblichen kaum eine Ahnung des höheren Lichts erfahren, vielweniger an ihm reifen: sofern aber und in soweit der menschliche Geist sich selbst weiß und sich selbst frei besitzt, ist er unwandelbar, auch keiner Krankheit fähig, ewig: er ist unmittelbare Theilerscheinung Gottes selbst.

„Krankheit in weitester Bedeutung ist Abweichung des normalen Wechselverhältnisses zwischen negativem und positivem Princip (die sich in verschiedener Gestalt in den einzelnen Lebensgebieten wiederholen). Diese Abweichung könne nun auf zweierlei Weise geschehen:

1) indem das Negative ein ungebührliches Uebergewicht über das Positive erreicht, wodurch also ein zu niedriger Lebensproceß und eine zu niedrige Metamorphose gesetzt wird — Krankheit in engerer Bedeutung;
2) indem das Positive übermäßig vorherrscht über das Negative, wodurch eine übermäßig rasche Entwickelung der höheren edleren Lebensbeziehungen

auf Kosten der niedrigeren, und überhaupt der Metamorphose, bedingt wird — erhöhte Krankheitsanlage."

Es ist sonderbar und sehr auffallend, daß hier entweder ein relativ gesunder Zustand dem Begriffe der Krankheit gerade gegenüber gestellt, oder das Symptom mehr beachtet wird, als das Krankheitswesen. Es rächt sich hier schon wieder die zu ausschließliche Beachtung des Quantitativen. Denn die Krankheitsanlage ist nicht blos erhöhte Empfindlichkeit (relativ zu sehr entwickeltes Nervenleben), wodurch also überhaupt die Einwirkung schädlicher Potenzen jeder Art erleichtert würde: sondern sie ist je und je die Hinneigung nach einem bestimmten krankhaften Zustande, also unter andern auch zu einem regelwidrig niedrigen Lebensbestand; wobei vielmehr die Wechselwirkung mit Aeußerem darnach beurtheilt werden muß, daß jeder Zustand unmittelbar das ihm Entsprechende dazu hervorruft, und dann erst eine desto lebhaftere Wechselwirkung mit ihm eingeht, je stärker die Hinneigung ist. Zudem kann die Krankheitsanlage in keinem Falle der Krankheit selber coordinirt werden. Wird aber unter erhöhter Krankheitsanlage ein schon ausgebildeter, in der Art regelwidriger Zustand verstanden, daß das Empfindungsleben auf Kosten des reproduktiven zu sehr gesteigert ist, im Ganzen oder in einer gewissen Sphäre: — nun so ist eben eine Krankheit vorhanden, und zwar keine Krankheit, deren Wesen zu geringes, oder perverses Empfindungsleben, auch keine zu geringe oder überschwengliche, oder in der Art falsche Metamorphose u. s. w., sondern eine Krankheit, deren Wesen eben gerade enorme Steigerung des Nervenlebens ist.

Lebensproceß und Metamorphose, auf deren Unterscheidung und Trennung Troxler mit Unrecht so sehr drang, sind hier bei Kieser mehr nur neben einander genannt, als etwa sonst, wie wenn sie in der Wirklichkeit außer einander existirten, in der Durchführung auseinander gehalten, wie Troxler that. Sie sind hier nur als zwei Beziehungen (ideell und reell) des Einen ganzen Lebendigen aufgefaßt, ohne daß, wie bei Troxler, zwei Reihen von Krankheiten, dynamische und plastische (nach andern, z. B. Harles, chemische genannt) angenommen wären.

Schön sind in gegenwärtigem Systeme die beiden großen Lebensabschnitte der Krankheit, als eines lebendigen Individuums im Individuum, der Erkrankungs- und Genesungsproceß nicht blos anerkannt, sondern auch aus ihrem Ursprunge abgeleitet, sofern sich in ihnen Evolution und Revolution alles Zeitlichen wiederholt. Troxler dringt sehr auf diese Unterscheidung, aber ohne sich des rechten Grundes lebendig bewußt zu werden, weßwegen er auch nicht weiter auf Erörterung der sogenannten Krankheitsstadien einging, die sich bei Kieser im Ganzen sehr schön erfaßt finden.

Man sprach nämlich zwar von den seit Galen üblichen sogenannten Stadien, als Lebensabschnitten im Erkrankungs- und Genesungsprocesse der Krankheit selber wieder, allein man wußte sie nicht an Realitäten im Krankheitshergange anzuknüpfen, wie man von Stufenaltern der Menschen häufig spricht, ohne ihre reelle Quelle dazu zu denken. Kieser führt die Stadien der Krankheit auf die allmälige Theilnahme der einzelnen Systeme des ganzen Organismus oder eines einzelnen Organs, deren eines zuerst das Krankheitswesen entwickelt hat, zurück; wodurch der Erkrankungsproceß sowohl, als der Genesungsproceß eine vegetative, eine irritative („animalische") und eine sensitive Lebensperiode bekömmt.

Nur ist hier ein Fehlgriff gethan dadurch, daß, wie aus vielem erhellt, dem freilich manches andere in diesem Systeme selber zu widersprechen scheint, angenommen wird, jede Krankheit beginne mit dem vegetativen Stadium, dem das irritative und diesem das sensitive folge, worauf sich die Krankheit stets in gerade umgekehrter Ordnung wieder verliere. Dem zu Folge müßte jede somatische Krankheit ein vegetatives Krankheitswesen haben, was durchaus nicht zuzugeben ist.

Jedes System, sowohl in seiner Verbreitung über den ganzen Organismus, als in seiner Beschränkung auf ein einzelnes Lebensgebiet oder ein einzelnes Organ, kann primär ein Krankheitswesen in sich ausgebären: und nun steht zwar die Reihenfolge der Theilnahme von den übrigen unter einem allgemeinen Gesetze, aber innerhalb dessen ist manche Variation möglich.

Vegetatives, irritatives und sensitives System stehen in einer Dignitätsabstufung, der zu Folge sie hier nach einander genannt sind, und der zu Folge sie an einander Theil nehmen. Dieß ist aber vom vegetativen aufwärts und vom sensitiven abwärts leichter einzusehen, als in dem Falle, wenn das Krankheitswesen primär im Irritablen sitzt. Im letzteren Falle wird nach Art und Grad der Erkrankung und nach dem Grade der relativen Gesundheit der beiden andern Systeme, bald ein mehr gleichzeitiges Theilnehmen letzterer Statt finden, bald das vegetative, bald das sensitive früher mitleiden. Deßgleichen ist auch bei primärer Erkrankung des einen oder andern der letzteren, unter sonst gleichen Umständen, zu bedenken, daß nicht nur das vegetative, als das niedrigere, weniger Uebergewicht über die andern ausüben könne, als das sensitive, sondern daß überhaupt das örtliche Krankheitswesen ja nicht immer seinen ganzen Lebenslauf beschreibt, sondern durch Hülfe der Kunst oder der Natur oder beider zugleich gehemmt und vernichtet wird.

Letzteres erkennt allerdings Kieser an. Die Folge der Stadien im Genesungsproceß ist zwar im Allgemeinen stets die Umgekehrte gegen die der Erkrankung; aber im Einzelnen nach den angegebenen Modifikationen verschieden.

Treffend im Ganzen, aber nicht erschöpfend, ist der Unterschied zwischen akuter und chronischer Krankheit aufgefaßt. Es wird nämlich unter chronischer Krankheit eine Vervielfältigung derselben akuten in demselben Lebensbezirke verstanden, insofern nämlich letztere, bevor sie einmal ihren ganzen Lebenslauf vollendet hat oder gehoben ist, von neuem gesetzt werde. Ein schönes Moment dabei, das von Reil vortrefflich herausgehoben wurde, ist jedoch zu wenig gewürdigt. Daß nämlich das Produkt der zuerst vorhandenen Krankheit diese wiederholt von Neuem ins Daseyn rufe. Uebrigens ist der Begriff der chronischen Krankheit, besonders in Betracht des einmal eingewurzelten Sprachgebrauchs, etwas zu eng genommen; und es dürfte billig ein anderes Moment, das sich bei Harles (Handbuch der Klinik, Bd. 1.) als das vorzugsweise die chronische Krankheit charakterisirende herausgehoben findet, mehr mitberücksichtigt seyn, daß nämlich auch eine einfach verlaufende Krankheit, die etwa vollends durch geringe innere Anlage eines Theils, und durch unkräftige und unterbrochene äußere Einwirkung andern Theils, in unedleren Gebilden, in welchen sie, wie jeder dort waltende Lebensakt, nothwendig langsamer verlaufen müsse, für eine chronische gehalten werde. Ein wesentlicher Unterschied läßt sich ohnedieß in keinem Falle auffinden.

Vorzüglich lebendig, aber, wie es scheint, doch etwas zu weit, ist ferner bei Kieser die Auffassung des Endemischen und Epidemischen, die nur Reil'n ähnlich, Troxler'n viel weniger gelang. Jenes wird nämlich als Produkt der zeitlich-örtlichen Entwickelung der Erde insbesondere, dieses unseres Sonnensystems überhaupt erklärt. Allein es läßt sich ja kein Entwickelungsakt unserer Erde denken, ohne Beziehung zum ganzen Sonnensysteme, sowie keine in diesem ohne organische Theilnahme jener. Findet man sonst wohl Epidemisch und Endemisch sich als Zeitliches und Räumliches gerade gegenübergestellt; so zeigt sich bei Kieser doch schon eine Unterordnung: nur wohl noch in zu weiten Sphären. Das Epidemische möchte vielmehr nur vom ganzen Erdorganismus ausgehen; dieses Gemeinsame sich aber in den verschiedenen Erdtheilen verschieden modificiren, und so das untergeordnete Endemische geben.

Deßgleichen dürfte näher bemerkt seyn, wie einerseits diese Verhältnisse nur darum als Schädlichkeiten erscheinen können, was sie doch an sich nicht sind, weil die Menschheits-Entwickelung, sofern sie vom Menschen, und also auch seinem Irren, selber abhängt, nicht immer gleichen Schritt mit der Entwickelung der äußeren Natur halte; und wie andererseits in gewissen Räumen der Erde und zu gewissen Zeiten der Geschichte auf rein künstliche Weise eine Art endemischer und epidemischer Krankheitsverhältnisse durch ziemlich verbreitete, mit falscher Willkühr gewählter oder

angeordneter Lebensweise, Moden, Philosophien u. s. w. könne erwirkt werden. Uebrigens kann man sich bei diesem Gegenstande vor nachtheiliger Abstraktion in Zeitliches und Räumliches, die ja in dem Selbstbewußtseynlosen stets in Einem sind, nicht genug hüten.

Herrlich ist die Theorie der **Ansteckung** überhaupt und der ansteckenden Krankheiten insbesondere. Ansteckung wird nämlich mit Zeugung in Parallele gesetzt. Wie nämlich nur der ausgebildete thierische Organismus zeugungsfähig sey, so könne auch nur eine Krankheit in ihrer höchsten Ausbildung sich durch Ansteckung fortpflanzen. Da jede Krankheit unter gewissen Umständen ihre höchste Ausbildung erreichen kann, so kann jede ansteckend seyn. Nun bleibt aber jede einzelne Krankheit, so lange sie, wohl Jahrhunderte, in der Geschichte vorkommt, nicht stets dieselbe; sondern sie fängt, trotz aller sonstigen zufälligen Abänderungen in den einzelnen Fällen ihres Vorkommens, **im Ganzen** gelinder an, wird in der Folge der Zeit immer heftiger, d. h. vollkommener ausgebildet, und erreicht so eine Lebensperiode, binnen der sie fast allgemein ansteckend wird, und dann im engeren Sinne eine ansteckende, contagiöse Krankheit ist, was sie endlich, während der Abnahme ihrer Lebenskräftigkeit bis zu gänzlichem Verschwinden in der Reihe der Krankheiten, zu seyn wieder aufhört.

Ist hier die Contagion gut bezeichnet, so ist dieß nicht weniger, jedoch nicht gleich erschöpfend, der Fall beim Contagium und dessen Verhältniß zum Miasma; obwohl diese letztere Ansteckungsform glücklich mit generatio aequivoca s. originaria parallelisirt ist, wie denn allerdings jedes Miasma eine Art Infusorium,

d. h. eine organische Gestaltung, Individuenbildung (Atmosphaerile) aus anorganischen Elementen ist.

Glücklicher möchte in diesem Systeme das Fieber für ein bloßes Symptom, und zwar für das allgemeinste, eben ein Allgemeinleiden (sowohl bei bereits fertigem, als sich erst bildendem Krankheitswesen) ausdrückende gehalten werden; als die Theorie der Entzündung zu loben seyn. Entzündung soll nämlich im Allgemeinen in Umkehrung der Polarität des Gefäßsystems bestehen, vermöge welcher das Capillarsystem positiv, das Herz dagegen negativ werde, wovon im gesunden Leben das Gegentheil Statt finde.

Es existiren wohl nicht leicht über einen anderen regelwidrigen Zustand der lebendigen organischen Materie so viele und so verschiedene Hypothesen, als über die Natur der Entzündung. Eine besondere Ursache dazu mögen die in allen Systemen erscheinenden Symptome derselben seyn, sofern dieß der Erklärung den weitesten Spielraum giebt und veranlaßt, bald diese, bald jene Erscheinungen dazu in Anspruch zu nehmen, und coordinirte, aus einer gemeinsamen Quelle kommende, aus einander abzuleiten. Auch das mag zu dieser Mannigfaltigkeit so verschiedenartiger Erklärungen Veranlassung geben, daß man häufig Folgezustände der Entzündung verkehrt zur Erklärung anwendet. Ich begnüge mich, statt alles anderen, hier eine Ansicht von dem Wesen der Entzündung flüchtig zu berühren, die mir die genügendste und einzig gelungene scheint. Vermöge dieser ist die Entzündung je ein krankhafter Zustand der indifferenten thierischen Materie, des Zell- oder Schleimstoffes, Thierstoffes, der polypösen Materie, also derjenigen, innerhalb der sich die Cirkulation im weitesten, oder die Metamorphose im engeren Sinne bewegt, in welche sich, was nur immer sensibel oder irritabel, und doch auch keine bestimmte Flüssigkeit des thierischen Organismus ist, stets zunächst rückbildet, und aus welcher sich alle individuelle Bildung in demselben gestaltet und wieder ersetzt. In dieser Indifferenz aller thierisch-organischen Materienbildung ist die Entzündung nun derjenige regelwidrige Zustand, vermöge dessen sich diese indifferente Materie, förmlich einen neuen Schöpfungsproceß eingehend, da sie doch im einmal ausgebildeten organischen Individuum nur die Erhaltung und den Wachsthum zunächst vermitteln soll, in ihrer Lebendigkeit so steigert, daß sie sich selbst in wirklich Sensibles und Irritables (Blutgefäß und Nerv) polarisch entzweit. (Vergl. meines Collegen und Freundes Dr. C. R. Hoffmann dissert. de inflammationis natura. Erlang. 1818.)

Es ist hier die Bemerkung nicht zu unterdrücken, daß in der neueren Zeit das sogenannte Capillargefäßsystem für manche Erklärung eine Zuflucht, wie eine qualitas occulta, gewährte.

Vergebliche Mühe machte sich Kieser mit Troxler und Reil, indem er die Begriffe Metastase und Metaschematismus gegen einander zu charakterisiren suchte, da letzterer Benennung durchaus nichts selbständig Wesenhaftes zu Grunde liegt. Gewöhnlich (Vergl. Harleß a. a. O. B. 1. §. 125.) versteht man unter Metaschematismus bloße Formveränderung der Krankheit, deren Wesen dasselbe bleibt, und wenn ich mich recht erinnere, so führt Kieser als Beispiel einer Metastase an: Wahnsinn nach unterdrückter Krätze; dagegen als Beispiel eines Metaschematismus: Augentripper nach gestopftem Harnröhrentripper. Allein wie will man da einen wesentlichen Unterschied begründen zwischen Metastase und Metaschematismus? Bei Metastase ist ja auch das Wesen dasselbe, welches sich auf bestimmte, der Natur eines gewissen Theils des Organismus angemessene Weise, ausdrücken soll oder sich zum Theil schon ausgedrückt hat, das nun aber, in einen andern Theil übergetragen, ganz natürlich, in geradem Verhältnisse der Verschiedenartigkeit beider Gebilde, verschiedene Erscheinungen gewähren muß. Und wo ist der wesentliche Unterschied zwischen der Uebertragung der Absonderung der Trippermaterie von der Harnröhren- zur Augenliedhautauskleidung einerseits, und andrerseits der Krätzebildung von der Cutis auf das Gehirn oder dessen Häute?

Will man nicht Metaschematismus zur Bezeichnung der accessorischen Symptome, sie seien antagonistisch oder consensuell gebrauchen, die nothwendig in den andern Systemen auftreten müssen, wenn irgend ein Krankheitswesen in dem Einen übrigen Systeme allmälig sich aus- und rückbildet, ohne seinen Sitz zu verändern, oder will man nicht Folgekrankheiten darunter verstehen, so bedeutet Metaschematismus durchaus nichts Wesenhaftes, und der Name ist leer und überflüssig.

Was die Classifikation der Krankheiten betrifft, die nach den verschiedenen Theorien und den verschiedentlich gewählten Eintheilungsgründen so vielfach abweichend gefunden wird, so ist wohl das erste Erforderniß stets, einig zu seyn über die Grundrichtungen des Lebens, im leiblichen also der sogenannten Systeme, des vegetativen, irritativen und sensitiven. Dann ist sich über allgemeine und örtliche Krankheit zu verständigen. Das Nächste ist dann, die möglichen Grundweisen der Abweichung eines jeden zu erörtern, also Exaltation,

Depression, Alienation. Und nun schließt sich die Betrachtung der möglichen Modifikationen dieser verschiedenen Zustände der Systemantheile in den verschiedenen Organen und Gebilden an. Im Kieser'schen Systeme ist dabei erstlich an die schon besprochene Annahme eigentlich allgemeiner Krankheiten, sodann aber daran zu erinnern, daß er nur + und — in aller krankhaften Abweichung anerkennt, nicht auch qualitative Umstimmung. Darnach richtet sich also, bei übrigens natürlich-richtigem Eintheilungsprincip, dessen Classifikation.

Einen neuen Weg, schon von Troxler eingeschlagen, sucht dieses System bei Beurtheilung des großen, höchst wichtigen Kapitels von der Wechselwirkung des lebendigen menschlichen Organismus mit der Außenwelt weiter zu begründen und durchzusetzen. Troxler sagt mit Recht von der Doktrin, deren Inhalt die Lehre von dieser Wechselwirkung ist: sie werde zwar meistens in dem beschränkten Sinne des Arzneimittel suchenden Arztes, oder des sie fabricirenden Apothekers, unter dem Namen Materia medica, aufgefaßt; allein sie sei in der That das höchste Element aller medicinischen Theorie (Grundr. einer Theor. d. Med. S. 192.).

Nach Kieser entsprechen denn nun Mineral-, Pflanzen- und Thierreich den 3 Systemen des menschlichen Leibes, und weitere Abtheilungen in diesen Reichen den modificirten Erscheinungen dieser Systeme in den einzelnen Organen, die einzelnen Mittel unter diesen Abtheilungen aber weiter den möglichen einzelnen Zuständen, so daß es also eigentlich nur Specifica gäbe. Freilich seien die wenigsten dieser specifischen Wechselverhältnisse bisher einzeln bekannt.

Bei alle dem, noch so allgemein gestellt und auf die allgemeinste Ansicht von dem Verhältniß des (Erd-)

Makrokosmos zum Mikrokosmos des Menschenleibes gestützt, ist wohl kein Anstand zu nehmen, einzustimmen. Nur dieß wäre etwa zu erwähnen:

Daß zum Ersten manche künstlich zubereitete Mittel, aus welchem Naturreiche ihr Stoff seyn möge, im ganzen Reiche der Krankheiten ihren eigentlichen Gegenstand nicht finden, und so, wo sie nur immer gebraucht werden, als Gifte, im engsten, strengsten, schlimmsten Sinne des Worts, wirken.

Daß zum Zweiten große Sorgfalt und äußerste Genauigkeit bei Beobachtung der reinen Wirkungen äußerer Potenzen erforderlich sey, da wegen der vielgliederigen organischen Verkettung Alles mitklingt, wenn Eines angeschlagen wird, so daß man leicht das nur Mitklingende für das zunächst Angeschlagene zu halten verleitet werden kann, wie denn in der That noch heut zu Tage viele Arzneistoffe z. B. Nervina heißen, die doch aufs Gefäßsystem zunächst wirken, und dann nur auch im Nervensystem nachfolgende Veränderungen bedingen; da ferner in jedem einzelnen realen Systeme des Leibes doch alle drei beisammen sind, nur mit dem Ueberwiegen des Einen und mit durch dieß Ueberwiegende bedingten Modifikationen der beiden andern, so daß also bei der Wirkung eines äußeren Einflusses auf ein bestimmtes reales System noch wohl zu unterscheiden ist, ob sie zunächst seinen vegetativen, oder irritativen, oder sensitiven Antheil treffe.

Daß zum Dritten es nicht blos möglich, sondern sogar nothwendig scheine, daß gewisse Mittel, wie einzelne Organe im thierischen Organismus, unter den übrigen eine große Vielseitigkeit der Wirkung haben, weil sie große Indifferenzen, Repräsentanten ganzer Mittelreihen sind, welche Beobachtung die Behauptung von durchgängig specifischen Mitteln Manchen, die sich die Sache nicht so erläutern, zu vernichten scheint.

Nach diesem System der Medicin wirken nun ferner alle Mittel primär contrahirend, stärkend, positiv; secundär aber expandirend, schwächend, negativ. Allein bei den einen Mitteln überwiegt erstere Wirkung die primäre, so daß sie also ihrer Totalwirkung nach positiv oder stärkend wirken, was der Fall ist bei den Mitteln aus den niederen Reichen der Natur; bei den andern überwiegt die secundäre Wirkung, und sie sind also der Total- oder Endwirkung nach negativ, schwächend, wie die aus den höheren Reichen der Natur. Letztere sollen vorzugsweise im Krankheitsproceß, erstere bei Krankheitsanlage angewendet werden.

Ich erinnere hier nur an das bereits Angedeutete über die zu ausschließliche Beachtung des Quantitativen und über die nicht wesentlich begründete Unterscheidung der Krankheit und Krankheitsanlage. Wäre nur die Quantität zu beachten, wie käm' es denn, daß es Pflanzen und Thiere gäbe, da es doch vielmehr nur immer vollkommnere Mineralia oder umgekehrt nur immer unvollkommnere Thiere geben müßte, und warum finden wir in jedem Reiche der Natur neben einer Gradation auch specifisch verschiedene Richtungen? Gerade das recht eigentlich Krankheit zu Nennende ist stets eine specifische, individuelle Modifikation des Lebendigen, ein Organismus eigener Art im Organismus; und gerade die eigentlich so zu nennenden Arzneimittel sind eigenthümlich geartete Gegensätze (Specifica) solcher Krankheitsindividuen; indeß dagegen andere Abweichungen, wie Potenzirung und Depotenzirung des Lebendigen, immer vorzugsweise noch eher relative Gesundheit geben, die vorzugsweise durch indifferentere, den Nahrungsmitteln noch näher angehörende, allgemeiner wirkende Einflüsse zu heben sind. Letztere werden auch immer leichter beseitigt, als erstere.

„Weiter ist nach Kieser im Einzelnen die unendliche Abstufung der negativen oder positiven Wirkungen der Arzneistoffe nach dem Vorherrschen der Elementarstoffe, also überhaupt nach deren stöchiometrischen Verhältnissen, zu beurtheilen. Es werden nämlich nicht nur als solche, als ausgemacht richtig, Sauer-, Kohlen-, Wasser- und Stickstoff angenommen, sondern auch, fast ohne allen Beweis, Sauerstoff und Kohlenstoff als positiv, Wasser- und Stickstoff als negativ wirkend angenommen.“

Hierbei trifft man aber auf ganz besondere Schwierigkeiten. Einmal stützt sich hier die Theorie der Medicin auf die Chemie, die noch bis zum heutigen Tag nur zu sehr in sich selber fast alles Princips, und somit aller zuversichtlichen Gewißheit ermangelt. Noch mehr aber fehlen uns leitende Grundsätze, die Gesetze der Chemie richtig modificirt auf das lebendige Organische anzuwenden. Jede Wirkung zweier Dinge auf einander, wenn deren keines ganz vernichtet werden soll, ist doch das Resultat der Ein- und Gegenwirkung: welches sind also die Grundsätze, nach welchen jede Wechselwirkung zwischen Organischen und Unorganischen vor sich geht? Für's Zweite ist hier abermals nur das Quantitätsverhältniß beachtet; wie sehr aber auch die verschiedene Innigkeit der Mischung derselben Grundbestandtheile die Naturen der Materie bedinge, sehen wir ja allenthalben, wo die chemische Analyse bei, der äußeren Wahrnehmung sowohl, als der Wirkung nach, höchst verschiedenen Dingen, dennoch nicht nur dieselben Elementarstoffe, sondern dieselben sogar in höchst ähnlichen Quantitäten entdeckt. So lange die Chemie uns nicht einen Pflanzen- oder Thierorganismus eben so gut, als einen Salzkrystall nachschaffen kann, so lange ist ihre Sphäre zu eng und zu tief, als daß sie so unbedingte Leiterin bei Beurtheilung organischer Wechselwirkung werden könnte.

Zudem erhellt ja schon daraus, daß wir auch Wechselwirkung zwischen Organischem und Organischem, so wie zwischen Geist und Geist wahrnehmen, wie das Princip der Beurtheilung aller Wechselwirkungen des individuellen Lebens höher gefaßt werden müsse.

Auf so schlechtem Grunde auch die sogenannte homoiopathische Theorie ruhen, und so ungünstig sie an sich der Wissenschaftlichkeit seyn möge, so sehr dient sie der Form nach bei Ergründung der Wirkung einzelner Mittel zum Muster. Wohl mag es ziemlich unbedingt chemisch wirkende Absorbentia, Lithontriptica u. s. w. geben; aber bald erscheint auch die im engern Sinne chemisch zu nennende Erklärung als unzulänglich; und in den meisten Fällen dringt sich die Nothwendigkeit auf, ganz vereinzelt die specifische Wirkung einzelner Mittel unmittelbar am lebendigen Organismus zu erproben.

Hier ist gewiß der schicklichste Platz, das nöthige Wort über den Schluß von der Wirkung eines Mittels im gesunden auf seine Wirkung im kranken Leben anzubringen. So wenig nämlich ein böses Princip in der Welt dem guten gerade entgegen gesetzt ist, so wenig ist Krankheit ein eigentliches Gegentheil von Gesundheit. Wäre letzteres der Fall, so müßte die Krankheit ein wesentlich anderes Lebensprincip, wesentlich andere räumliche und zeitliche Bedingungen haben, als die Gesundheit. So findet sich's aber in der Wirklichkeit nicht, sondern bei jeder Krankheit blickt nicht blos die gesunde Ordnung noch durch, z. B. im Verhältniß der Exacerbationen und Remissionen, in der Uebereinstimmung des Krankheitsgenius der verschiedenen Lebensalter mit dem den gesunden Zustand derselben charakterisirenden u. s. f., sondern es ist überhaupt nur das Princip des gesunden Lebens, was den Gang der Krankheit beherrscht. Nur Abweichung, Störung, Mißverhältniß der Gesundheit ist Krankheit, nicht aber etwa rein etwas anderes, der Gesundheit coordinirt Gegenüberstehendes.

Dieß nun aber vorausgesetzt, so kann auch die Wirkung desselben Mittels auf das kranke Leben nicht die rein entgegen gesetzte von der auf das gesunde seyn. Hiermit allein schon stürzt die homoiopathische Theorie zusammen. Was ihr noch zu Hülfe kommen kann und ihr einen Schein, aber auch nur Schein, der Richtigkeit giebt, das sind für's Erste die unerhört kleinen Gaben, in welchen die Anhänger dieser Theorie die Mittel reichen, womit sie eigentlich nichts wirken, worin gerade der Vortheil besteht. Die Krankheit heilt bei dieser Methode, wo „rusticus exspectat, dum defluat amnis" von selbst, oft früher, als sie einem Arzte heilt, der im andern Extrem unsinnig in die Natur hineinstürmt mit zu großen Gaben und noch häufiger mit einem Mischmasch von Mitteln, unter denen man nicht Koch noch Kellner unterscheiden kann. In der Vermeidung zusammengesetzter Mittel liegt aber bei den Anhängern dieser übertrieben praktischen Sekte ein zweiter, doch ebenfalls nur negativer, oder Scheingrund der Aechtheit ihres Verfahrens.

Was sie selber zur Rechtfertigung der meistens lächerlich kleinen Gaben anführen, ist ebenfalls grundfalsch: „das kranke Lebendige sei nämlich empfänglicher als das gesunde." Giebt es denn nicht Krankheiten, deren Wesen gerade Mangel an Empfindlichkeit, Empfänglichkeit ist? Verträgt denn das erlahmende Glied nicht so große Reize, als das gesunde, ja muß nicht vielmehr selbst das Glüheisen gewählt werden, weil die stärksten Gaben der stärksten übrigen Reize zu wenig wirken, die doch am gesunden Gliede furchtbare Reaktionen hervorrufen würden?

Ich habe mir öfters schon die Möglichkeit gedacht, daß der Urheber der homoiopathischen Theorie oder vielmehr Praxis schelmenhaft hinter dem Berge halte; daß er die Ueberzeugung hege, die Aerzte, sammt den Apothekern und ihren Büchsen könnten gegen Krankheiten, welche einmal die individuelle Natur selber nicht heilen könne oder wolle, nichts ausrichten; da sie aber denn doch leben wollen, so mög' es auch in diesem Falle heißen: „mundus vult decipi!" und sie sollten nur nicht schaden, wo sie nichts helfen könnten. Er denke eigentlich, mein' ich öfters, und behalts nur schlau bei sich, wie Mephistopheles in Göthe's Faust:

„der Geist der Medicin ist leicht zu fassen,
Man durchstudirt die groß' und kleine Welt, (oder auch nicht!)
Um es am Ende gehn zu lassen,
Wie's Gott gefällt!"

Also diese Erprobung der Wirkung einzelner Mittel muß vorzüglich am kranken Leben selber vorgenommen werden, dabei aber wohl die primäre, direkte Hauptwirkung von secundärer, indirekter Neben- und Nachwirkung je unterschieden werden. Gerade deshalb, weil die Krankheit keinen Gegensatz bildet gegen Gesundheit, sind wohl auch Proben auf letztere nicht ohne alle Anwendung auf Beurtheilung der Wirkungen in der Krankheit, sofern nicht nur die Beziehung der Mittel auf einzelne Theile des Leibes (Specifica localia) dadurch klar wird, sondern auch die Wirkung auf das Gesunde sich zur Wirkung auf das Kranke gerade so verschieden verhalten muß, wie verschieden der Theil als gesunder und als kranker selber ist, aus welcher Gleichung also auf gut mathematische Weise das unbekannte x allerdings gefunden werden kann.

Mehr auf dem Wege solcher praktischer Proben möchte, mit Anerkennung vorausgeschickter allgemeinster Sätze über Analogie des Makrokosmos und Mikrokosmos und dessen, was weiter daraus folgt, ein System der Heilmittelmasse, welches genau auf das System oder vielmehr Schema aller somatischen Krankheiten paßte, gefunden werden können. Und auf diesem Wege wird man leicht zu Resultaten kommen, welche umgekehrt Aufhellung in die Stöchiometrie bringen.

Dieß ist wahrlich eine der nächsten, dringendsten und wichtigsten Aufgaben der heutigen Medicin!

Aus der alltäglichsten Erfahrung geht ferner hervor, daß eine zweite Hauptaufgabe der Medicin in dieser Beziehung die Ausmittelung der verschiedenen Wirkungen desselben Mittels in verschiedenen Gaben sey. Das Wohlthätigste wird bei falschem Maaße zum Schädlichsten. Es folgt daraus unmittelbar, daß es eine ungeheure Abstufung der Wirkung nicht blos nach dem Grade, sondern selbst in der Art geben müsse, je nachdem diese oder jene Gabe gewählt wird. So macht Rhabarber in großer Gabe Durchfall, den sie in kleiner stillt.

Wie geschieht dieß? Kieser antwortet fast richtig; doch die Antwort an seine, wie gezeigt nicht ganz zulänglichen ersten Voraussetzungen, anknüpfend. Ich antworte: dadurch, daß eine kleine Gabe die Gegenwirkung des Organischen nur soweit aufregt, daß sie eigentlich der Einwirkung geradezu wehrt, so daß also dabei das organische eben nur zu gehöriger Thätigkeit oder Lebendigkeit gesteigert wird; indeß die große Gabe anfangs zwar dasselbe thut, aber allmälig die ihr nicht gewachsene Gegenwirkung erst zur Erschöpfung führt, und dann ihre eigene Qualität dem Lebendigen aufdringt.

Dieß bahnt uns den Weg, zuerst die Frage zu beantworten: wie denn überhaupt die äußeren Einflüße auf den Organismus einwirken? Kieser antwortet: dadurch, daß sie ihre eigene Qualität auf letzteren übertragen. Er stützt diese Antwort auf den allerdings unmittelbar aus dem Begriff des Einzelwesens folgenden Satz: daß jedes Ding, jede Individualität, sich nicht nur als solche zu erhalten, sondern sich auch auf Kosten anderer zu verallgemeinern, also sich an deren Stelle zu setzen strebe.

Andere dagegen behaupteten und behaupten, die äußeren Einflüsse wirkten so, daß sie im kranken Organismus ihr Gegentheil setzten.

Die Wahrheit liegt in der Mitte; es muß dabei vorzüglich auf die End- oder Totalwirkung gesehen und Einiges dabei unterschieden werden. Denn in Bezug auf erstere Ansicht ist besonders zu bedenken, daß jenem Verallgemeinerungsstreben einer Individualität auf Kosten anderer, weil es jedem Einzelnen zukommt, das Gleiche von allen Seiten entgegenkommt, gleich stark, stärker oder schwächer. Im ersteren Falle werden die Zustände beider, sie selber, dieselben bleiben. Im zweiten Falle wird in dem schwächeren Organismus etwas gesetzt; allein, nur wenn seine Gegenwirkung

Null wäre, könnte sich das Einwirkende ganz in seiner reinen Qualität in jenem setzen; jenes ist aber, so lange Leben vorhanden, nicht der Fall, drum kann auch dieses nicht geschehen. Es wird also nur so weit die äußere Qualität auf den Organismus übertragen, als die Gegenwirkung der Einwirkung nicht gewachsen ist, und umgekehrt wird jene Qualität um so viel nach Art des Gegenwirkenden geändert (assimilirt), als Gegenwirkung über Null da ist. Im dritten Falle, wo das Einwirkende schwächer ist, als die Gegenwirkung, wird nicht nur nichts von der Qualität des Einwirkenwollenden in den Organismus übergetragen, sondern dieser durch die Aufforderung zur Gegenwirkung vielmehr in seiner eigenen Qualität bestärkt.

Letzteres kann allerdings leicht zu der Täuschung Anlaß geben, als wirkten die Einflüsse ihr Gegentheil im Organismus; wofür auch die Beobachtung zu sprechen scheinen kann, daß ein Mittel, das einen bestimmten Zustand hervorgebracht hat, wenn es im Uebermaße angewendet wird, durch Ueberspannung das Gegentheil der anfänglichen Wirkung hervorbringt.

Aus all' dem möchte sich zugleich im Vorübergehen ergeben, daß es in jedem Falle besser gethan sey, kleinere Gaben der Mittel zu geben, als größere; denn wäre sie wirklich zu klein, so setzt sie zwar ihre eigene Qualität im Organismus nicht, allein sie ruft doch die eigenthümliche Lebendigkeit des letzteren zur Vertheidigung auf und bringt sie so gleichsam zu höherem Selbstgefühl. Die zu große Dosis, sei die Endwirkung des Mittels genau bekannt oder nicht, schadet immer.

Zweitens läßt sich hier auch ein Wort sagen über die Lehre vom Contrastimolo. Nach ihr sollen Mittel wie direkte Entziehungen wirken; allein es ist dabei die primäre Hauptwirkung mit secundären Nebenwirkungen oder nachfolgende Ueberspannung mit anfänglicher Wirkung verwechselt, oder es ist eine geringere Quantität des äußeren Einflusses angewendet, als nöthig ist, um einen gewissen mittleren Grad der Gegenwirkung und somit der selbständigen Lebendigkeit des Organismus hervorzubringen und zu unterhalten. Letzterer Fall kommt mit direkter Entziehung nahe zusammen; und die Erwägung desselben muß von dem einen Extrem zurückhalten, allzu geringe Gaben der Mittel zu reichen.

Wie überhaupt die Therapie sich stets auf die Pathologie stützt, wie diese wieder auf die Physiologie, so folgert denn nun auch Kieser, nach seinen Voraussetzungen ganz folgerecht, daß im Allgemeinen beim Krankheitsproceß ihrer Totalwirkung nach negativ, bei der Krankheitsanlage positiv wirkende Mittel müßten angewendet werden, so wie wieder in der Erkrankung die am stärksten negativ wirkenden, in der Genesung schon allmälig weniger negativ, ja sogar positiv wirkende; und daß je von Stadium zu Stadium die Mittel aus anderen Klassen zu wählen seien. Was wahr und falsch daran ist, ergiebt sich aus dem bereits angeführten.

Vergleicht man mit den wenigen über die Wechselwirkung des Organismus mit Aeußerem gegebenen Andeutungen das Handeln der meisten Aerzte und fragt man nach letzten Gründen ihres Handelns, und nach den eigentlichen Endzwecken ihrer Experimente: so ergiebt sich, daß in diesem Punkte, von dem aus die größte Anforderung zur Vervollkommnung der Medicin an die Praxis geschieht, bei weitem am wenigsten Gründliches geleistet worden sei und werde. Nun ist dieß der Fall bei den vorzugsweise chemisch zu nennenden, den pharmazeutischen Mitteln, den im engeren Sinne eigentlichen Arzneimitteln, die der Inhalt der sogenannten Materia medica größtentheils schon seit Jahrhunderten sind: wie steht's nun vollends mit Prüfung neuer Einflüsse, wie der meisten in der ganzen großen Classe der organischen oder sogenannten dynamischen?

Wir wissen nur das Wenigste von den Wirkungen des künstlichen Galvanismus, der Elektricität u. dergl.; wie unendlich wenig aber vollends aus dem Reiche der Farben, der Töne u. s. w. Obwohl uns vereinzelte zufällige Erfahrungen aufmerksam genug machen! Und wieviel wissen wir bis jetzt gründlich durch Theorie und Erfahrung Bestättigtes über die Wirksamkeit des sogenannten thierischen Magnetismus, der nun gegen ein halbes Jahrhundert bereits, von der Zeit an nicht sowohl erst wirksam, als vielmehr nur erst zum Gegenstand der wissenschaftlichen Betrachtung gemacht, von den Einen im Allgemeinen als Universalmittel ausposaunt ist, von den Andern ungeprüft verlacht wurde?

Weniger gut ist von Kieser der allgemeinen Therapie die rechte Sphäre angewiesen, als ein Theil derselben ganz vorzüglich gut dargestellt. Die allgemeine Therapie hat doch gewiß zur Aufgabe: die Möglichkeit und Erfordernisse eines Heilplans überhaupt darzuthun, ferner dessen Anwendung auf die Krankheitselemente (die möglichen mechanischen, chemischen und organischen Abweichungen) zu zeigen, und endlich im Allgemeinen die Möglichkeit und Nothwendigkeit der unendlichen Modifikationen des Einen Heilplans im wirklichen Leben nachzuweisen.

Vorzüglich gut ist bei Kieser der erstgenannte Theil der ganzen Aufgabe der allgemeinen Therapie

gelöst.

gelöst. „Als die zwei Hauptseiten der Einen allgemeinen Curmethode gilt ihm negatives Verfahren, welches in Beseitigung schädlicher Einflüsse, und positives, das in Austilgung des einmal gesetzten Krankheitswesens besteht."

„Der Zweck des positiven Verfahrens wird wieder zunächst direkte oder indirekte erreicht."

„Durch direkte Heilveranstaltung wird entweder das Krankheitswesen (durch Specifica morbosa) gerade zu geschwächt und vertilgt, oder (im Somatischen) der Krankheitsproceß sammt dem kranken Gebilde vertilgt."

Hier wäre etwa einzuschalten, daß Kieser zwar die Benennungen Specifica localia und Specifica morbosa gebraucht, aber ihr Verhältniß nicht genau bezeichnet. An sich ist nämlich wohl jedes Spec. locale zugleich ein Spec. morbosum; allein es kommt der Fall vor, daß wir zwar die Beziehung eines Einflusses auf ein bestimmtes Organ, oder eine bestimmte Sphäre erkennen, aber nicht zugleich den ihm am direktesten entsprechenden Zustand in derselben.

„Bei indirekter Heilveranstaltung wird entweder auf andere Lebensgebiete gewirkt, als das, welches das Krankheitswesen eigentlich enthält, und so also durch Consensus oder durch Antagonismus geheilt, oder das Krankheitswesen wird bis zur Ueberspannung gesteigert, oder es wird nur das Heilbestreben der Natur in dem kranken Gebiete durch indifferentere Mittel, die höchstens zugleich gewissermaßen Specifica localia sind, unterstützt."

Nun wird weiter dargethan, in welchen Fällen jeder einzelne Weg vor allen anderen gewählt wird.

Doch genug hier vom Einzelnen; es konnte uns nur um das Allgemeinere zu thun seyn. Genug, daß wir ungefähr absehen, wie in der naturphilosophischen Bearbeitung der Medicin vom Standpunkte der organischen Betrachtungsweise das gesunde, kranke und zu heilende körperlich-organische Leben bei wenigen, wegen einseitigen und zu niedrigen Standpunkts unvermeidlichen, Fehlgriffen in der letzten möglichen Einseitigkeit aufgefaßt wurde: wie es also nur der Kenntniß des richtigen Standpunkts bedürfe, um das einzelne Gelungene zu ergänzen, das Verfehlte zu berichtigen und die Elemente zum Ganzen zusammenzurücken.

Ehe wir uns aber dieses richtigen Standpunkts vergewissern können, müssen wir nicht nur die psychische Medicin als zweite Seite der Einen ganzen Medicin in ihrer geschichtlichen Entwickelung betrachten und einen Blick in die magische Zwischenwelt zwischen beiden und besonders in die Geschichte des Thiermagnetismus werfen: sondern auch nicht blos eine große Einseitigkeit, sondern eine große Verirrung bei dem Suchen nach dem höchsten, richtigsten Standpunkt für die wissenschaftliche Gestaltung der Medicin historisch-kritisch verfolgen.

Letzteres wird füglich zuerst gethan.

D.

Von der Verirrung Einzelner, welche das leibliche Leben aus dem geistigen zu erklären versuchten.

a.

Den frühesten Philosophen und Aerzten drang sich nicht blos zunächst die körperliche Natur als Gegenstand ihrer Erkenntniß auf, und es war nicht nur ihnen selbst, gleich Kindern, der feinere Sinn für Unkörperliches noch wenig oder gar nicht aufgegangen; sondern die noch vorzugsweise physisch und höchstens im Kampfe der Gefühle und Begierden lebende Gattung ihrer Zeit konnte auch weniger Erscheinungen eines rein geistigen Lebens zur Beobachtung und zu einer möglichst vollständigen und richtigen Ansicht des Seelenlebens darbieten.

Daher war denn auch — die Orientalen, namentlich Hindus und Perser, mögen dem Geschichtsforscher und Dichter besonders höchst merkwürdig seyn, für die Wissenschaft, und namentlich für Psychologie sind sie es unmittelbar wenig oder nicht — von Homer bis Socrates und Platon das Seelenleben entweder nur als Produkt des letzten harmonischen Zusammenwirkens aller Vermögen des leiblichen Organismus, oder als Lebensäußerung einer eigenartigen Substanz, die gröber und feiner vorgestellt wurde, angesehen.

Socrates faßte dadurch, daß er eine Art Freiheit in die Menschenseele setzte, letztere höher, subtiler; Platon sprach ihre Immaterialität und ihren Gegensatz zum Leibe deutlich aus (τὰ ὄντα εἶναι δύο, τὸ μὲν ψυχὴν, τὸ δὲ σῶμα Epin. T. IX. p. 267.).

Dieser Gegensatz wurde, um so leichter, je weniger ein Mittelgebiet des Lebens geahnet wurde, aber schon im Alexandrinischen Zeitalter, im Neuplatonismus wieder verwischt und allmälig das jenseitige Extrem betreten, indem man ascetisch nicht blos den Leib dem Seelenleben unterthan machte, ja selbst alle Materie für bös ansah; sondern indem man den Körper für ein Produkt der Seele hielt, der durch ihr bloßes Denken wirklich geworden sey (Plotinos u. A.).

Es war nun einmal eine eigene geistige Schwäche mit Reizbarkeit eingetreten. Da man selbst nichts kräftiges Originelles zu Tage fördern konnte, so suchte man vielgestaltiges Gegebenes zu vereinigen, und so verbanden sich egyptischer Aberglaube, jüdische Religionsphilosophie und zoroastrische Theurgie mit griechischer Philosophie zu einem wunderlich bunten, phantastischen Ganzen. Die reizbare Geistesschwäche und übermäßige Regheit der Einbildungskraft und Phantasie, verbunden mit Vernachlässigung reeller Kenntnisse, übersah die Mittelglieder äusserer Lebenserscheinungen, und flüchtete sich mit dem Glauben an ein willkührliches überirdisches Eingreifen in die menschlichen Schicksale in einen mystisch-metaphysischen Qualm, in welchem das selbständige Eigenthümliche des Leiblichen am Menschenleben mehr und mehr übersehen, und, sich die Sache erleichternd, der Wechsel seiner Zustände, namentlich Gesundheit und Krankheit, von auf die Seele wirkenden Dämonen rc. abgeleitet wurde.

Als dann die ganze Medicin in die Hände arabischer Aerzte kam, die schon von Natur mit reger, phantastischer Phantasie begabt waren, und unter deren Landsleuten sich durch die Muhamedanische Religion erst ein recht intoleranter religiöser Fanatismus ausbildete: als dann in der Folge der Zeit die Medicin abergläubisch unwissenden Mönchen heimfiel, die, selbst schwindlig, die (im eigentlichsten Sinne der Worte) schwachköpfige, schwindlige Menge mit geheimen Charakteren und Worten, mit Amuleten und Reliquien, mit Beten und Händeauflegen u. s. w. von Krankheiten heilten, die sie von Verhexungen u. s. w. ableiteten; so konnt' es nicht fehlen, daß man, als man allmälig sich wieder so weit sammelte, um die Medicin als wissenschaftliches Ganzes begreifen zu wollen, aber durch eine frömmelnde, übergutmüthige Schwäche des Gedankens an eine strenge Ordnung der Dinge und an den unentbehrlichen fortwährenden Kampf einer äußeren Nothwendigkeit mit der inneren menschlichen Freiheit entwöhnt, zunächst eines Theils die im leiblichen Leben herrschende Naturnothwendigkeit durch ein dämonisches Lebensprincip aufhob, andern Theils aber auch dieses, als Seele, nicht bis zu einem mäßigen Grad von freier Selbstbestimmung gesteigert annahm.

b.

Dieß zeigt sich in einzelnen Zügen selbst bei den vorzüglichsten Aerzten des 14ten, 15ten und 16ten Jahrhunderts; tritt in dem Archäus des Paracelsus schon durchgreifender hervor, findet sich aber zuerst bei van Helmont am consequentesten durchgeführt.

Anstatt der Einen Indifferenz des Menschenlebens, die sich in der Erscheinung als selbstbewußtes Geistiges in der einen Richtung, und als blindnothwendiges leibliches nach der andern offenbart, übersah Helmont, zum Theil, wie es scheint, von der unbegriffenen Ahnung eines wirklichen Indifferenten des ganzen Menschenwesens geleitet, wie auch aus seinem (Tractatus de morbis, Art. 17. 18.) Begriffe von vis magnetica und Sympathia hervorgeht, zum Theil aber von Spiritualismus bethört und von allzu reger Phantasie verführt, die grosse Polarität von Natur und Geschichte, die sich im Menschen als leibliches und geistiges Leben wiederholt; wie alle Mystiker übersprang er die erscheinende Wirklichkeit, und beachtete nur ihren metaphysischen Ursprung, dem zu Folge freilich alles aus der Gottheit ausging, aber nicht reine Gottheit blieb, sondern eben zur Welt des Einzelnen wurde. Er übersah, wie alle Mystiker, die von Frömmigkeit schwärmen und durch ihr Wesen alle Tugend aufheben, indem sie die Freiheit des Willens vernichten und die Gottheit zu einem schwächlich, gutmüthig beweglichen Menschengemüth machen, daß es keine Menschenwürde, keine Zurechnungsfähigkeit, geben könne, wo kein Kampf ist zwischen freier Selbstbestimmung und physischer Nothwendigkeit im Einen ganzen Menschenwesen selber, und dichtete einen Dämon, ein selbstbewußtes Wesen, das er, nach Paracelsus, Archaeus nannte, und das er sich den eigenen Leib mittelst eines chemischen Ferments bauen und regieren ließ.

Nach ihm war der eigentliche Sitz des Archäus der Magen; durch den Archäus war der Mensch nicht blos mit der Geisterwelt verwandt, sondern nur auf ihn, nicht auf die feste oder flüssige Materie des Körpers, wirkten alle äußeren Einflüsse. Nur er konnte erschreckt, erzürnt, oder überhaupt in Leidenschaft versetzt werden. Dadurch aber wurde er in seinem Geschäfte, den Körper zu bauen, zu erhalten und zu regieren gestört, er verrichtete es nicht gehörig, brachte Stoffe an den unrechten Ort, und daraus entstehen die Krankheiten.

Nach ihm wurde die lebendige Materie mystisch nochmals in individuelle Wesen zerformt, so daß die Lebensgeister, die im Gehirne destillirt werden, durch eine wäßrige u. dergl. Beschaffenheit die Nervenkrankheiten u. a. hervorbringen. Wobei aber stets Materielles und Immaterielles nicht sowohl in einem Mittleren zusammentreffend anerkannt, als vielmehr mit einander verwechselt wurde.

Die Heilung geschieht nur durch Ermuthigung oder Besänftigung, oder überhaupt Zurechtweisung des Archäus, die zwar auch durch Opium, Wein, Quecksilber, Antimonium und andere chemische Mittel bewirkt werden kann, vorzugsweise aber durch Seelendiät, ein richtiges vernünftiges Leben, erwirkt wird. Zugleich mischte sich hier ebenfalls wieder Aberglaube an die Wirkung von Amuleten und an ein Universalmittel ein.

Wäre Helmont nur angewiesen gewesen, auch das psychische Leben, seinen Archäus selber, seiner eithümlichen Natur nach, näher zu beleuchten, so würde ihm bald die Schwindelei vergangen, und der Gegensatz zwischen Leiblichem und Geistigem als zweien polaren Ausdrücken derselben erscheinenden Indifferenz klar geworden seyn. Dieß ist aber stets der Fluch der Einseitigkeit, daß sie in der Erscheinung Coordinirtes auseinander herleiten zu können wähnt, und dadurch das Hergeleitete und das, aus welchem es hergeleitet wird, falsch darstellt. Und immer ist es das Schicksal des vom Gemüth beherrschten und von Phantasie trunkenen Geistes, daß sein eigener Schwindel aus dem Monde ein Menschengesicht gucken, Bäume geisterhaft wandeln, Steine aus eigener Kraft sich regen sieht, Blumen plaudern und Esel prophetisch singen hört.

c.

Auf dasselbe Extrem gedrängt, wohl großen Theils durch das entgegengesetzte der Jatromathematiker dahin verleitet, erscheint uns Ernst Stahl. Bei ihm ist's jedoch weniger Mystificirung der Natur, als wissenschaftlicher Fehlgriff.

Sein Lebensprincip ist nämlich kein Dämon mehr, es ist die selbstbewußte Seele selber. Sie, als eine fertige, vollendete läßt sich einfallen, sich selber einen Kerker, den Leib, zu bauen. Man weis eben so wenig, woher denn urplötzlich die fertige Seele kommt, als warum sie sich die Mühe und Qual bereitet.

Nach eigenem Plan baut sie sich den Menschenleib; warum oft von allem Anfang an so gebrechlich und fehlerhaft, weiß man nicht.

Dieses ihr Werkzeug würde, sich selbst überlassen, augenblicklich verwesen und verderben; dieß verhütet die Seele dadurch, daß sie stets Bewegungen in der Materie veranstaltet.

Um diese Bewegungen in gehöriger Art ausführen zu können, muß die Materie, besonders die Muskelfaser, eine gewisse Festigkeit und Kraft, Tonus, haben.

Die Ursache aller Uebelstände des Leibes, also auch namentlich der Krankheiten, ist Vollblütigkeit, die zwar durch Bewegung und Wärme unmerklich, so wie durch Blutflüsse (im reiferen Alter besonders durch die „goldene Ader"), gemindert wird, zu deren Beseitigung aber dennoch die Seele oft noch eigene Processe zur Ausstoßung des Ueberflüssigen einleiten muß, die eben als Krankheiten erscheinen. Andere Säfteverderbnisse giebt es nicht. Und außerdem bringen nur noch Ansteckungsstoffe, indem sie die Seele verschüchtern oder zur Gegenwehr erboßen, Krankheiten hervor.

Von Heilveranstaltung des Arztes kann nur insofern die Rede seyn, als die Seele in ihren Bestrebungen, die Gesundheit zu erhalten und wieder herzustellen, sich in Zeitordnung, Grad der Bewegungen, Art der Ausleerungen u. s. w. irren kann, und geleitet, zurecht gewiesen und unterstützt werden muß. Aderlässe sind dabei eine Hauptsache, außerdem lassen sich die Heilmittel auf Alterantia und Excitantia zurück führen.

Eine Hauptinconsequenz liegt in der Annahme eines selbständigen, der Materie eigenen, Tonus der festen Faser, wodurch sie bei dem Geschäfte des Lebens der Seele gewissermaßen wieder coordinirt wird.

Doch „wo kein Grund ist, da ist kein Fundament" sagt schlau das Sprichwort: warum da noch viele Worte machen!

Nur das möchte hier noch bemerkt werden dürfen: daß, wie hier im Großen in Bezug auf die ganze Medicin, so auch im Kleinen und manchen anderen Beziehungen, gerade Männer von regerem, tiefer eindringendem Geiste, nur durch Gemüth allzu bestechlich und von der Phantasie überflügelt, die körperliche Natur mystificiren; daß sie demnach als angenehme Individualitäten, und weil sie eine größere Tiefe und harmonischere Fülle auch in der körperlichen Natur finden und finden lehren, als manche andere sterile, seichte Köpfe, sehr leicht warme Anhänger finden. — Aber wohl ist die Tiefe auch in der körperlichen Natur unergründlich, wohl die Fülle und Harmonie noch unerfaßt: sie ist sich ihrer aber nicht selbst bewußt, und bildet dem selbstbewußten Menschengeiste gegenüber, eine andere Sphäre, als dieser selber. In der Welt der Erscheinung, und eine andere kennen wir nicht, besteht Alles durch den Gegensatz (so verstanden, wie wir ihn oben charakterisirten); der letzte ist nicht Geist und Materie, wie wir so oft hören, sondern freies und nothwendiges, bewußtseynvolles und bewußtseynloses Leben, dieses durch den äußeren, jenes durch den inneren Sinn wahrnehmbar, letzteres die Menschheits-, ersteres die Natur-Geschichte (im weiteren tieferen Sinn, als dem gewöhnlichen) darstellend. Die körperliche Natur, im Ganzen, wie im Einzelnen in der Wiederholung am Menschen, lebt aus und durch sich selber, weder durch den Geist noch selbst nur durch von ihr wegzudenkende Kraft; sie lebt aber nicht zugleich als letzter Selbstzweck für sich. Sie lebt für den Geist, der aus und durch sich selbst lebend, die körperliche Natur mit Freiheit gebrauchend, zugleich als letzter Selbstzweck, als Göttliches, auch nur für sich lebt.

Uebrigens finden wir noch in der neueren und neuesten Zeit Spuren eines ähnlichen Fehlgriffes, z. B. bei Platner und Hoven, Eschenmayer und Heinroth u. s. w. Es liegt ihr am Ende stets eine Verwechselung der empirischen Erscheinung des Lebens mit der metaphysischen Idee desselben zu Grunde. So lange es aber noch eine unvollendete Physik giebt, wollen wir uns nicht zu sehr in die Metaphysik verschwimmen.

3.
Von der psychischen Medicin insbesondere.

a.

Wie bei der somatischen Medicin die Physiologie nicht blos überhaupt als integrirender Theil, nicht etwa als blos angrenzende Doktrin, angesehen werden muß, weil sie ja zur Hygiastik in demselben Verhältnisse steht, wie die Pathologie zur Therapeutik; sondern sogar die ganze somatische Medicin durchaus gleichen Schritt mit der Physiologie hält, und in ihrem Werthe, laut Zeugnißes der Geschichte, mit dieser fällt und steigt, trifft und irrt: so, wie von selbst einleuchtet, findet dasselbe Verhältniß auch zwischen Psychologie und der gesammten Psychiatrie Statt.

Nun ergiebt sich aber zwischen letzteren, der Geschichte zu Folge, ein eigenes Verhältniß. Anstatt nämlich die Physiologie vorzugsweise von Aerzten vervollkommnet wurde, die zugleich auf sie Pathologie und Therapeutik fortbauten: so wurde dagegen die Psychologie vorzugsweise von Nichtärzten kultivirt, die nicht zugleich auch Hygiastik, Pathologie und Therapeutik in gleichem Plane anzulegen im Stande waren, was vielmehr Aerzte thaten, die keine vollständigere Psychologie aufzuweisen haben. Dabei gingen die Psychologen in der Regel, und je später, desto mehr, logisch und metaphysisch zu Werke, ohne immer hinlängliche Erfahrungen aus dem Gebiete des empirischen Seelenlebens; indeß die Aerzte gegentheils häufig zu sehr bei der bloßen Erscheinung des kranken Seelenlebens und seiner Wechselwirkungen mit äußeren Potenzen stehen blieben, ohne dessen Natur weit genug zurück nach der Quelle zu verfolgen.

Dadurch hat nun zwar das Ganze der Psychiatrie die erwünschte Vollkommenheit nicht erhalten können; allein für denjenigen, der vorzüglich auf historisch-kritischem Wege Bestättigung der Resultate einer wissenschaftlichen Construktion seines Vorraths von eigenen Erfahrungen sucht, ist der eben erwähnte Umstand in sofern erwünscht, als ihm Uebereinstimmung der auf verschiedenen Wegen gehenden mehr theoretischen Psychologen eines Theils, und der mehr praktischen psychischen Aerzte andern Theils in Hauptpunkten um so festere Ueberzeugung gewährt, und er bei Abweichungen beider Partheien, mit Erwägung der beiderseitigen Einseitigkeit, um so leichter das mittlere Wahre herausfindet.

Demzufolge scheint es denn auch am zweckmäßigsten, zuerst die Geschichte der Psychologie für sich zu verfolgen, dann ein Gleiches zu thun in Bezug auf Pathologie und Therapeutik des Seelenlebens, um ferner die Grundzüge der ganzen Einen Psychiatrie, wie sie der gegenwärtigen Zeit am angemessensten erscheint, zu zeichnen, dann mit Wenigem noch das Mittelgebiet des ätherischen Lebens, mit historisch-kritischen Andeutungen über das Wesen des Thiermagnetismus, zu beleuchten und es als Ausgangspunkt des Strebens nach wissenschaftlicher Auffassung der Medicin gar zu rechtfertigen, und so rückwärts den zeitgemäßen Bestand der gesammten Medicin zu übersehen, um das ihr bereits gestellte Prognostikon noch mehr zu rechtfertigen.

b.

Die Hauptpunkte, die in der Psychologie zur Sprache kommen, sind nun aber folgende: das Verhältniß der Menschen- und Thierseelen; Natur, Ursprung und Ziel der Seele; das Verhältniß der Seele zum Leibe; die Vermögen der menschlichen Seele, deren Aeußerungsweisen und deren Wechselverhältnisse mit Aeußerem und unter einander. Ueber diese Punkte wollen wir also die Geschichte einzeln vernehmen und je mit Wenigem kritisch beleuchten.

a.

Die Vergleichung zwischen Thier- und Menschenseele ist nur allzu sehr, und je später, desto mehr, versäumt worden, obwohl gerade sie von zu hoch verfliegender metaphysischer Grübelei und übertriebenen Voraussetzungen abbringen kann, und zu einer besonnenen und bescheidenen empirischen Auffassung und Deutung hinleitet.

Auf eine Weise, die der Psychologie eher schadete als nützte, fand in der frühesten Geschichte gerade im Gegentheil eine einseitige Ueberschätzung der Beseeltheit des außermenschlichen Irdischen Statt. Wie der einzelne Mensch erst viel kennt und um viel weiß von dem, was um und außer ihm ist, ehe er sich selbst erkennt, was noch häufiger gar nie geschieht: so richtete auch die jüngere Menschheit ihre Aufmerksamkeit früher auf das Aeußere, und erkannte dieses eher und besser als sich selbst und ihr Inneres. Und wie das irrende Kind das todte Spielzeug fürchtend und hoffend, wünschend und fliehend betrachtet, und in ihm, dem todt glänzenden, mechanisch bewegten, ein Glanz und Bewegung willkührlich hervorbringendes und an ihm Theil nehmendes Inneres voraussetzt, dem es sich selber kaum gewachsen glaubt; so auch hierin die frühere Menschheit, und die einzelnen Völker in ihrer Kindheit. Sich übersehend staunen sie über die Handlungen der Thiere, die sie beobachten, ja selbst über die Schönheit der Pflanze, ihr Blühen und Welken, ihr Duften und Regen; ja selbst, was noch weniger Leben hat, als die Pflanze, macht sie fürchten und hoffen. Sie erwarten Heil oder Verderben von diesen Dingen und verehren sie auf verschiedene Weise, herunter bis zum Amulet- und Fetischdienst.

Damit hängt dann zugleich aufs genaueste jener Urmysticismus zusammen, vermöge dessen das, was als Lebensäußerungen bedingend vorausgesetzt wird, nicht sowohl für aus den Wesen eingebornen Vermögen hervorgegangene Fertigkeit gehalten, sondern vielmehr von einer äußerlich und willkührlich veranlassenden höheren Gewalt unmittelbar abgeleitet wird. Diese höhere Gewalt war noch dazu nicht sogleich eine Gottheit, obwohl die Idee der Gottheit sich früher findet, als die der Seele. Jene war zuerst bloßes Princip starker, stürmischer Bewegung (daher θυμὸς, πνεῦμα, ἄνεμος, רוח ꝛc.); sie würde erst später ein einhauchendes, anathmendes, inspirirendes göttliches, oder dämonisches Wesen; und auch dann noch war die Seele ein von außen gelegentlich Gegebenes, Hauch, Athem (daher ψυχή u. Aehnl.).

Dabei hatte man in dieser frühen Zeit, dem Kindesalter der Menschheit, wie wieder zu jeder Zeit im Kindesalter einzelner Völker, auch dann, als man bereits den Begriff Seele als die von den Göttern verliehene Fähigkeit zu e m p f i n d e n (Sinn) erreicht hatte, physisches und psychisches Lebensprincip noch nicht unterschieden, weil man noch keine Ahnung von Selbstbewußtseyn hatte.

Als man aber bereits zu dieser Unterscheidung im Menschen gelangt war, ermangelte man noch lange einer genauer vergleichenden Untersuchung zwischen Menschen und Thieren, man quälte sich vielmehr vergebens damit, das Verhältniß zwischen Leib und Seele des Menschen, und die Beschaffenheit, den Ursprung und das Ziel letzterer zu erforschen, kindisch nach dem Fernen greifend und das Nähere übersehend.

Schon Thales dankte zwar seinem Geschicke, daß es ihn nicht zum unvollkommneren Thiere werden ließ.

Die Pythagoreer nahmen Thiere und Menschen bald, wie es scheint, für ganz einartig, bald sprachen sie doch ersteren das höchste Seelenvermögen des Menschen, die φρένες, ab.

Nach Empedokles haben auch die Thiere, ja sogar die Pflanzen, Empfindung und Verstand, weil dieselben Dämonen in ihnen hausen, wie im Menschen.

Sokrates (469 — 400 v. Chr.), durch welchen zwar eigentlich zuerst moralische Freiheit im Menschen, seine höchste und eigenste Auszeichnung, geahnet wurde, führte aber doch, wie in Hinsicht auf die Körper, so auch in Beziehung auf die Seelen, mehr nur noch Einzelnes auf, um die menschliche von der thierischen als verschieden zu bezeichnen, als daß er die Eine Hauptsache klar erkannte. Er gestand dem Menschen im Allgemeinen eine vollkommnere und unter allen irdischen Wesen die vorzüglichste Seele zu. Dieß beurkundet sich, meint er, besonders dadurch, daß der Mensch allein Götter wahrnimmt, die alles ordnen, und sie verehrt; daß er am geschicktesten seine Bedürfnisse zu befriedigen weiß und am gewandtesten des Gelernten sich erinnert. Darum bediene sich der Mensch auch mit Recht aller andern Wesen, weil sie für ihn da seien.

Platon tadelt die Eintheilung in Thiere und Menschen, da der Mensch auch ein Thier sey; doch nennt er die niederen Begehrungen des Menschen etwas Thierisches in dessen Seele.

Aristoteles (386 — 322 v. Chr.) fand mehrere neue Unterscheidungszeichen zwischen Thier und Menschen, doch vorzüglich naturhistorischer und physiologischer Natur.

Doch erst die stoische Schule beschäftigte sich angelegentlicher damit, das den Menschen vom Thiere Unterscheidende heraus zu heben. Die Epikureer suchten aber gerade nach dem den Menschen und Thieren Gemeinschaftlichen, und Porphyrios, Plotins Schüler (im 3ten Jahrh. n. Chr.), behauptete dagegen unbedingt, die Thiere seien eben so vernünftig als der Mensch.

Eine schöne Vergleichung des Menschen mit allem außer ihm finden wir bei Nemesios (gegen das Ende des 4ten Jahrh.). Mit dem Unbeseelten habe der Mensch nur den Körper gemein, als eine Mischung der 4 Elemente; mit den Pflanzen die ernährende und zeugende Kraft; mit den Unvernünftigen (ἀλόγοις, Thieren), außer dem letztgenannten, das Athmen, das Empfinden und den ϑυμός (Begierden, Affekten). Das den Menschen Unterscheidende ist das λογικὸν, mit dem er unterscheidet, denkt und Tugend übt, besonders die höchste, die Frömmigkeit (Religiosität). Auch einige naturhistorische Unterschiede gab er an.

Gerne wollen wir dem Nemesios zu Gute halten, daß er sich bei seiner Ansicht von der Continuität in der ganzen irdischen Natur, vermöge welcher das Unterste mit dem Obersten durch das Eine, das auf vielen Stufen nur mehr oder weniger verschieden erscheint, verbunden ist, nicht schon auch des Gesetzes der Polarität bewußt war, welche beide stets Hand

in

in Hand gehen. Von den weitesten bis zu den engsten Lebenskreisen bilden ein Niederes und ein Höheres zugleich einen Gegensatz, indem dieses in die letzte Hauptrichtung alles Geschaffenen, zum Urseyn, oder zur Rückkehr in das Wesen der Gottheit, fällt, jenes in die entgegengesetzte zum Andersseyn, zur Entfernung aus dem Urwesen. Freilich ist hier bei Nemesios Seele eines Theils noch im weitesten Sinne, als Princip von leiblichem und geistigem Leben, genommen; andern Theils aber doch ein ἄψυχον anerkannt, was ein Todtes seyn müßte, und wobei, wie das noch heutiges Tages so häufig vorkommt, die Elemente des Erdorganismus in ihrer natürlichen Ganzheit mit durch die menschliche Willkühr und Kunst gewonnenen und veränderten Fragmenten (Brüchen) aus allen Reichen der Natur verwechselt sind. Herrlich ist in „Religiosität" der eigentliche Unterschied des Menschen selbst vom Thiere getroffen, denn sie wird nur dadurch möglich, daß der Mensch, und er allein, hinter aller irdischen Mannigfaltigkeit des Wesens (Werdens) und Verwesens, Ein Beharrliches ahnet, und dieser Ahnung glaubend durch Vieles nur nach Einem strebt.

Augustinus stellte (i. J. 388.) eine Stufenfolge der Seelenkräfte des Menschen auf, bei welcher aber ebenfalls Seele im weitesten Sinne genommen ist. Er nimmt 7 Stufen an, wovon nur die 3 untersten dem Menschen mit dem Thiere gemeinschaftlich sind, nämlich: 1) Belebung und Ernährung des Körpers; 2) Empfindung und Zeugung, und 3) Gedächtniß, Verstand, Cultur Bedingendes. Schon von dieser dritten Stufe ist dem Menschen ein größeres Maas gegeben; mit freier Besiegung der sinnlichen Triebe beginnt schon das dem Menschen ausschließlich Eigenthümliche, das sich nur steigert bis zur unmittelbaren Anschauung Gottes.

Schön faßte Bonaventura (1221 — 1272) den Unterschied zwischen Thier und Mensch auf, indem er letzterem über allen Zwang erhabene innere Freiheit des Willens zugestand, ersterem nur eine gewisse (unvernünftige) Willkühr, die sich nur in äußeren (mechanischen) Handlungen offenbaren könne, da ihr inneres (Seelen-) Leben organisch nothwendig vor sich gehe. Uebrigens, behauptet er, sind die Seelen der Thiere unablösbar an die Materie gebunden, die menschliche kann aber von ihr abgesondert werden.

Richard aus Mittleton († gegen 1300) leitete die Leidenschaften und niederen Seelenkräfte aus der Materie her. So weit dieß von der menschlichen Seele gelte, so groß sei der Umfang der Thierseele, die, aus einem materiellen Princip stammend, vergänglich sey, und nur vom Instinkt mit Nothwendigkeit geleitet werde. Die menschliche Vernunft dagegen sei eine unmittelbare Schöpfung Gottes, erst dann zu Stande gebracht, wenn der Körper bereits fertig ist.

Diese Ansicht ist wenig originell und scharf abgeleitet und durchgeführt, aber eine bedeutungsvolle Ahnung von zwei verschiedenen Gebieten im menschlichen Seelenleben, von denen das untere sich mit der obersten Lebensgrenze des Leibes zu einem bedeutungsvollen Mitteldinge anschließe, deren Anerkennung und rechte Würdigung manchen wichtigen Aufschluß über lange unentschieden gebliebene Streitfragen geben kann und muß.

Des Cartes (1596 — 1650) wurde, wie in mancher anderen Hinsicht, auch bei der Vergleichung von Mensch und Thier durch seine zu schroffe Trennung von Geist und Materie, die er fälschlich als ursprünglich geschieden dachte, da sie doch nur die polarisch entgegengesetzten Ausdrücke oder Erscheinungsweisen des Einen allgemeinen Lebens, der unendlichen Indifferenz alles Einzelnen sind, die selbst in jedem einzelnen leiblich geistigen Wesen als eigenartige Realität besteht, irre geleitet. Wie er eines Theils (doch auch nicht ohne bedeutende Widersprüche) die menschliche Seele zu sehr für sich als reinen Geist existiren ließ, so erschienen ihm andern Theils die Thiere als bloße belebte (vegetirende) Maschinen, ohne alles idealische im engeren Sinne, ohne alle Willkühr.

J. P. de Crousaz trifft (1733) den Unterschied zwischen thierischer und menschlicher Seele besser; er giebt ersterer sehr viel, weiß aber doch letzterer die rechte Würde zu erhalten. Er findet nämlich in der Thierseele nicht blos ebenfalls Empfindung und Vorstellung, sondern auch Selbstbewußtseyn; allein ihr fehlt, was der Menschenseele zukommt, die Fähigkeit, über ihre eigenen Vorstellungen zu reflektiren, sich nach ihren Ursachen zu erkundigen, und die Vergangenheit und Zukunft mit der Gegenwart zu vergleichen.

Nun ist zwar das, was den Menschen fähig macht, über den Inhalt seines eigenen Seelenlebens zu reflektiren, nichts anderes als Selbstbewußtseyn, nur ein höherer Grad; und allerdings ist das, vermöge dessen Thiere willkührliche Handlungen verrichten, sofern sie dieß nicht rein instinktmäßig thun, mögen sie auch immerhin auf keine höheren Zwecke als auf Selbsterhaltung gerichtet seyn, nichts anderes als Selbstbewußtseyn, da sie etwas mit Willkühr und in Bezug auf sich als ein Ganzes thun. Aber mit diesem Selbstbewußtseyn ists nicht soweit her; ein solches äußert auch der schlafende Mensch, wenn er auf irgend einen äußeren Reiz, ohne zu erwachen, rückwirkt. Und dennoch ist er in einem Schlafe, der dem Wachen noch viel näher steht, im Traume, eines so schwachen Selbstbewußtseyns mächtig, daß er nicht nur räumliche und zeitliche Verhältnisse außer sich, sondern seine eigene Persönlichkeit verwechselt. Jene im Schlafe geäußerte Willkühr, die hier nicht ganz mit Unrecht der auch des wachen Thieres verglichen wird, ist mit mehr Instinkt, als klarer Vorstellung und darauf gestütztem Entschluß verknüpft; und das Reil'sche Gemeingefühl ist auch noch Selbstbewußtseyn, aber welcher ungeheuere Unterschied zwischen diesem und dem höchsten im Menschen! Es liegt also in obiger Behauptung zwar die eines blos quantitativen Unterschiedes der Menschen- und Thierseele; allein ein großer quantitativer Unterschied wird zuletzt ein qualitativer. So hier.

Ge. Fr. Meier (1718 — 1777), ein Schüler Baumgartens, behauptet, auf eine Uebersicht alles Historischen über diesen Gegenstand und auf eigene Beobachtung gestützt, die ganze untere Sphäre des menschlichen Seelenlebens, namentlich sinnliche Erkenntniß und Begehrungsvermögen, finde sich ohne allen Unterschied auch bei den Thieren. Ja er traut diesen sogar Witz, Dichtungsvermögen und Urtheilskraft über Schönes und Gutes zu, erklärt sie auch für die geschicktesten Pantomimen. Zudem sagt er wörtlich: „Sie werden eben sowohl toll und verrückt als die Menschen; nur daß es unter ihnen nicht so viele Narren giebt, als unter den Menschen." Ja sogar den ersten Grad der Vernunft schreibt er ihnen zu, als das Vermögen, den Zusammenhang einzelner Dinge zu erkennen. Einen höheren Grad der Vernunft, den Zusammenhang allgemeiner Sätze zu erkennen, oder zu schließen, sei aber dem Menschen eigenthümlich. Auch gebe es unter den Thieren verschiedene Köpfe, auch Pinsel.

Allenthalben ist hier wohl das Wahre ziemlich nahe getroffen, und wenn man dabei erinnert, daß der Mensch allein die größte Harmonie der Sinne darbietet; daß er allein die Fähigkeit hat, die sinnlichen Begehrungen aus freiem Entschluße höheren Interessen unterzuordnen; daß nur er das an sich Gute und um sein selbst willen zu beurtheilen vermag; daß hier etwas für den ersten Grad der Vernunft gehalten wird, was aber keine Vernunft ist, obwohl es zu der angeführten Fähigkeit, den Zusammenhang einzelner Dinge zu erkennen, führt; daß dieß nämlich nichts anderes sey, als Einbildungskraft und Gedächtniß, aus welchen die Erwartung ähnlicher Fälle hervorgeht, die aber nirgends mit apodiktischer Gewißheit Statt findet; und daß der Mensch es eigentlich ist, von dessen Einfluß die individuellen Köpfe der Thiere vorzugsweise erst abhängen: so kann man übrigens jene Ansichten wohl unterschreiben.

Alles Geistige im Menschen von Impressionen herleitend, die, nur mehr oder weniger subtil, alle aus der materiellsten Erfahrung stammten, und sich mittelst des Instinktes und der Gewohnheit unter einander verbänden, kein frei thätiges Selbstbewußtseyn, sondern höchstens ein moralisches Gefühl oder einen Trieb des Wohlwollens statuirend, mußte David Hume (1711 — 1776) zu dem Ausspruche kommen: ein Menschenleben sei nicht wichtiger, als das einer Auster. Auf diesem Wege und bei solcher Ansicht mußten Leib und Seele im Menschen, wie im Thiere, auf solche

Weise einerlei seyn, daß sie alles gemeinschaftlich, auch gleiches Ziel haben mußten, wodurch freilich das Leben zu einem Spiele von Werden und Vergehen gemacht wird, wobei es nicht vom Flecke zum Zwecke kommt, und wobei am Ende derjenige, der jene Ueberzeugung hegt, ärgerlich werden muß über den müßigen Marionettenspieler hinter den Coulissen.

Jos. Priestley (1733 — 1804) kommt fast auf dasselbe hinaus, findet aber doch in jedem Falle wenigstens einen quantitativen Unterschied zwischen Thier- und Menschenseele.

Unbegreiflich wenig räumte Buffon († 1788) der Thierseele ein; ja er sprach eigentlich den Thieren eine Seele geradezu ab, ließ sie, wie des Cartes, nur Materie seyn, und schrieb ihnen daher nur ein sehr beschränktes und nur körperliches Empfindungsvermögen zu. Aller Erfahrung zum Trotze.

Gegen ihn nahm sich Condillac († 1780) der Thiere an; doch da nach ihm der ganze Inhalt der Menschenseele allein von Empfindung des äußeren Sinnes herrühren, und alles Streben, anstatt zum Theil vom Instinkt, zum Theil von freier selbstbewußter Selbstbestimmung, von einer Art angewöhntem Bedürfnisse, das nicht gehörig befriedigt, Unruhe erregt, ausgehen soll: so kam auch die thierische Seele nicht sonderlich gut weg. Doch wird den Thieren im gleichen Maaße der Aehnlichkeit ihrer leiblichen Organisation mit der des Menschen eine ähnliche Seele, ja selbst eine eigene Sprache, beigemessen. Anstatt aber, wie Meier that, ihnen, wenigstens den edelsten, auch Sinn für Schönes zuzutrauen, wofür allerdings die Erfahrung spricht, wenn sie uns Beispiele von Freude an

Musik u. s. w. vorhält, läßt Condillac ihr Interesse stets nur auf grob physische Bedürfnisse gerichtet seyn.

Gegen letzteres spricht schon allein deutlich genug das Spielen der Thiere, das positiv für vieles in den Thierseelen spricht.

Nach Bonnet (1720 — 1793) haben die Thiere eben so, wie die Menschen, untheilbare, immaterielle Seelen; ja sie rücken in ihrer Entwickelung von Stufe zu Stufe aufwärts, der Affe tritt endlich an des Menschen Stelle.

Mit dieser Thierseelenunsterblichkeit möcht' es aber so ernstlich nicht gemeint seyn. Denn eine Unsterblichkeit, die doch nur jene fortrückende Entwickelung bedeuten kann, ohne moralisches Princip, das doch offenbar beim Thiere sich nicht findet, hat einen Widerspruch in sich selbst. Doch davon füglicher weiter unten ein Wort.

Schön führte Reimarus (1694 — 1765) viele Handlungen der Thiere, besonders die Aeußerungen der Kunsttriebe, auf Instinkt zurück; sprach ihnen Freiheit ab, gestand ihnen aber Vorstellungsvermögen, Gedächtniß und Phantasie (Einbildungskraft) zu.

Allzu wenig läßt ihnen daher offenbar Heinroth (Lehrb. d. Stör. d. Seelenl. rc.), wenn er (B. 1. §. 2.) sagt: „das Geschäft des Athmens und der Verdauung, so wie das der Fortpflanzung durch Begattung, theilt der Mensch, wie das Thier, mit der Pflanze; das der Empfindung und Bewegung, zum Behuf seiner Erhaltung, mit dem Thiere. Aber menschlich lebt er nur im Bewußtseyn rc."

Die neueste Zeit war übrigens so sehr auf die Ergründung des Höchsten und Letzten in und über dem Menschen gespannt, daß sie wenig auf die Vergleichung der Thier- und Menschenseelen zurück kam. Doch wurden durch neuere Beobachtungen, besonders auf den häufig unternommenen großen Reisen, theils viele Geschichten von den Fähigkeiten und Fertigkeiten der Thiere näher geprüft und richtiger dargestellt, theils neue Beispiele entdeckt. Auch wurden ganz neuerlichst wieder einige Beiträge sowohl zur vergleichenden Physiologie, als zur vergleichenden Pathologie des thierischen und menschlichen Seelenlebens geliefert; namentlich von Ennemoser und Nasse (in des Letzteren Zeitschrift für psychische Aerzte.).

Was die psychischen Krankheiten der Thiere anbetrifft, so haben dieselben zwar mit sogenannter Melancholie und Manie beim Menschen Aehnlichkeit, sind aber streng genommen, wie sich leicht ergiebt, stets blos Symptome von regelwidrigen Zuständen der leiblichen Organisation, wenn auch selbst in die höchste ätherische Substanz gesetzt, der stets beweglichen, nach dem Tode dem Anatomen unentdeckbaren.

Aus der ganzen Untersuchung geht vorläufig hervor, daß die Thierseelen und die Menschenseelen Bedeutendes mit einander gemein haben, in Bedeutendem aber auch von einander abweichen; und daß am Ende dabei alles auf die rechte Würdigung der Fähigkeit, Objekt und Subjekt zugleich seyn, oder über sich selbst reflektiren, und selbst über das Reflektiren reflektiren zu können, und der moralischen Freiheit, die dem Menschen ausschließlich eigen sind, und aus Einer Quelle, nämlich aus der Ahnung einer höchsten Einheit alles Lebens, hervorgehen, ankomme.

β.

Wir wenden uns zur Betrachtung der Ansichten über die Natur (Substanz), Ursprung und Ziel der Seele.

Was die Substanz der Seele anbetrifft, so wurde sie entweder für materiell, oder für immateriell, oder für ein Mitteding zwischen beiden gehalten.

Schon Anaximenes läßt sie aber nur luftartig seyn. Pythagoras läßt sie einen abgerissenen Theil des unsichtbaren und unwandelbaren Aethers seyn, und zwar theils aus warmem, theils aus kaltem Aether bestehen.

So läßt Heracleitos (um 500 v. Chr.) auch die beste Seele feuriger Natur seyn, die daher auch durch Feuchtwerden, wie z. B. bei den Trunkenen, verlöscht zu werden Gefahr läuft; deßgleichen ließ sie Leukippos (500 v. Chr.) aus selbstbeweglichen und Bewegung mittheilenden Feueratomen bestehen. Nach Diogenes war die Seele Luft, die wärmer als die irdische, aber kälter als die um die Sonne sei. Selbst des Anaxagoras (500 — 425 v. Chr.) νοῦς, so fein er ihn seyn ließ, war doch dem Aether noch sehr verwandt.

Natürlich mußte dieser frühen kindischen Zeit alles materiell erscheinen; sie hatten nicht nur vorzugsweise erst noch die körperliche, äußere Natur zu begreifen, sondern mußten auch diese, ganz naturgemäß, erst mehr von außen hinein (atomistisch, elementarisch), als von innen heraus (nachconstruirend aus dem Urquell des Lebens, den sie zwar dunkel ahneten, aber dessen Ahnung durch die andringende Mannigfaltigkeit der äußeren Welt, bei noch wenig selbständiger innerer, vielfach gestört und gebrochen werden mußte) zu begreifen suchen. Der Mensch selber, das Objekt psychischer Beobachtung, lebte noch im großen Uebergewicht des Leiblichen.

Erst durch Sokrates wurde ein moralisches Selbstbewußtseyn und moralische Selbstbeherrschung im Menschen anerkannt, und somit als etwas Göttliches im Menschen genommen, das eben so wenig gesehen werden könnte, als die Gottheit selbst. Weiter erklärt sich aber Sokrates nicht darüber, außer daß er es für eine vergebliche Mühe hält, das Wesen der Seele zu erforschen, wogegen man nur ihre Wirkungen aufzufassen habe.

Platon war es, der die reine Immaterialität der Seele zuerst nicht blos behauptete, sondern auch zu beweisen suchte; doch unterschied er anderswo (Phädros 10. 318.) Menschliches und Göttliches in der Menschenseele, sowie er, was bereits erwähnt wurde (de Republ. IX. 76. Polit. 114.), selbst etwas Thierisches in ihr seyn läßt.

Immaterialität und Einfachheit der Seele behaupteten später fast alle Neuplatoniker; die Gnostiker und Manichäer gingen soweit, daß sie die Materie als an sich bös verdammten, und je einseitiger metaphysisch-mystisch man wurde, desto unbedingter nahm man die Seele als immateriell und einfach an, obwohl man dabei die selbstthätige Freiheit derselben dem Wahne von Gemeinschaft mit unmittelbar einwirkenden übermenschlichen Wesen häufig opferte, und der Vernunftansicht im Vergleich mit dem Glauben ihr Recht vorzuenthalten bemüht war.

Dieser letztere Zwiespalt zwischen Vernunft und Glauben ist nichts weniger als unwichtig für die Psychologie; seine Entstehung ist aber auch jedes Mal sehr natürlich eingeleitet. Die Geschichte bezeugt es nämlich, daß er sich immer dann besonders heftig erhebt, wenn in besonders kritischen Perioden der Menschheitsentwickelung Großes und Neues dem Menschengeiste sich darbietet, das er nicht sogleich klar zu erfassen vermag. Anstatt ein ahnendes Glauben für den natürlichen Vorläufer des Schauens zu halten, wie sie einander stets im Einzelnen und Allgemeinen, Großen und Kleinen, folgen, wird voreilig der Glaube für stehende Hauptsache genommen, und das Streben nach klarer Durchschauung als ungebührliche Nasenweisheit verschrien. In dergleichen Perioden werden dann Gefühl und Erkenntniß, Freiheit und Nothwendigkeit, Phantasie und Vernunft u. s. w. leicht in einander gewirrt und verwechselt.

Diesem der Psychologie im Allgemeinen so nachtheiligen Wesen, sofern es seit dem Anfang des 3ten Jahrhunderts unserer Zeitrechnung im Alexandrinismus herrschte, in Morgen- und Abendlande stark Wurzel geschlagen hatte, setzte besonders die mit Joh. Scotus Erigena beginnende sogenannte scholastische Philosophie eine Grenze. Durch diese wurde zwar wenig Neues gegeben, allein doch wieder Kritik und überhaupt Gebrauch des scharfsinnigen, selbstthätigen Verstandes, anstatt vag spielender Phantasie und gemüthlicher Contemplation, eingeführt. Da diese ganze Philosophie sich einem einseitigen Idealismus sehr näherte, so sprach sie auch im Ganzen für Immaterialität und Einfachheit der Seele.

Bis ins 17te Jahrhundert sind sehr häufig die Prämissen in den Anthropologien so beschaffen, daß augenscheinlich Materialität und Zusammengesetztheit der Seele folgen hätte müssen; allein die Verfasser waren entweder nicht selbständig genug und schwuren namentlich immer noch auf Aristoteles, dem die Seele eigentlich eine abstrakte Form oder ein dynamisches Resultat des Körpers zu seyn scheint, oder auf Augustin, oder man scheute sich gegen Religionsbegriffe consequent fort zu philosophiren und frei heraus zu sprechen.

Des Cartes setzte die Seele als Unausgedehntes streng dem Ausgedehnten (Leiblichen) gegenüber, sprach aber dennoch von Concentration derselben in der Zirbeldrüse, von Abhängigkeit der Ideenassociation von Strömungen der Lebensgeister u. s. w., so wie sich noch in mehreren Punkten seine allzu schroffe Absonderung von Materie und Geist als unnatürlich beurkundet.

Bald behaupteten Engländer und Franzosen die Materialität der Seele unumwunden, wie Thom. Hobbes (1588 — 1679), Dodwell, Will. Coward, der sie auf ein subtiles Feuer reducirte, Priestley, La Mettrie, Maupertuis, das Systeme de la nature, Cabanis u. a.

Fr. Casim. Carl v. Crenz (1724 — 1770) läßt die Seele, die als ein rein Einfaches durchaus nicht denkbar sey, ein Mittelding zwischen Einfachem und Zusammengesetztem seyn.

Uebersehen wir das Ganze, und lassen den Grundsatz gelten, daß dem, was irgendwo durchgreifend erscheint, und wenigstens in der Geschichte immer wieder, wenn auch auf sehr verschiedene Weise, berührt wird, irgend etwas Wesentliches zu Grunde liege: so gewinnen wir wenigstens einstweilen die Ueberzeugung, daß man sich in vorliegendem Falle wohl nicht zu unbedingt für die eine oder die andere Parthei erklären dürfe, und daß sich wohl etwas finden müsse, was auch hier den Satz: medium tenuere beati bestättige, der jedoch auch richtig erklärt seyn will.

Wir schließen noch nichts ab, sondern fahren erst

fort, die Geschichte über die herrschenden Ansichten von Ursprung und Ziel der Menschenseele zu befragen.

Alle lebendigen Wesen entstehen nach Pythagoras aus männlichem Saamen, den er (es ließe sich darüber manches sagen) für einen Tropfen des Gehirns hielt, und in welchem ein warmer Dunst eingeschlossen seyn sollte. Aus diesem Dunste, nahm er an, bilde sich ψυχὴ καὶ αἴσθησις, d. h. Lebenskraft und Sinn. Vielleicht war die Lehre, als komme der νοῦς oder das φρόνιμον ἀθάνατον erst später von außen in den fertigen Körper, nicht vom Pythagoras selber, sondern erst von späteren Pythagoreern. Aus dem Körper gehen die Seelen in den Aether zurück, von da aus wieder in andere, selbst Thierkörper; oder sie schweben als Schatten in der Luft.

Nach Empedokles sind die Seelen Dämonen, die, einst mit den Göttern vereinigt, fehlten, und zur Abbüßung durch eine große Reihe von Jahren als böse Geister durch alle Wesen hindurch gehen mußten, bis sie sich nach vollendeter Sühne wieder mit den seeligen Göttern vereinigten.

Doch wir wollen uns bei diesen theils kindischen, theils dichterisch-mythischen Vorstellungen nicht aufhalten! So wollen wir denn auch die materialistischen Ansichten einiger darauf folgenden Atomistiker, namentlich des Herakleitos, nach welchem die feurigen Seelentheile in der Luft schwebten, und gelegentlich durch die wachen Sinne in den Menschen eindrängen, nur berühren.

Die eben so tiefsinnige, als phantasiereiche Lehre Platons von dem Urseyn der Seele ist desto anziehender und bedeutungsvoller. Ihr zufolge stammt die Seele aus der Nähe des Göttlichen. Frei bewegt sie sich mit ihrem Gefieder, das durch Schönes, Wahres und Gutes, durch Göttliches, sich nährt und wächst, allenthalben hin; sie kann aber durch eigene Schuld ihr Gefieder verlieren. Dann muß sie sich einen Leib suchen, damit sie ein Ganzes, ein sterbliches Wesen, mit ihm werde. Doch hat die Seele nur einmal etwas von dem Wahrhaften in der Nähe der Gottheit erblickt, dann läuft sie nicht mehr Gefahr, dann ist sie unverletzlich. Sieht sie, von Vergessenheit und Trägheit übermannt, das aber nicht, so wird sie, aus ihren freien, erquicklichen Ausflügen auf die Erde gefallen, in mancherlei Keim eingepflanzt, muß durch verschiedene Körper hindurchleben, und kann nur durch philosophische Ausbildung, d. h. durch Erinnerung dessen, was sie einst Göttliches gesehen und erfahren, in möglichst kurzer Zeit (3000 Jahren) in das Innere des Himmels heimkehren.

Unter den Alexandrinern finden wir hierauf häufig zu der Emanationslehre der Seelen aus dem Urwesen, und zwar bald gröber, bald feiner, bald mehr Dämonenhaft, bald mehr als eine logische Ableitung (Plotin) begriffen, Zuflucht genommen, wohin eine Rückkehr die Unsterblichkeit bezeichnete.

Unter den morgenländisch-griechischen Kirchenvätern, namentlich bei Origenes, wird nach Platon ein Vordaseyn der Seelen angenommen. Unter den abendländisch-lateinischen läßt Tertullian (200 n. Chr.) die körperlich gedachte Seele angezeugt werden. Augustinus (384) legt die Keime aller Seelen in den erstgeschaffenen Menschen, die sich nun fortimpfen.

Im 17ten Jahrhundert traten sogenannte Traducianer (von der Sennert'schen Schule, namentlich von Sperling, Theologia physica. Vitcb. 1647., eingeleitet), welche die Seelen durch den Saamen anerzeugen ließen, Creatianer, welche je die Seele eines Wesens unmittelbar von Gott dazu erschaffen ließen, und Inducianer, nach denen die Seelen fertig präexistirten, im Himmel, auf verschiedenen Sternen, die sich mit Leibern vereinigten, einander gegenüber.

Mit Uebergehung mancher, im Ganzen doch unter die eine oder andere der ebengenannten unterzuordnende, Ansicht über den Ursprung der Seele, ist zu bemerken, daß über die Fortdauer derselben nach dem Tode des Individuums, die Meinung meistens bejahend ausfiel, indeß sie Mehrere dennoch verneinten. Wir nennen hier nur noch Robinet (de la nature 1761 — 1768. 5 Thle.), welcher behauptete, seine Theorie vertrage sich eben so gut mit dem Materialismus, als mit dem Immaterialismus. Diese Theorie stützte sich übrigens auf die Annahme vordaseiender Keime, eines ursprünglichen Saamens, aus welchem der anfangs mehr nur Keim des Körpers zu seyn scheint, durch die Befruchtung sich Körper und Seele allmälig entwickele. Dabei stimmen ja die Zustände des Körpers mit denen der Seele überein, jedoch so, daß der Körper immer das vorzugsweise Bestimmende ist. In diesem Sinne verfolgte Robinet seine Lehre oft sehr gründlich und scharfsinnig bis tief in das Embryonenleben zurück. Ein rein Geistiges war ihm eigentlich nicht denkbar.

Sonderbar, wie nahe eben bezeichnete Ansicht dem Wahren zu kommen scheint, ohne es gar zu erreichen. Aber der Verfasser kann sich nicht losreißen von dem Zweierlei des Körpers und der Seele, um zu der Indifferenz von beiden, zum Begriff des Keims eines ganzen individuellen Menschenlebens, welche

Indifferenz sich, nach einem allgemeinen, unverkennbaren Naturgesetze, in zwei polarisch entgegengesetzte Richtungen, geistiges und leibliches Leben, spaltet; zugleich aber auch während des ganzen Lebens durch ein eigenes, die beiden Pole stets wieder wirklich vermittelndes, Mittelgebiet repräsentirt wird. Erst giebt es Leben, eh' es Geist und Körper giebt; weder Geist, noch Körper werden erzeugt, sondern Leben wird es; Leben ist das Gemeinsame aller empirischen Erscheinung, jenes qualitätenlose stets bewegte, nie in irgend einer bestimmten Form beharrende Aetherleben allein ist Mittelding zwischen Leib und Geist.

Uebrigens war man in der neueren Zeit davon abgekommen, nach dem Fernsten von der ganzen Aufgabe der Psychologie zuerst zu greifen. Eines Theils war erst seit Locke (1632 — 1704) eine rechte innere Physik eingeleitet, nachdem von Baco zunächst die äußere angeregt war; es begann nun erst ein ächtes Streben nach einer Erfahrungsseelenlehre. Andern Theils erhob sich seit Wolf (1679 — 1754) mächtig der Geist des Systematisirens, das Streben nach wissenschaftlicher Ableitung und Gestaltung des Stoffes der Psychologie.

Hinsichtlich des Ziels der Seele wird noch in dem neuesten Handbuche der psychischen Anthropologie (Jak. Fr. Fries. 1820. B. 1.) behauptet, es sei eine überspannte Forderung aus Selbstbeobachtung des menschlichen Geistes in seinem Zeitleben eine unsterbliche Seele erkennen zu wollen.

Doch um das genaue Wie? kann es uns hier nicht zu thun seyn; wer aber nur Einmal in diesem Leben Einer Grundwahrheit nahe vorgedrungen war, wer nur in diesem Einen Augenblicke jenen geistigen Doppelzu-

stand

stand erfuhr, in welchem eines Theils, einmal gewonnen, untilgbare lebendige Ueberzeugung über irgend ein tieferes Interesse in uns keimt, andern Theils uns die Ahnung von der für dieses irdische Leben unergründlichen Tiefe desselben aufging: der hat auch den unzerstörbaren Glauben an eine höhere Vollendung nach diesem Leben, wohl noch durch unendlich viele Daseynsformen, gewonnen. Aber das höhere Selbstbewußtseyn, moralische Freiheit, Tugend muß in uns erstanden seyn; sonst ist das Wesen dahin, wie eine unreife Frucht, die der Winter überrascht, und die nun, ohne fortzeugungsfähigen Saamen in sich geboren zu haben, zu Moder wird.

In diesem Sinne möchte Platons Ausspruch gelten: nur die philosophisch ausgebildete, der christliche Philosoph wird sagen, nur die zu moralischer Freiheit gelangte Seele kehrt, wenn auch auf einer langen Reise, in die Heimath zurück. Ja, die Seele, die Einmal etwas Wahrhaftes in der Nähe der Gottheit erschaut hat, ist unverletzlich, unsterblich; und hat die Seele nur Einmal irgend etwas Wesentliches recht erfaßt, so trifft sie nicht nur, wie schon Spinoza bemerkt, auch weiter sicherer, ohne leicht zu irren oder zu dichten; sondern sie hat damit auch zugleich die Sehnsucht und die Zuversicht ewiger Dauer.

Ohne Trieb, Sehnsucht und Streben giebt es keinen lebendigen Erfolg; es giebt keinen wahrhaft lebendigen Trieb, keine Sehnsucht und kein Streben ohne Erkenntniß oder Ahnung des Zieles: daher wo letztere und somit der Trieb nach unendlicher Vervollkommnung fehlt, da fehlt auch der Erfolg, nämlich erfolgreiche Fortdauer der Individualität. So beim Thiere, so bei den Menschen, welche leben, wie Thiere.

Doch vergessen wir nicht, daß wir nur allgemeine Andeutungen geben wollen.

γ.

Für das Schwierigste in der ganzen Aufgabe der Psychologie wurde zu jeder Zeit die Erkenntniß des Wechselverhältnisses zwischen Leib und Seele gehalten. Es wurde dabei bald die Seele aus dem Körper, bald umgekehrt der Körper aus der Seele erklärt, bald beide zwar selbständig neben einander anerkannt, aber über das die Einheit des individuellen leiblich=geistigen Lebens Vermittelnde sehr verschieden gemeint und häufig geirrt; doch über den Vorrang des Geistigen vor dem Leiblichen selten gezweifelt.

Ich führe, das übergehend, was schon gelegentlich rücksichtlich dieses Verhältnisses erwähnt ist, dem Gange der Geschichte folgend, nur noch an: daß je früher zurück, desto mehr das Seelenleben, entweder in so weiter Bedeutung genommen ist, daß es auch den abgezogenen Begriff der physischen Lebenskraft, und zwar als sein Hauptgebiet umfasse, wobei man schon so frühe in die unter D. betrachtete Mystifikation des Physischen gerieth, oder daß es nur ein Beiläufer des Leiblichen war, der ihm gelegentlich von außen aus einer allenthalben waltenden Weltseele zukam, oder Erzeugniß der edelsten Elemente des Körpers war.

Nur Platon faßte das Eine ganze Menschenleben, das in zwei Richtungen als Leib und als Seele erscheine, besser. Darum sagt er, die ächte Gesundheit geht aus dem Gleichgewicht (rechten Wechselverhältnisse) beider hervor. Freilich hub ihn öfters seine Phantasie zu ungestüm empor, und er dichtete dann anders Zwar läßt er die Seele (die individuelle Seele mit der Idee der Seele überhaupt, wie sie in Gott oder der Weltseele von Ewigkeit ist, oder mit letzterer selber verwechselnd) früher existiren, als den Körper, aber diesen nicht aus jener hervorgehen. Die Seele ist übrigens nach ihm berechtigt, sich des Körpers, als bloßen Werkzeuges zu bedienen; der Mensch, als solcher, ist nichts, sagt er, oder er ist nur Seele. Der Körper ist blos unser, die Seele ist wir selbst.

In Aristoteles findet sich über diesen Punkt eine Art Widerspruch, indem er bald von körperlichen Vermögen neben geistigen spricht, bald wieder (fast Stahlisch) die Seele mit einer Art Willkühr im Körper walten ließ.

Nach Plotinos macht die Seele durch bloßes Denken ihren Körper wirklich. Uebrigens dachte er sich das Wechselverhältniß von Seele und Körper ungefähr so: die Seele ist einfach, reine Form, unveränderlich; nur im Körper gehen Veränderungen vor, und diese bemerkt die Seele blos, ohne selber Theil zu nehmen. Uebrigens suchte er durch seine überwiegende Phantasie die Verschmelzung beider Lebenssphären sich durch das die Körper durchdringende Licht (Seele) zu versinnbilden. Auch spricht er von einer doppelten Beziehung des Vermögens, von Gegenständen afficirt zu werden, theils zum Körper, und in sofern sei es etwas körperliches, theilbares; theils zur Seele; in sofern sei es untheilbar, blos denkbar. Eine ähnliche Doppelartigkeit wird von den Begierden erwähnt.

Letzteres, als die Ahnung eines Mittleren, was die Vermittelung und den Uebergang von Leiblichem und

Geistigem auch real darstellt, ist, nach allem bereits über diesen Gegenstand Angedeuteten, höchst wichtig.

Ein Schüler des Plotinos, von dem wir schon erwähnten, daß er das thierische und menschliche Seelenwesen für gleich achtete, nämlich auch die Thiere für vernünftig, ja mitunter sogar für noch klüger, als die Menschen hielt, Porphyrios (geb. 233 n. Chr.) erklärte sich über das Verhältniß zwischen Leib und Seele noch ganz ähnlich. Er behauptete nämlich zwar, eben nur durch ein (blos denkbares?) Verhältniß (σχέσις) seien beide verbunden, welches er aber doch durch die niederern (also wohl nicht mehr rein geistigen?) Seelenkräfte in Thätigkeit kommen ließ.

Nemesios, der so viel Herrliches über die Menschennatur sagt, fühlt, daß es sehr schwierig sey, die Verbindung zwischen Seele und Körper zu begreifen. Schön bemerkt er einmal: jedem Körper komme eine angemessene Seele zu, ein anderer Körper, eine andere Seele. Man muß glauben, als hätte er damit das Rechte in sofern getroffen, daß er je eine Individualität jedes ganzen Menschenlebens anerkannt habe, das nun nach zwei Richtungen als Leib und Seele polarisch auftrete, von welchen jede nach ihrer Natur nicht nur an der ursprünglich durch die Zeugung gesetzten, sondern auch durch ein sie im ganzen Leben real Vermittelndes fortwährenden gemeinsamen Eigenartigkeit Theil nehme. Und so würden wir ihm beipflichten müssen. Allein er erklärt sich anderwärts dieser Annahme widerstreitend, indem er die unkörperliche Seele, wie Gott, allgegenwärtig seyn, und mit dem Körper nur mehr von außen gleichsam in Beziehung treten ließ. Auch spricht er gegen die Annahme von Graden der Reinheit der Seele, worunter Origenes eine abstufende Entfernung des Sinnlichen, Körperlichen von dem Menschengeiste verstanden zu haben scheint, welche Annahme wir eben bei Plotinos erwähnten und billigten. Endlich behauptet Nemesios, daß alles Unvernünftige unbedingt nur für das Vernünftige da sey, worin wir ihm beipflichten.

Hugo a Sancto Victore (+ 1140) nahm eine sinnliche und eine vernünftige Seelenkraft an. Erstere, in welcher Empfindung und Einbildung begründet sind, sei eine Substanz aus Feuer und Luft, die im Herzen ihren Hauptsitz habe, und, nach dem Gehirne steigend, die vernünftige afficire.

Wilhelm aus Auvergne (+ 1249) führte mehrere Gründe an, um den Gegensatz zwischen Leib und Seele zu beweisen, die sämmtlich darauf hinauskamen, daß das, was dem Körper ungünstig sey, häufig die Seelenthätigkeit steigere.

Deßgleichen unterschied Richard aus Mittleton niedere Seelenkräfte, die von einem materiellen Princip abhingen, von höheren, selbständigen.

Thomas v. Aquino (1224 — 1274) hielt das Verhältniß der Seele zum Leib für etwas blos Denkbares, gab nur einen contactus vitalis derselben zu.

Die meisten Wolfianer, welche übrigens nach Cartesius und Leibnitz Geist und Körper neben einander existirend dachten, ließen einen Zusammenhang zwischen beiden vom Physischen aus bestehen, um, durch Annahme der Leibnitzischen prästabilirten Harmonie, Gott nicht Ursache der Sünde werden zu lassen.

Crousaz meinte, nur Körper könnten sich berühren, nicht aber Leib und Seele. Er läßt sie also eigentlich auf unbegreifliche Weise durch die Machtvollkommenheit Gottes vereinigt seyn, und sich gegenseitig bestimmen, so daß die Seele, gleich Gott, Veränderung im Körper hervorbringe, umgekehrt aber auch der Körper auf die Seele wirke.

C. Wilh. Fr. Struv (Anthrop. natural. sublimior 1754) erkannte als unbestreitbar, daß manche Verrichtungen der Seele nur in Beziehung und Gemeinschaft des Körpers, unter Vermittelung eines fluidum nerveum, geschehen können.

Und so finden wir, je später, desto mehr, Leibliches und Geistiges immer mehr gesondert und einander gegenüber anerkannt, und wer nur immer beide Lebenssphären zugleich zu übersehen vermochte, und über ihren Zusammenhang nachforschte, der kam auf ein gewisses Mittlere, das, wenn es öfters auch nicht ausgesprochen wurde, doch in den Prämissen als Behauptung vollkommen vorbereitet enthalten ist. Dieses Mittlere und Vermittelnde erscheint als ein zugleich feinstes Körperliches und gröbstes Geistiges, welches letztere unumwunden zu bekennen meistens nur die übertriebene idealistische Philosophie der neueren Zeit, die nicht selten alle Erfahrung überflog, und die abgezogene Idee des Dinges für das wirkliche Ding selber nahm, verhinderte.

So unterscheidet noch Hoffbauer (Untersuchungen über die Krankheiten der Seele und die verwandten Zustände. Halle 1802 — 1807.) innere Seelenvermögen, welche ohne, und äußere, welche nicht ohne (unmittelbaren) Zusammenhang mit dem Körper gedacht werden können.

Auf Aehnliches scheint v. Eschenmayer (Psychologie 1817.) durch seine Ansicht von den Sinnen, von Gedächtniß, Erinnerungs- und Einbildungskraft, die auf verkleinerte Abdrücke und Redintegration derselben gegründet seyn sollen, hinausgekommen zu seyn.

Und eben so möchte die Anerkennung eines unteren Gedankenlaufes, in welchem nothwendige Association, anstatt freier Verknüpfung, dunkles Bewußtseyn, Gewohnheit u. s. w. herrschen, neben einem oberen bei Fries (Psychol. Anthropol. 1820.) dahin führen.

Nun kamen ältere und neuere Naturphilosophen, welche Einbildungskraft und Phantasie hatten und sie nicht als einen lästigen Gesellen wegzujagen, sondern sie nur in ihrer natürlichen Grenze zu halten strebten, von der einen Seite, bei Versuchen den Uebergang bei jeder Schöpfung aus dem Nichts (Leibliches) zum Etwas auf ein Mittleres, den Welt-Aether, so wie von der andern Seite eine subtilere Physiologie, nachdem lange schon von einem fluidum nerveum, thierischen Geistern, Imponderabilien u. dergl. die Rede gewesen, nachdem schon Aprippa von Nettesheim (1486 geb.) eine Actio in distans durch aus den Dingen strömende Idole, deren Kraft sich über hundert Meilen weit erstrecke, erklärte, und Andere, wie Porta, van Helmont u. s. w. auf Aehnliches gekommen waren, neuerlichst wieder auf einen thierisch-organischen Aether kam. Dieser letztere scheint denn in der That nicht nur Wesenhaftigkeit zu haben, sondern auch gerade das Vermittelnde, oder vielmehr die Indifferenz von Leiblichem und Geistigem zu seyn. Nicht nur daß jede einigermaßen genügende Erläuterung von Erscheinungen des sogenannten thierischen Magnetismus darauf führte, nicht nur, daß, weil sich allenthalben zu einem realen Gegensatz auch eine reale Indifferenz in der Natur findet, eine solche auch im Gegensatze zwischen Leiblichem und Geistigem postulirt werden muß; so führt auf eine solche Annahme auch jede tiefere Betrachtung des Wesens der Sinne, des Gedächtnisses, der Einbildungskraft und der Phantasie.

Man beobachte sich doch nur selbst bei Operationen der letztgenannten Vermögen, besonders z. B. der Einbildungskraft. Man halte irgend einen Akt der produktiven fest, so wird man bemerken, daß ein Bild eben sowohl in als auch zugleich außer uns, bald groß, bald klein, gesetzt ist, das mit Blitzesschnelle geändert werden kann, immer aber wahrhaft als ätherisches Gebilde besteht, auf das ein anderes Vermögen, als die Einbildungskraft selber, einwirkt. Wie sollen diese Bilder, was sie der inneren Erfahrung nach doch wirklich sind, so gern sie häufig mit Gedanken verwechselt werden, ohne allen Stoff ent- und bestehen können! Ja, wie soll es je zu einem Schema (Modell) kommen, deren der systematisirende Philosoph, wie der combinirende Mechanicus stets bedarf und hat, wenn es nicht in etwas, sei es auch das Subtilste und Wandelbarste, doch noch Ausgedehntem geschieht! Ja man merke doch nur recht auf sich, wenn man sich an etwas erinnern will, ob es da nicht ein Suchen da und dort giebt, und zwar nicht einmal blos im Kopfe, was ja bei etwas rein Geistigem Unsinn und Widerspruch wäre! Aber diese Beobachtungskunst ist eben nicht leicht, und noch gelang es der neuesten, in jedem besseren Kopfe anders beschaffenen, Philosophie nicht hinreichend, die durch Fichte neuerdings aufgehaltene innere Physik und eigentliche Erfahrungsseelenlehre wieder in den gehörigen Gang zu bringen, was aber auch Kant's stärkste Seite nicht war.

Beachtet man vollends den Hergang jeder einzelnen Sinnesaktion und bemerkt, daß eines Theils vom Betasten bis zum Beschauen, jedesmal vom Begegnen zwischen Gegenstand und Sinnorgan bis zur eigentlichen Empfindung eine, wenn auch noch so kleine Zwischenzeit erforderlich ist, die krankhafterweise oft sehr verlängert werden kann *); und bedenkt, daß andern Theils, sich gar nicht recht begreifen lassen will, wie die solide Nervenfaser den ersten Eindruck dennoch so schnell zum Sensorium commune leiten, ja in demselben Augenblicke in umgekehrter Richtung einem Willensbeschluß als Eilbote dienen könne ohne alle Verwirrung: so möchte man schon deßhalb der Meinung werden, es müsse etwas Feineres, Beweglicheres die Vermittelung machen.

Und so giebt es noch eine Menge Zustände des Lebens, die erst durch Annahme eines solchen feinsten Materiellen einer befriedigenderen Erklärung sich erfreuten. Ich will hier nur an Sympathie und Antipathie, im weitesten Sinn der Worte, erinnern, sofern die dahin gerechneten Wechselwirkungen wirklich u n m i t t e l b a r e und nicht durch Vorstellungen, Schlüsse 2c. vermittelt sind. Werfen wir die Aussagen manches Somnambuls über diesen Gegenstand nicht unbedingt weg, weil wir eben durchaus nicht alles dahingehörige wegwerfen können; beachten wir, nicht sogleich von vorneherein durch blindes Vorurtheil ganz abgeschlossen, manche dahin einschlagende Meinung älterer und neuerer Schwärmer, die denn doch nicht selten etwas erschwärmt haben, was recht gut zu gebrauchen ist; überhören wir nicht ganz manchen Artikel des Volksglaubens, neuester und ältester Zeiten, worin ebenfalls mitunter vox po-

*) So sehe ich gegenwärtig täglich einen psychisch Kranken (Dämonomanie), dem ich, bei jeder Unterhaltung, nach jedem Satze einige Zeit gönnen muß, deren Ablauf mir stets eine ziemlich merkbare, plötzlich eintretende Veränderung, wie von einem elektrischen Schlag, ankündigt, welcher dann sogleich die Antwort folgt.

puli vox dei ist; denken wir daran, daß allenthalben in der Welt des Leiblichen stetig das Gröbste zum Feinsten übergeht; beobachten wir selber aufmerksamer unser Seelenleben, um zu merken, wie es denn doch schon dadurch auch eine sinnliche Seite zeigt, daß es der Anregung von außen zur Thätigkeit keineswegs gänzlich entbehren kann, daß es also eine Uebertreibung ist, wenn wir unsere Seele für absolut rein geistig, d. h. ganz göttlich, halten, was, wenn wir gründlich und aufrichtig zu Werke gehen, uns auch gar nicht denkbar ist. Vergessen wir nicht, daß ja nirgends sonst ein Sprung gefunden werde von einem Gliede eines realen Gegensatzes zum andern, sondern allenthalben eine reale Vermittelung Statt finde; bedenken wir dieß alles und noch viel anderes: so finden wir uns zur Anerkennung einer Substanz im menschlichen Wesen gedrungen, die er mit dem Thiere der Art nach gemein hat, die zugleich die feinste organische Materie und die gröbste Geistigkeit ist, die das eigentliche Band des nur im Gedanken getrennten Leibes und der Seele ausmacht, welche nur die beiden Beziehungen des Einen ganzen Menschenwesens zum Urseyn und Andersseyn, als egoistische Individual- und sich selbsthingebende Universalexistenz bedeuten, durch welche Substanz, die gleichsam das Leben an sich selber ist, unmittelbar, und, wie man wohl sagt, in distans, auf beide zugleich gewirkt werden kann, wie beide sich aus ihr entzweien, und allaugenblicklich wieder einen; und welche endlich, was jedoch über die Grenzen unserer Erkenntniß, so wie aber auch unseres vernünftigen Interesses hinaus liegt, als treuer Begleiter, als Stoff zu einem edlern Werkzeuge der höheren Seele, als der irdische Körper war, fähig seyn mag, jenseits, worunter freilich auch nicht mit schwer zu verantwortender Anmaßung sogleich das göttliche Wesen, der höchste Himmel, verstanden werden darf, mit zu folgen.

Aber nur als Werkzeug und nicht um sein selbst willen, und als Folge seiner wesentlichen Bedeutung, könnte diese Substanz dem höheren Seelenwesen folgen. Daß aber das Innerste des Menschen ein Höheres sey, das der reinsten Vergeistigung, der ungehindertsten Selbstdurchschauung, der freiesten Selbstbestimmung theilweise schon auf der irdischen Existenzstufe fähig ist, und die Gewißheit unendlicher Entwickelung in sich selbst hat, dazu bedarf's nur der einen Thatsache des Selbstbewußtseyns und der Ahnung einer höchsten über Zeit und Raum und aller Mannigfaltigkeit in ihnen erhabenen Einheit, für deren Abkömmling sich der Menschengeist, und er allein unter allem Irdischen, anzuerkennen sich unausweichlich genöthigt fühlt. Mehr als die besonnenste, kälteste und künstlichste Demonstration spricht für ein solches Reingeistiges in uns, das, allein unendlicher Entwickelung fähig und Selbstzweck, Göttliches, ist, die durch nichts ganz zu stillende Sehnsucht, der Trieb nach Etwas, das über allem, was von uns erfahren werden kann, hinausliegt. Und wie will sich Ein Akt des Willens, der ja selbst die Vernichtung der ganzen eigenen irdischen Existenz bezwecken kann, wie das momentanste Selbstbewußtseyn aus Materiellem erklären lassen?

Dieß höhere Geistige, das freilich, wie schon erwähnt, nicht in jedem Menschen erwacht, ist in der That, wie Platon von der Seele sagt, die Einmal Göttliches erschaut hat, in und aus sich selber unverletzlich. Wer nur in einem Momente seines Lebens wahrhaft tugendhaft war, der ist mit Willen niemals wieder zur

Sünde zu bewegen; wer nur Einmal etwas Wahres recht erkannt hat, der ist unmöglich der falschen Erkenntniß in dieser Einen Beziehung mehr fähig. Unverletzlich ist dieses erwachte Höhere in uns, von Krankheit und Tod unanfechtbar. Ja jenes es mit dem Leibe vermittelnde kann erkranken, und dadurch die Aeußerung auch jenes höchsten Selbstbewußten in uns gehemmt und gestört werden; ja das unerwachte Höchste selber, wie jeder Keim verfaulen kann, aber einmal aufgeschlossen ist es unverletzlich. Wie wär' es sonst möglich, daß auch der psychisch Kranke nicht selten seine eigene Krankheit anerkannt, und mit seinem Geiste die Krankheit seines Seelenlebens beklage, was doch so häufig zu erfahren ist? Ja man will sogar Beispiele kennen, daß Wahnsinnige, die erst kurz vor ihrem Tode wieder genasen, in ihrem höheren Seelenleben besonders in moralischer Hinsicht im Vergleich zu dem, was sie vor Eintritt des Wahnsinns waren, gefördert erschienen.

Daß die Menschenseele zuerst von ihrer sinnlichen Seite und noch dazu auf übertrieben materialistische Weise aufgefaßt wurde, ist daraus begreiflich, daß sie eben gerade mit allem Physischen die vorherrschende in den Aeußerungen des Seelenlebens der die Höhe ihrer Entwickelung noch nicht erreicht habenden Menschengattung war; daß später im Gegentheil die menschliche Seele übertrieben geistig aufgefaßt wurde, liegt in der ultraidealistischen Tendenz unserer neuern Zeit, besonders unter den Deutschen, welches Extem, wie immer, durch das erste hervorgerufen wurde, ehe die mittlere, gemäßigtere Ansicht gefaßt werden konnte.

Hier ist nun auch der Platz, ein Wort vom Sitze der Seele zu sagen. Ohne weitläufig zu werden und auf das Bisherige bauend, brauche ich nur Folgendes über diesen Punkt anzuführen. Nur von Wenigen wurde diese Frage ganz umgangen; Andere, und je früher zurück, desto mehr, theilten jeder Cavität des menschlichen Körpers, namentlich der Leber im Bauche, dem Herzen in der Brust und dem Gehirne eigene Portionen zu (auch Platon); wieder andere behaupteten, jedoch ziemlich obenhin, ohne nähere Erörterung, die Seele sei überall im Körper als die Eine ganze gegenwärtig; wieder andere lassen sie nur im Hirne residiren.

Uebrigens findet sich eben so sehr nach einem allgemeinen Sprachgebrauch fast bei allen Völkern das Herz in besondere Beziehung gesetzt mit dem psychischen, besonders dem Gemüths-Leben, und ist, in früherer Zeit noch vielmehr als später, das Blut bald direkte als Träger psychischer Vorgänge, ja selbst als Nahrung der Seele, angesprochen worden, bald indirekte, sofern man z. B. die psychischen Krankheiten stets von Störungen des Cirkulations-Apparats und Geschäfts ableiten zu dürfen glaubte (Marshal u. A.): als besonders in der neueren Zeit, mit wenigen Gegenerinnerungen (z. B. v. Nasse), das Nervensystem als ausschließlicher Vermittler der Seelenthätigkeiten unbedingt angenommen wurde.

Bedenken wir aber auch hier die natürlich begründeten Extreme zwischen älterer und neuerer Zeit; achten wir auch hier die Stimme der Geschichte, als Stimme des Weltgerichts; erinnern wir uns auch hier an das über die Bedeutung der Irritabilität und die Beziehung des Blutdunstes, nebst seinem Verhältnisse zum Nervenäther schon oben Gesagten; übersehen wir ferner nicht, daß, wenn einmal nach einem nothwendigen allgemeinen Gesetze Leibliches und Geistiges den

Urgegensatz von Verleiblichung und Wiedervergeistigung des Urlebens repräsentiren, auch überall am Menschen, wo Leib ist, auch der Gegensatz der Seele seyn müsse, was die gemeinste Erfahrung, gründlich analytisch verfolgt, bestättigt; vergessen wir nicht, daß das, was außer dem Irritablen und Sensiblen im menschlichen Organismus ist, im Gegensatze zum höchst und reinst Geistigen, das höchst und reinst Materielle seyn müsse, ohne daß das Andere je ganz ausgeschlossen seyn könnte; und achten wir endlich auf manche Thatsache, die von jeher höchst schwierig, oder unzulänglich zu beweisen ist, wie z. B. das Aufhören der Bewegung in einem Gliede und doch Fortdauer der Empfindung und umgekehrt: so kommen wir zu dem Schlusse, daß, wie Irritabilität und Sensibilität sich relativ entgegengesetzt sind, auch relativ entgegengesetzte Seelenäußerungen an beide angewiesen seien, daß, wie Irritables und Sensibles, die durch Steigerung wirklich gewordenen Gegensätze aus einem dritten Indifferenten hervorgehen, so auch eine niedere Indifferenz des Seelenlebens vorhanden seyn müsse, daß, wie Irritatives, Sensitives und Vegetatives in jedem Punkte des Leibes zusammen da ist, auch die Seele allgegenwärtig sey im Organismus; daß aber, wie das Vegetative im Bauche, das Irritative in der Brust, das Sensitive im Haupte überwiegend ist, seine Culmination erhält, auch verschiedene Arten oder Grade der Seelenwirkungen und in jeder Cavität am deutlichsten merkbar werden, obwohl nicht ausschließlich; daß endlich, wie das Gehirn das Höchste im Organismus ist, auch dort die höchsten, reinsten Seelenäußerungen sich ankündigen mögen.

Auf solche Weise nur läßt sich das Eine ganze Menschenwesen genügend begreifen, so nur, wie ein

Inneres im Aeußeren sich ausdrücken könne (Physiognomik), und wie eine Wirkung auf's Aeußere auch im Inneren Veränderungen veranlassen müsse; so nur, wie sich aber dennoch das Innerste, Wesentlichste in sich selber frei und unangefochten erhalten könne, eingedenk seiner höchsten Bedeutung und seiner Herrschaft über alles Niedere, dessen Bildung sogar seiner Willkühr unterliegt und immer mehr unterthan werden wird, so sehr früher und großen Theils noch jetzt im Ganzen das Umgekehrte der Fall war und ist. So sagt Hartmann mit Recht: „die vollendete Entwickelung des individuellen menschlichen Gehirns ist eine Schöpfung der freien Geistesthätigkeit" (der Geist des Menschen in seinen Verhältnissen zum physischen Leben 2c. Wien 1820. S. 199.). Dadurch erhellt, woher die Seele ihren Ursprung habe, oder wie und wann sie mit dem Leibe vereinigt sey, daß sie nämlich zugleich mit dem Leibe gezeugt werde, doch beide nur ihrer Möglichkeit nach, indem durch die Zeugung auf höchst subtile Weise nur die Indifferenz beider, nur der Grund oder Keim des Lebens eines Individuums überhaupt gesetzt werde, aus dem sich nun erst beide Lebensrichtungeu entfalten; daß bei jedem lebendigen Wesen, also auch bei den Thieren, die Seele stets in geradem Verhältnisse zum Körper stehe, beide durch ihre gemeinsame Grundlage bestimmt, ohne einer vorherbestimmten Harmonie zu bedürfen, u. s. w.

δ.

Es bleibt uns nun die eine Hauptsache noch übrig, die einzelnen Vermögen der Seele mit ihren Aeußerungsweisen und ihrem Verhältnisse unter sich und zu Aeußerem kurz zu entwickeln. Wir folgen auch hier mit kritischem Blicke der Geschichte, ohne jedoch weiter das Einzelnste aufzuzählen, worüber wir vielmehr nur die Resultate anführen wollen.

Drängen wir, so weit es möglich, zu diesem Behufe in den alten Orient ein: so würden wir wenig Beute finden. Dort, wo die Kindheit der Menschengattung blühte, deren frühestes Leben uns die Geschichte noch wenig enthüllen konnte, war nicht strenge Wissenschaft zu Hause, sondern nur Religion und Poesie, sich hauptsächlich äußernd durch frommes, sich selbst unenträthselbares Gefühl, sehnsüchtiges Ahnen, praktisches Seherwesen, äußere Apathie und Abtödung bei schwärmerischer innerer Selbstbeschauung (vergl. Fr. Aug. Carus Geschichte der Psychol. S. 89—94.).

Blicken wir zurück in die frühere Zeit des griechischen Volkes, unter dem so viel Herrliches gedieh, so finden wir zwar eine Menge von Benennungen für Lebensäußerungen der Seele, und zwar bei Homer, den Gnomikern, den sogenannten sieben Weisen, den Tragikern und andern frühesten Dichtern eine immer geistigere und sicherere Bedeutung der dazu gebrauchten Worte sich entwickeln: allein von einem Selbstbewußtseyn ist kaum die Rede, Einheit und Reinheit des Charakters scheint nicht gekannt, moralische Freiheit nur von Wenigen geahnet zu seyn. Es findet sich eine Mannigfaltigkeit von Zügen eines wilden Triebes, eines meist ungestümen Gefühls eines praktischen Taktes und höchstens einer schlauen Besinnung. Ueberall nur aphoristische praktische Menschenkunde, keine Seelenlehre; die Seele äußerte sich mehr in den Eingeweiden des Rumpfes, als im Kopfe; daher Leber, Zwergfell, Herz dabei am häufigsten genannt und in Anspruch genommen werden.

Den-

Dennoch hat sich schon in dieser Zeit ein gewisser Sprachgebrauch fixirt, namentlich finden sich drei Benennungen allmälig gewissermaßen stehend, obwohl die damit verbundenen Begriffe noch sehr in einander überschillern. Es sind dieß φρένες, θυμὸς und νόος.

Bei Pythagoras selber findet sich nur eine doppelte Aeußerungsweise der Seele bemerkt, nämlich ein rastloseres (thierisches) Begehren eines Theils, und ruhigeres (göttliches) Denken andern Theils. Aber spätere Pythagoreer fanden bald wieder drei Grundvermögen der Seele, die sie wieder mit φρένες (auch λογισμὸς), νοῦς und θυμὸς (auch ἐπιθυμία) benannten, und wovon ersteres das dem Menschen eigenthümliche und über die andern herrschende war; das zweite bald dienen, bald herrschen sollte, und das dritte die Begierden und Affekten umfaßte. Davon sollen die beiden ersten im Gehirn, der θυμὸς in der καρδία seyn.

Platon erkennt drei Grundvermögen (εἴδη, αἴτια, γένη) der Seele an, die in der That verschiedene und nicht einerlei seien, weil nicht dasselbe zugleich Eines und das Andere thun könne, und weil ja doch in der Seele ähnlich Zweierlei zugleich Statt finde, wie etwa ein Mensch zwar mit den Füßen ruhig stehen, aber mit dem Kopf, der Hand, ꝛc. Bewegungen machen könne. Es sind dieß τὸ ἐπιθυμητικὸν, womit der Mensch wünscht und verabscheut, fühlt und strebt (so niedrig gefaßt, daß Hunger und Durst, Frost und Hitze u. dergl. besonders zu Beispielen gewählt werden); τὸ λογιστικὸν, welches Vermögen weise ist, und die Herrschaft über die ganze Seele zu führen hat; τὸ θυμοειδὲς, welches dem Platon selber dem ersten sehr verwandt, und welches die Quelle besserer rüstiger Affekten, Zorn, Muth (am wahrsten wohl Enthusias=

mus anstatt reinen Willens) zu seyn scheint, auch dem Zweiten in seiner Herrschaft über das erste oft beistehen muß, damit Harmonie der Drei zu Stande komme.

Die so charakterisirte Dreiheit von Grundvermögen, und die geahnete Verwandtschaft der höheren mit der niederen ersten ist ja nicht zu übersehen, es findet sich in ihr der Keim unseres neuesten psychologischen Systems.

Bei Aristoteles, dessen drei Bücher περὶ ψυχῆς gerade eines seiner spätesten, reifsten und systematischsten Werke sind, ist es merkwürdig, daß er Gefühls- und Begehrungsvermögen der Seele, besonders aber ersteres, fast ganz übersieht, übrigens Seele in der weitesten Bedeutung auch Ernährung mit umfassen läßt, aber sonst nur ein Erkenntnißvermögen, als die fünf äußeren und den inneren Sinn, und darin von Einbildungskraft, Verstand, Vernunft und über das Vermögen der Bewegung (Willen?) handelt. Er unterscheidet genau eine niedrige Sphäre des sinnlichen, unwillkührlichen und im Schlafe besonders thätigen Seelenlebens, und eine höhere, des vernünftigen, bewußtseynvollen, die sich wie Sterbliches und Ewiges zu einander verhalten. Zu begreifen ist es, wie der scharf denkende, mehr denkende als lebende, dialektische Aristoteles das Denken als das Höchste und fast Einzige im Menschen anerkannte. Eine Hauptseite seiner Psychologie ist die Betrachtung des Verstandes, (?) den er in einen thätigen und einen leidenden unterschied. Letzterer steht mit den Sinnen, der Einbildungskraft und dem Gedächtnisse und überhaupt mit dem Körper in nächster Verbindung und wirkt mehr unwillkührlich; ersterer ist vom Körper ganz abgesondert und schafft erst eigentlich und mit Freiheit Gedachtes aus den Vorstellungen der Gegenstände.

Schön bemerkt er übrigens, wie am Menschen im Verlauf seiner Entwickelung zuerst das Körperliche das Vorstechendste ist, allmälig der sinnliche und zuletzt erst der vernünftige Theil der Seele zur Wirksamkeit gelange, worauf bei der Erziehung wohl zu achten sey.

Vortrefflich unterschied er auch Anlage oder Vermögen oder inneren Grund der Möglichkeit (δυνάμεις), Gemüthszustände (πάθη), und erworbene, bleibende Fertigkeiten (ἕξεις).

Wie später des Cartes und Leibnitz, so nahm auch Aristoteles Gedanken (Inhalt der Seele) ohne Bewußtseyn an, womit wir uns später einverstanden werden erklären müssen.

Bis tief ins 16te Jahrhundert finden wir nun noch fast gar keine wissenschaftliche Auffassung des Seelenlebens. Man zehrte nur an Aristoteles, dem größtentheils beigepflichtet, seltener widersprochen wurde; und nur vereinzelt hellere Blicke in das Seelenleben begegnen dem Forscher in dieser Zeit. Man findet öfters eine Aufzählung von Stufen der Seelenthätigkeit, wie bei Augustinus, Richard de Sancto Victore, Bonaventura u. A., aber meistens mystischen Voraussetzungen anbequemt. Dagegen verdienen einzelne Bemerkungen volle Aufmerksamkeit: so faßte Albert der Große († 1280) den Gemeinsinn, Gemeingefühl (Sensus communis) als Indifferenz der 5 Sinne ziemlich gut auf, und unterschied eben so ein Leidendes und ein Thätiges in vielen unteren Verrichtungen des Seelenlebens. So erkennt Aegidius v. Colonna († 1316) daß es eine Art Willen gebe, ohne vorausgegangene und bestimmende (klare) Vorstellung. So stritt Joh. Argentier gegen die Annahme einzelner Organe im Gehirn für einzelne Seelenäußerungen, namentlich für das Gedächtniß. So erkannte Campanella als Grundkraft der Seele, die er überhaupt nur in ihrer niedrigeren Sphäre gekannt zu haben schien und darum auch leugnete, daß sie sich selbst erkennen könne, das Empfindungsvermögen (Gemüth?) u. s. w.

Wie weit zurück man noch in der Mitte des 16ten Jahrhunderts in der Psychologie war, beweist des Melanchthon (1552) an Hieron. Baumgärtner gerichtete geschriebene Dedikation seines Comment. de anima, wo er sagt: non ignoro, multos deridere hoc genus physicae doctrinae. Fateor hanc doctrinam valde exiguam et angustam esse — tamen inchoanda est haec doctrina.

Erst mit Otto Casmann († 1607) wurde die Psychologie systematisch zu behandeln angefangen. Doch mußte man erst praktische Psychologen haben, wie Juan Huarte, Montaigne, Chanet u. A.

Durch Baco v. Verulam (1571 – 1626) wurde man erst wieder zu nüchterner Erfahrung gelenkt; Newton mußte erst warnen: Physik hüte dich vor Metaphysik; Shaftesbury (1671 — 1713) mußte erst ermahnen, um sich zu erkennen, im Selbstgespräche sich selbst zu theilen (in Objekt und Subjekt) u. dergl. m.

Noch Chr. Wolf sagt in der Vorrede zu seiner Psychol. rational.: „novum est hoc ausum, nemo enim hactenus philosophorum ex essentia animae rationem a priori reddere conatus est, cur istiusmodi potius insint facultates, quam aliae etc.“

Uebrigens war es Wolf in der ersten Hälfte des vorigen Jahrhunderts und E. Kant in der zweiten, welche eigentlich wissenschaftliche Psychologie erst einleiteten. Wie beide in Hinsicht des ähnlichen Zieles Aehnlichkeit haben, so unterscheiden sie sich doch bedeutend durch ihre Methoden, indem Wolf vorzugsweise dogmatisch, Kant vorzugsweise kritisch war. Auch vernichtete im Grunde Kant den von Wolf so sorglich gemachten Unterschied zwischen empirischer und rationaler Psychologie, die denn auch nothwendig in einer wahrhaft wissenschaftlichen zusamenfallen müssen.

Wolf fing in der Psychologie mit dem Selbstbewußtseyn an; allein er verfolgte dasselbe nicht weit genug nach seiner Grenze, oder Peripherie, oder Quelle, wo er es als bloßes Lebensgefühl gefunden haben würde. Und dieß verleitete ihn das Gefühl (Gemüth) überhaupt mit dem Empfinden (sinnlichen Erkennen) zu vermengen, und dadurch nur die beiden Differenzen, Erkenntnißvermögen und Willen anzuerkennen, ohne ihrer Indifferenz, dem Gemüthe, Gerechtigkeit wiederfahren zu lassen.

Uebrigens unterschied er richtig in untere und obere Vermögen der Erkenntniß und des Willens; erkannte auch den Willen über dem Erkenntnißvermögen stehend an; so daß er letzteres (mit Leibnitz) als Grundkraft der Seele (eine solche, erkannte er, müsse durchaus da seyn) ansprach. Allein da diese beiden nur, wie je zwei polare Richtungen, unter und über einander stehen, und daher aus einem gemeinschaftlichen Dritten abgeleitet werden müssen, was sie auseinander nicht können: so täuschte sich auch hier Wolf, indem er, weil Vorstellungen die Willensbestrebungen wecken können, was ja auch umgekehrt gilt, das Willensvermögen aus dem Erkenntnißvermögen ableiten zu können wähnte.

Ueber das Wechselverhältniß von Leib und Seele kam er nicht ins Reine, denn seine, von Leibnitzens harmonia praestabilita verschieden seyn sollende, harmonia animi et corporis, schien ihm selber wenig zu genügen, weil sie ziemlich Inhaltslose Redeformel war. Den Einfluß des Körpers auf die Seele suchte er zu schmälern. Dennoch sprach er von materiellen Ideen, worunter er zwar nicht etwa wirkliche Abdrücke in der Nervenfiber oder einem gewissen feinen Fluidum verstanden wissen wollte, aber womit er doch eine solche Veränderung im Seelenorgane zugab, durch welche es in den Stand gesetzt werde, mit größerer Leichtigkeit dieselbe Bewegung, und somit dieselben Seelenäußerungen, zu erneuern.

Obwohl Wolf eines Theils allzu sehr durch Begriffe zergliederte und zersplitterte, so erkannte er dennoch andern Theils das gegenseitige Eingreifen der einzelnen Vermögen, nach ihrem vergangenen, gegenwärtigen und zukünftigen Inhalt, auch suchte er die Psychologie aufs Leben anzuwenden.

Letzteres war eine Hauptseite Kant's, so wie er überhaupt, obwohl bei ihm noch viel die Rede ist von den Dingen an sich, dennoch empirisch in einem seelenvolleren Sinne, als früher und noch häufig jetzt, nahm. Vorzüglich gut unterschied er das Gebiet der Sinnlichkeit, des Verstandes (?) und der Vernunft; schenkte zwar dem Wechselverhältniß zwischen Leib und Seele weniger Aufmerksamkeit, forschte aber dennoch auch im Reich der Gefühle (des Gemüths).

Eine Bemerkung muß hier Platz finden: daß nämlich, weil nur vorzugsweise denkende Köpfe uns wissenschaftliche Versuche einer Psychologie geben konnten, auch das Denkvermögen, die Erkenntniß, häufig zu einseitig hervorgehoben wurde. Darum empfahlen mit so vielem Rechte einzelne praktische Psychologen fleißiges Studium der Kinder, der Dichter und Geschichtschreiber, wodurch die auf ihren Studierzimmern Gemüth und Thatkraft vergessenden Denker sich einigen Ersatz des wirklichen Lebens bewirken könnten.

Um den neuesten Bestand der Psychologie darzuthun, glauben wir, mit Uebergehung mehrerer nicht weniger achtbarer Psychologen, uns vorzugsweise nur an v. Eschenmayer und Fries halten zu dürfen.

Beide erkennen denn nun die schon in der ältesten Zeit, wie wir sehen, geahneten drei Grundrichtungen, oder Thätigkeitsweisen im Seelenleben an, die, nach einiger Verkennung, wie z. B. durch Wolf, bereits von J. Nic. Tetens (1777) in ihr Recht eingesetzt worden waren: nämlich eine Richtung unter der Idee der Schönheit, eine unter der Idee der Wahrheit, eine unter der Idee des Guten, der Tugend.

Außerdem weichen aber beide sehr vielfach von einander ab, nicht blos durch verschiedene Benennungen, deren endlicher Ausbildung mit Recht sehr sehnsüchtig entgegengesehen wird, weil eine wahrhaft babylonische Verwirrung herrscht, sondern auch in der ganzen Anordnung.

Um also für gegenwärtige Unterhaltung wenigstens das Verständniß zwischen Leser und Schreiber zu erleichtern, wollen wir folgende Benennungen einstweilen annehmen:

Seelenleben unter der Idee der Schönheit — Gemüth; Seelenleben unter der Idee der Wahrheit — Geist; Seelenleben unter der Idee der Tugend — Wille.

Fries nämlich ordnet die drei Grundrichtungen einander unter, und zwar so, daß der Geist (Erkenntnißvermögen) als die ursprüngliche, die Grundanlage angenommen wird, das Gemüth (Vermögen sich zu interessiren, zu fühlen) als das nächstvermittelte, der Wille (die Thatkraft) als das sich auf beide vorige stützende angesehen wird.

v. Eschenmayer läßt dieses Verhältniß mehr unbeachtet, und ordnet vielmehr eine Stufenfolge an, in welcher je gewisse Grade von jeder der drei Hauptreihen der Seelenwirkung parallel zu stehen kommen.

Die Rechtfertigung dreier Hauptthätigkeitsweisen in der Seele läßt sich leicht, sowohl a posteriori, als a priori geben. Denn es ist eines Theils Sache der Erfahrung, daß Fühlen von Denken und beides von Wollen specifisch verschieden ist und von einander abgesondert werden kann; daß aber auch nichts in der Seele gefunden werde, was etwas anderes, als Fühlen, Denken und Wollen wäre. Andern Theils steht der durch Induktion gefundene Satz fest, daß jeder eigenthümliche Lebenskreis (hier das Seelenleben) eine Indifferenz und zwei Pole in sich schließe. Letzteres spricht auch v. Eschenmayer in der Psychologie deutlich aus, ohne aber das Verhältniß zwischen diesen Dreien überhaupt, und zwischen der Dreiheit in dem Seelenleben insbesondere näher zu erörtern.

Nun kommt es darauf an, richtig zu entscheiden, welches von Gemüth, Geist und Willen die Indifferenz, welches die Differenzen seien. Die Indifferenz ist stets das Niedrigere; aber je schließen sich auch die beiden Differenzen wieder in einer höheren Indifferenz, mit welcher ein neues Lebensgebiet beginnt. Hierin, mein' ich, liegt der Ausgleichpunkt zwischen triadischer und tetradischer Construktion, von welchen erstere, weil sie nicht zwei Lebensgebiete in einander zieht, die vorzüglichere ist.

Vergleichen wir nun einen Akt des Gemüths mit einem des Geistes und einem des Willens, so finden wir, daß allerdings eine Erkenntniß (des Geistes) Ursache werden kann von einem Gefühl, wie von einem Entschluß (der Thatkraft), einer Handlung. Allein es kann nicht blos auch ein Gefühl, wie ein Entschluß, die Erkenntniß in Thätigkeit setzen, sondern es giebt, laut der inneren Erfahrung, Gefühl ohne und vor Erkenntniß, wie es, z. B. im Keime jedes Thierfötus, Vegetatives ohne und vor wirklichem Irritablen und Sensiblen giebt. Wie aber dennoch umgekehrt im Vegetativen von allem Anfang an Irritatives und Sensitives der Möglichkeit nach da sind, so ist auch im Gemüthe schon Geist und Willen im Keime vorhanden.

Hält man nämlich das Gefühl, als Aeußerung des Gemüths, auch in einem seiner leisesten tiefsten Anklänge eine Weile fest zum Behuf der Beobachtung; so findet man darin nicht blos ein dunkles Wahrnehmen, sondern stets zugleich ein eben so dunkles Streben (Trieb); keines vor und aus dem andern, beides untrennbar in Einem. Das Wahrnehmen der Lust oder Unlust und das Streben, sie zu vermindern oder zu vermehren, irgend etwas zu fliehen oder zu gewinnen, oder zu ändern, ist zugleich und eins im Gefühle.

Diese Ganzheit des Gemüths aus der Einigung von Erkennen und Wollen, wie sie sich aus ihm entwickeln, giebt ihm jene Gewalt über den natürlicheren Menschen, und die Ferne des Gemüthslebens von Selbstdurchschauung, von dem Lichte des Selbstbewußtseyns macht, daß sein Dämmerlicht so magisch wirkt; jenes nächste, tiefste Anschließen desselben an das leibliche Leben ist Ursache, daß durch das Gemüth der ganze Mensch so in seinem Mittelpunkte ergriffen wird.

Um das Gemüth für das zu erkennen, wofür es hier angesprochen wird, muß man sich nur nicht blos an seine höheren Aeußerungen halten, weil es da mit deutlichen Vorstellungen (des Geistes) und bestimmteren Entschlüssen (des Willens) ein solches Wechselspiel eingeht, daß wir in einen Zirkel der Verkettungen schauen, ohne Anfang und Ende unterscheiden zu können. Vielmehr müssen wir die ersten, schwächsten Regungen des Seelenlebens belauschen; da finden wir im Instinkte, der das neugeborne Kind an der Brust der Mutter saugen heißt, noch eh' es die Brust gesehen und die Milch geschmeckt hat, Wahrnehmen des Bedürfnisses und Streben es zu befriedigen, in Einem beisammen. Und giebt es nicht auch im weiter entwickelten Seelenleben eine Sehnsucht ohne Kenntniß ihres Gegenstandes? Giebt es nicht Angst und Behaglichkeit ohne bewußtseynvolle Vorstellung?

Begnügen wir uns mit dem wenigen Angeführten unter so viel Anzuführenden für die Stellung des Gemüths als untere Indifferenz der beiden andern Grundweisen des Seelenlebens; so fragt sich weiter, wie verhalten sich Geist und Wille zu einander?

Dafür findet sich sogleich, daß kein wahrer Willensakt möglich sei ohne vorausgehende Vorstellungen oder vorausgehendes Gefühl. Der Wille ist das Streben, etwas zu realisiren; das Etwas muß also erst vorgestellt seyn oder es muß ein Drang des Gemüths da seyn, gleich viel, ob richtig oder unrichtig, deutlich oder undeutlich. Dagegen kommen uns Gefühle, Anschauungen,

Gedanken, Ansichten kurz Resultate des Gemüths und Geisteslebens, ohne daß ein Wollen, ein Vorsatz oder Entschluß erforderlich sey.

Auch der Geist geht also dem Willen voran oder steht unter ihm; letzterer ist die letzte, höchste Aeußerungsweise des Seelenlebens und greift, wie er einerseits das Innere in der wirklichen Welt zu realisiren strebt, andererseits bestimmend hindernd oder fördernd, verschiedentlich modificirend in Gemüth und Geist ein, beherrscht das ganze Seelenleben mit größerer oder geringerer Freiheit.

In entsprechender Ordnung, obwohl nicht absolut nach einander, sondern stets alle drei schon und noch zusammentreffend, erreicht denn auch sowohl im Individuum, als in der Gattung, erst das Gemüth, dann der Geist, und endlich der Wille seine höchste Ausbildung. Im Gange dieser Ausbildung lassen sich aber genau einzelne Stufen unterscheiden, die als einzelne Vermögen aufgefaßt werden. Auch diese Stufen oder Vermögen sind nicht rein nach einander, sondern ebenfalls stets alle zugleich, nur in verschiedenem Grade der Wirksamkeit, vorhanden. So viel des Inhalts irgend ein Vermögen haben möge, es kann ihn nie ganz erschöpfen.

Was nun die Anerkennung dieser Vermögen anbetrifft, so erwähnen wir in Bezug auf Eschenmayer und Fries, die wir einmal für die Repräsentanten der neuesten systematischen Psychologie anerkennen mußten, um Raum zu sparen, im Allgemeinen voraus nur folgendes: daß wir mit Fries im Meisten übereinstimmen, nur bemerken müssen, daß bei ihm die einzelnen Gebiete des Seelenlebens auch in der Darstellung bisweilen ein wenig in einander übergeflossen erscheinen, bei

Eschenmayer hingegen eine Vervielfältigung der Vermögen finden, die uns unstatthaft scheint, weil Theils öfters aus Einem ohne zureichenden Grund mehrere gemacht sind, Theils vermitteltere Operationen, die aus dem Zusammenwirken mehrerer Vermögen hervorgehen, als letzteren selber coordinirt aufgeführt sind.

Das Wesen des Gemüths ist also: Sich interessiren in Bezug auf Lust oder Unlust, und die Stufen oder Vermögen desselben sind:

Instinkt, d. h. unmittelbares Innewerden der eigenthümlichen Beschaffenheit des eigenen Daseyns, mehr im Ganzen, als nach einzelnen Beziehungen, zugleich mit dem unmittelbaren Streben nach Befestigung und Steigerung des Daseyns;

Affekt und Leidenschaft, d. h. deutlicheres Vernehmen stärkerer und vereinzelterer subjektiver Zustände, zugleich mit dem Streben (Triebe, Begierden), sie zu mindern und zu verscheuchen, oder zu erhöhen und zu erhalten, oder überhaupt zu ändern.

Diese Art des Gemüthlebens heißt Affekt, so lange der Zustand nur vorübergehend ist, er sei schwächer oder stärker und welcher Art er wolle, er heißt aber Leidenschaft, wenn dem Gemüthe aus Gewöhnung an denselben die unwillkührliche Sucht entspringt, ihn möglichst oft zu haben; oder Leidenschaft ist habituell gewordener Affekt.

Fries rechnet Affekten und Leidenschaften unter die Aeußerungen der Thatkraft (des Willens); allein ist z. B. im Affekt der Freude nicht eben so viel Wahrnehmen (Erkennen) als Streben (Wollen)? Und ist nicht jede Gemüthsbewegung, wie Er Affekt und Leidenschaft nennt, eben eine Gemüthsbewegung und nicht eine Willensbewegung?

Geschmack und Gewissen, d. h. Wohlgefallen am Schönen und Vollendeten mit dem Streben nach Vereinigung mit ihm; so wie gegentheils Mißfallen am Unschönen und Mangelhaften mit dem Streben, es zu vermeiden und zu vernichten.

Die Wirkungen dieses Vermögens sind Laune, Neigung, Gunst, Achtung, geselliges Vergnügen, Theilnahme, Liebe und aller Gegentheil, nebst mittleren gemischten Zuständen, sind ferner Dichtung und überhaupt schöne Künste, Andacht, Begeisterung, Seelenruhe im Glauben oder das Gegentheil.

v. Eschenmayer trennt Gefühlvermögen von dem Vermögen (des Willens) zu Neigungen und Eigenschaften (?!), das er „Gemüth" nennt, und läßt so unser Gemüth, der Natur schwerlich getreu, nur das Vermögen der Erkenntniß subjektiver Zustände seyn. Deßgleichen braucht er auch ein eigenes Vermögen für den Glauben.

In Kunsterzeugnissen und öffentlichen Religionsgebräuchen tritt die Blüthe des Gemüths ganzer Völker in die Erscheinung; daher denn auch Religionskultus und Kunst, besonders Poesie, in schönster Fülle nur im jugendlichen Volke, nur in der Jugend der Menschheit, und vorzüglicher Sinn für dieselben und innigstes Leben in ihnen in der Jugend des Individuums gefunden werden. Daher das Weib, das nie das Mannesalter erreicht, so alt es auch werde, vorzugsweise gemüthlich lebt, darum Wissen und Handeln so in Einem beisammen zeigt und häufig trifft, ohne recht zu wissen, Was und Wie? Nach den einzelnen Stufen oder Vermögen des Gemüthslebens ist auch sein Produkt in der Wirklichkeit bei der Gattung und dem Individuum noch weiter verschieden.

Das Wesen des Geistes ist Erkenntniß der Dinge, wie sie an sich sind, nicht blos in Beziehung zu etwas außer ihnen; und die Stufen oder Vermögen desselben sind:

(äußere) Sinne, d. h. Erkennen einzelner Erscheinungen (sinnlicher Eigenschaften) von einzelnen körperlichen Dingen (v. Eschenmayers unnöthige Trennung des Tastens, Schmeckens und Riechens, als Empfindung gebender Sinne, von Sehen und Höhen, als Anschauung gebenden);

Einbildung und Phantasie, d. h. Einigung der Elemente der Sinneserkenntniß zur Erkenntniß eines ganzen körperlichen Dinges und mehrseitiger Einigung von erkannten ganzen Einzelheiten zu Gruppen und weiteren Theilganzen (v. Eschenm. kennt neben der etwas anders bezeichneten und von Phantasie unterschiedenen Einbildungskraft, auch noch ein Vorstellungsvermögen, welchem die hier der Einbildung zugemuthete Rolle ertheilt wird, wodurch Grenzstreitigkeiten, ja förmliche Verwechselung zwischen Einbildungs- und seiner Erinnerungskraft entstehen);

Vernunft, d. h. unmittelbare Erkenntniß (Vernehmen) des Ganzen im Einzelnen seiner wesentlichen Bedeutung nach (eine Vernunfterkenntniß und ein Prinzip ist nicht einerlei, letzteres ist das Produkt einer Operation (des Verstandes), wozu der Inhalt der Vernunfterkenntniß nur den Stoff hergeben kann: v. Eschenm. definirt aber die Vernunft als Vermögen der Principien).

Der Inhalt der Vernunft, sofern er nicht durch den Verstand theilweise zum Selbstbewußtseyn gebracht ist, ist das, was Aristoteles, des Cartes, Leibnitz u. A. die bewußtseynlosen Gedanken der Seele nannten.

Ist die babylonische Sprachverwirrung in der ganzen Psychologie sehr groß: so ist sie es, sobald von Vernunft die Rede ist, am meisten. Die hier gegebene Definition derselben gründet sich auf Erfahrung im Gebiete des Seelenlebens, und dieser zufolge ist die Vernunft die höchste Stufe des erkennenden Seelenlebens; und sie ist in Bezug auf Erkenntniß der inneren (idealen) Einheit des äußerlich Einzelnen, was der äußere Sinn für einzelne Eigenschaften einzelner körperlicher Dinge ist, nämlich unmittelbar Anschauendes, nicht durch vermittelnde Combination oder Synthese vieles Einzelnen Darstellendes. Durch die Vernunft schauen wir den inneren, wesentlichen Zusammenhang der realen Mannigfaltigkeit auf eine lebendige Weise an, wozu es durch Begriffe und Principien nimmermehr gebracht werden kann. Daher blieb von jeher jede Philosophie, die von einem Princip ausging, im Ganzen unlebendig außer dem Leben liegen, in welches lebendig nur diejenige eindringen kann, die mit der höchsten Vernunftanschauung (nicht aber Phantasieanschauung) anhebt.

Das Ziel des Geistes ist Wissenschaft, die in ihrem vollkommensten Interesse und ernsterer Ausbildung dem stärkeren Interesse und der höheren Ausbildung des Religionskultus und der Kunst erst folgt, bei Individuen, Völkern und in der Geschichte der ganzen Menschheit. Vorurtheile oder Aufklärung sind die allgemeinen Erscheinungen der Wissenschaft unter den Völkern; Streben nach Wissenschaft in verschiedenen Richtungen, mit verschiedener Intensität und mancherlei Methode bei Einzelnen.

Das Wesen des Willens ist Streben nach Verwirklichung des Inneren (des Inhalts von Gemüth und Geist) im Aeußeren (im wirklichen Leben); seine Stufen oder Vermögen sind:

Mögen (unteres Begehrungsvermögen), d. h. Streben nach Verwirklichung, von stärkerer Begierde, Gewohnheit, Hang u. dergl. geleitet;

Wollen, d. h. Streben nach Verwirklichung von Grundsätzen, vorausgesetzten Ansichten u. dergl., die gut oder schlecht, richtig oder unrichtig seyn können;

Entschließung (oberes Begehrungsvermögen) (in der sich freies Können und ein höheres Müssen begegnen), d. h. charaktervolle, zugleich von ernster Gerechtigkeit und reiner Liebe geleitete Wirksamkeit in der Welt des Vernünftigen, Moralischen.

Wie wenig wir noch mit dem Willensleben bekannt sind, beweist allein schon der Mangel an allen stehenden Wortbezeichnungen. Es hat sich aber wohl auch, als die höchste Seelenäußerung, noch zu wenig in der Geschichte entwickelt, und kommt in Einzelnen nur selten zu vollkommener Entfaltung. Auch ist ja hier der Baum aus seinen Früchten zu erkennen. Die vernünftige Anordnung des ganzen irdischen Lebens und Humanität und Moralität der Völker, wie der Individuen, in welcher sich der Wille offenbaren soll, scheint auch noch größtentheils ein Artikel der Hoffnung zu seyn, und anstatt unerschütterlicher Sicherheit des Handelns noch viel schwankende Willkühr, anstatt harmonischen Lebens, dessen Stimmung in des Menschen eigenen Willen gegeben wäre, noch ungeheure Einseitigkeiten, die grelle Mißtöne geben, so wie tausendgestaltiger Zufall, stimmend und verstimmend, anstatt seeligmachender Freiheit noch viel fluchvolle Tyrannei, obzuwalten.

Das

Das selbstherrschende Eingreifen des Willens in den ganzen Inhalt unseres Seelenlebens kennen wir unter dem, vielfach gedeuteten, Namen des Verstandes, dessen nähere Bestimmung wir vor Allen Fries zu danken haben. Der Verstand ist es, der, als Richtung des höchsten, freiesten Willens, den ganzen Inhalt unserer Seele sich selbst stets zu vergegenwärtigen, und in jedem Menschen auf das Punctum saliens seiner eigensten Individualität zu concentriren strebt. Ohne den Verstand ist unser ganzer Seeleninhalt ein wirres Chaos, er bringt erst Licht, Ordnung und Einheit in dessen innere Schöpfung, die, erst entwirrt und geordnet, im äußeren Leben menschenwürdig verwirklicht werden kann.

Der Verstand wurde aber deßhalb zu allen Zeiten für ein Vermögen der Erkenntniß (des Geistes) gehalten, weil sich das ganze Gebiet des Gemüthes, durch die unmittelbare Angrenzung und Verschmelzung mit dem Leibe, das mit ihm mehr einer physischen Nothwendigkeit folgt, noch immer der freien Selbstbeherrschung größten Theils entzieht, welcher vorzugsweise nur die Erkenntniß zugänglich ist.

Das Gemüth ist leidend thätig in Einem, der Geist nur leidend, empfangend, der Wille nur thätig, setzend. Dem Unterschiede in einen leidenden und thätigen Verstand, den wir von Aristoteles aufgestellt und viele Jahrhunderte hindurch gehandhabt kennen, lag sicherlich die dunkle Ahnung, des hier gegebenen Unterschiedes zwischen Verstand und einem bestimmten Vermögen der Erkenntniß, eben der so verschieden begriffenen Vernunft, zu Grunde.

Der Verstand als Streben nach Selbstverständniß und Selbstherrschaft über unser ganzes Wesen heißt auch besonders in ersterer Hinsicht, Aufmerksamkeit, die sich bei v. Eschenmayer ebenfalls als eigenes (Zwischen=) Vermögen aufgeführt findet.

Schön ist dieser Antheil einer freien Aufmerksamkeit selbst auf die Erkenntniß der äußeren Sinne bei Hartmann (a. a. O.) herausgehoben.

Nur verweichlichten, feigen Schwärmern und geistig=Unmündigen scheint der Verstand überhaupt eine besonders dem Glauben, als Angelegenheit des Gemüths, feindseelige und an sich bösartige Thätigkeit zu seyn, weil er sich die Freiheit nimmt, zu untersuchen, ob jener auch auf etwas Wesenhaftes gerichtet sey, oder nur in losen Nebel stiere. Nicht Gefühl, nicht Erkenntniß ist Endzweck des Menschenlebens, sondern verständiges Wirken im Leben nach geläutertem Gefühle und deutlich gemachter Erkenntniß.

Der Verstand setzt die Einbildung und Phantasie so in Bewegung, daß sie nicht blos einmal Aufgefaßtes in der Erinnerung (reproduktiv) wiedergeben, sondern auch ihren Inhalt verschiedentlich verbinden, und so selbst ganz neue Ganze schaffen (produktiv), in welcher letzteren Hinsicht das Dichten (Phantasiren) zu Stande kommt.

Der Verstand ist es, welcher abstrahirt, d. h. im Mannichfaltigen das gemeinsame Eine findet, und dadurch Begriffe, und noch weiter Principien (aber noch nicht Vernunftanschauung) bildet; der vergleicht und somit urtheilt und schließt; der reflektirt, d. h. Vieles in Betracht einer zu Grunde liegenden Einheit auf einander bezieht, und der durch alles dieses denkt. Diese zusammengesetzteren Operationen, deren sich gewöhnlich die Logik annimmt, hat vor Allem die Psychologie näher zu erörtern.

Der Verstand ist es endlich, der die ganze Individualität eines Jeden in die angemessenste Stellung zu sämmtlichen Lebensverhältnissen bringt, und so Schöpfer des **individuellen Schicksals** der Menschen wird.

Wo nicht freie Anordnung des Seelenlebens ist, da ist nothwendige Verknüpfung, d. h. Association; wo aber die Natürlichkeit der Association (natürlicher Verstand, natürliches Gefühl, Takt) gebrochen und gestört, und dennoch kein mündiger Verstand vorhanden ist: da ist nichts als Schwanken, Haltungslosigkeit, Irrthum, Krankheit, Mißgeschick, wenn nicht Eines noch ergriffen wird, was aufrechthalten und führen kann, nämlich der **Glauben**, d. h. das Sichselbsthingeben einer fremden wohlwollenden Einsicht und Verheißung, vom einzelnen Freunde, Lehrer u. s. w. bis zum Heilande der Welt.

Noch war nicht die Rede vom **Gedächtniß**, dem selten begriffenen, gewöhnlich, wie auch von **Eschenmayer**, als einzelnes Vermögen aufgestellten. Was ist das Gedächtniß? Es ist etwas dem **ganzen** Seelenleben eigenes, denn vom einmal erfahrnen Gefühl des Durstes bis zum Entschlusse, durch den wir unser eigenes Leben hinzuopfern bereit waren, bleibt uns mögliche Erinnerung. In diesem weitesten Umfang, in welchem es gewöhnlich nicht anerkannt wird, ist Gedächtniß für das Seelenleben, was Assimilation und Selbsterhaltung für den Leib sind. Wie diese jedem Punkte der Materie eigen sind, und wie von allem, was, dem Bedürfnisse angemessen, der gesunden Verdauung gegeben wurde, für die ganze Lebensdauer des Leibes Etwas gewonnen wird, so ähnlich im Seelenleben. Gedächtniß und Erinnerung ist demnach nicht einerlei, sondern das Gedächtniß macht eines Theils, wie andern

Theils die freie Verstandesthätigkeit, die Erinnerung, nur möglich.

Das ganze Seelenleben nun endlich ist, wie die Mannigfaltigkeit des menschlichen Körpers von der die Einheit der menschlichen Gestalt äußerlich bestimmenden und innerlich alles durchdringenden Hautbildung, vom Selbstbewußtseyn, d. h. vom Wissen um sich selbst als eine Einheit umfangen und durchdrungen. Dieß ist aber desto trüber und dunkler, je näher es sich mit dem Leiblichen befreundet, desto klarer und heller, je ferner dem Leiblichen, und je kräftiger der Verstand von einzelnen Artikeln der ganzen Niederlage des Seeleninhalts die leibliche Emballage abstreift (abstrahirt).

ε.

Wir haben nun das ganze Eine gesunde Seelenleben, nachdem wir es schon aus dem ganzen Einen Menschenleben losgetrennt hatten, auch selber noch gleichsam in seine näheren und ferneren Bestandtheile aufgelöst; wie wir aber schon über die durch chemische Zerlegung gewonnenen Elemente eines Minerals, letzteres, ihre Ganzheit, leicht vergessen, so könnte es uns hier noch viel leichter geschehen. Versuchen wir daher, das Seelenleben wieder als Ganzes und innigste Harmonie all' des in ihm Unterschiedenen mit einem Blicke zu überschauen.

Im wirklichen Seelenleben des Menschen begegnen sich Nothwendigkeit und Freiheit. Aus einem gänzlich blinden unselbständigen Instinktleben erwacht der Mensch, wie an jedem Morgen, so am Morgen seines Lebens nach der Geburt, wenn er die Sinne öffnet, und eine Welt und sich unterscheidet; doch so, daß er auch sich nur als Aeußeres, als Objekt begreift.

Auf dieser Stufe, die wir recht wohl mit Heinroth die des „Weltbewußtseyns“ nennen mögen, ist der Mensch, selbst fast blos Aeußeres und Leibliches, (als Kind, sei es am Individuum, oder Volk, oder dem ganzen Menschengeschlechte) auch nur von Aeußerem, Körperlichem berührbar. Affekt und Leidenschaft bewegen sein Leben und bestimmen seine That (Mögen), die beide in Bezug auf ganze Völker die des wilden Kriegers sind, beim Individuum sich im Krieger- und Räuberspiele äußern; die Erkenntniß auf dieser Stufe geht nur auf sinnliche Gegenstände, physischer Genuß ist da des Menschen Ziel, und der Zufall seine Gottheit.

Wenn so der Mensch an und außer sich selber schon ein Mancherlei unterscheiden gelernt hat, so ahnet er allmälig in der sinnlichen Mannigfaltigkeit der Welt außer ihm, ein Gemeinsames, obwohl noch keine einzige letzte Einheit, und gelangt so zu Schematen und Idealen der Einbildung und Phantasie, da gewinnt er endlich den Begriff des Ich, als eines Objekt-Subjekts, d. h. als eines ganzen, aber theils äußerlich, theils innerlich lebenden, Wesens. Weil dabei das Wissende zugleich von sich selber erfährt und um sich selbst weiß, ohne aber noch Subjekt und Objekt in sich gehörig zu vergleichen, und gegenseitig richtig zu schätzen, so mag dieser Standpunkt ganz passend durch gemeines Selbstbewußtseyn bezeichnet werden.

Auf dieser Stufe wird den Individuen, wie den Völkern, die auf dieser Stufe allmälig zu ruhigem Besitz und bürgerlicher Betriebsamkeit hinneigen, Gemüthlichkeit. Dichtungssinn geht auf, Geselligkeit und Unterhaltung (innigeres Spiel) wird Bedürfniß, die Gottheit ist wie ein besserer Mensch beschaffen.

Bis hieher hatte der Mensch an seiner eigenen Entwickelung wenig Theil; so weit konnte, wie im dunklen Schooße der Erde, der Keim aus innerem blinden Triebe und dem Einfluße der anfachenden Lebenskräftigkeit des Leiblichen sich entwickeln. Nun ist die Zeit gekommen, wo die Sonne von oben helfen muß. Ganz allmälig soll nun die Nothwendigkeit die Hauptrolle in der Menschenentwickelung der eigenen Freiheit übergeben, der Mensch soll nun weiter aus sich selber etwas machen. Nun tritt die Krisis, ein innrer Zwiespalt ein.

Jetzt bedarf's eines leitenden Schutzgeistes, des Glaubens an eine höhere innere Natur im Menschen, die über die niedrigere äußere obsiegen müsse, und an eine unendliche Entwickelungsfähigkeit des inneren Menschen und ein höchstes Ziel desselben außer dem Irdischen. Das Leibliche zieht träg und schwer abwärts ins blinde Genußleben und zum irdischen Besitz; das Geistige strebt aufwärts in eine höhere Heimath. Geschmack und Gewissen schwanken zwischen beiden und mahnen an, dem Zuge nach dem höheren Schönen und Vollendeten zu folgen; schmerzlich sieht der Mensch das an, was er verlassen muß, und zweifelnd sieht er nach dem, was er erstreben soll.

Nun wird die Gefahr immer dringender, in das eine oder das andere Extrem zu gerathen, sich am Irdischen festzusaugen, das Leben durch Haben und Seyn stillstehen und Alles in sich concentriren, ja selbst rückgängig zu machen in das alte Selbstvergessen, oder schwärmerisch das Irdische ganz von sich stoßen und im überfrommen Eifer nur dem Jenseits zu leben, sich selbst in seiner Selbstheit ganz auf-, und einem geträumten Gängelbande von oben ausschließlich hingeben zu wollen. Im ersteren Falle giebt's frivole Aufklärung und tolldreistes Wegleugnen alles Höheren, im anderen trüben Mysticismus und werklosen Glauben. Auf beiden Seiten eigentlich Unglauben, da der wahre Glauben stets von zuversichtlichem wirksamem Streben nach einem nur geahnten Ziele begleitet ist.

Tritt hier nicht bei Völkern und Individuen Entartung und Verschlechterung, oder wenigstens ein träger mechanischer Schlendrian ein, so wird diese Stufe durch begeisterten Kunstsinn und Kunstbetrieb, durch religiösen und politischen Enthusiasmus, durch schwärmerische Liebe und Freundschaft charakterisirt. Allmälig reihen sich an das Gemüths- und Phantasieleben vorübereilende, unklare Vernunftanschauungen.

Weiter muß das höhere Selbstbewußtseyn und moralische Freiheit erwachen und diese als Verstand schlichtend ins Mittel treten, die Vernunft, die innere gemeinsame Bedeutung des äußerlich Vereinzelten in der Welt der Erscheinung und den Zusammenhang und die gegenseitige bedeutungsvolle Beziehung des Inneren und Aeußeren, Höchsten und Niedrigsten vernehmend. Dieses unterscheidet nun streng das Subjekt im Menschen vom Objekte, erkennt im Innern das allein Wesentliche, das sich für diese irdische Existenzstufe Selbstzweck sei, um durch freie Entwickelung sich einer letzten, höchsten Einheit der Welt einzuverleiben; aber es verkennt das Aeußere der Menschennatur nicht als eine ärgerliche Fessel, als ein an sich Schlechtes, sondern als ein wohlzuschätzendes Mittel, die Aufgabe des irdischen Daseyns zu lösen, ohne welche Lösung kein Weiterrücken möglich ist.

Der Verstand ergreift diese leisen Anklänge einzeln und versichert sich ihrer, indem er sie zum klaren Bewußtseyn, und den ganzen Menschen zur Selbsterkenntniß bringt.

So kommt's zu eigentlicher Wissenschaft, die nicht das Ziel des Lebens ist, das ist das wirkliche Leben, nicht blos theoretischer, wissender, sondern praktischer, handelnder (moralischer) Menschen, die aber allein den Uebergang vom Anfang zum Ziele des Menschenlebens abgiebt. Ohne vollständiges Wissen giebt's keine wahre Zurechnungsfähigkeiten und somit keine moralische Menschenwürde. In dieser Vermittelung vom Instinktleben zum Leben in der Freiheit des Menschen liegt die ganze Bedeutung der Wissenschaft. Mit welchem Rechte daher bald vorne herein in diesem Werkchen Streben nach Wissenschaftlichkeit als Grundcharakter der Lebensstufe des Menschengeschlechts, die wir unsre Zeit nennen, erklärt wurde, wird sich nach all' dem bisher Vorgetragenen leicht von selbst ergeben. Denn unsre Zeit schwankt noch stark zwischen Nothwendigkeit und Freiheit des Lebens, sie zeigt uns noch immer der erwähnten gegenseitigen Verirrungen genug; in ihr keimt aber auch die Wissenschaft bereits kräftig, und sie wird gedeihen. Und dann erst, wenn dem Menschen in der Wissenschaft der Plan des allgemeinen Lebens klar aufgedeckt ist; wenn er nicht blos das Außer ihm, sondern auch sich selbst deutlich, natürlich und vollständig (wissenschaftlich) seine eigene Individualität, erkannt hat, dann erst ordnet er mit Freiheit, gleich fern von Verachtung und Ueberschätzung des Irdischen, sein Leben vernünftig; ist aber als moralisches Wesen bereit, sein ganzes irdisches Daseyn hinzugeben, eh' er aus dem Streben aufwärts nach dem höheren Wesentlichen rückkehren sollte in die alte

Blindheit oder Willkühr. Dieß ein zu hoffendes zweites goldenes Zeitalter.

Nun giebt's erst Freudigkeit, Zuversicht und lebendige Fülle des Daseyns bei Einzelnen und bei Völkern.

Doch auch dadurch ist erst der Form nach der rechte Standpunkt betreten, dem Inhalte nach ist er unerschöpflich. Zwar ist der Mensch auf diesem Standpunkte in Vielem dem Instinkte und der wilden Leidenschaft entwachsen; zwar hat er in Vielem die Sinneszersplitterung und die das Geistige noch verkörpernde Einbildung und Phantasie überwunden; zwar ist er vom quäligen Mögen und verzweifelten Wollen zur ruhigen Entschließung vorgedrungen; aber noch ist der ganze Horizont, auch nur für das irdische Leben, lange nicht aufgethan; noch erweitert er sich stetig aus jenen Vermögen, wie aus tiefen Quellen, die aus dem dunklen Schooße der Erde dem herrlichen Sonnenlichte entgegen eilen, aus denen unversiegbar Well' von Welle gedrängt wird. Noch bleibt stets die Kunst, vor allem aber die Poesie, von Stufe zu Stufe der ferneren Entwickelung der Herold der Wissenschaft, noch immer bereitet der Glaube das Schauen, Religiosität, die Frömmigkeit, Erkennen das Handeln vor; und jeder Tag eines Menschen wiederholt ins Kleine modificirt die Weltgeschichte, mit Anfang, Mitte und Ziel.

Einen so herrlichen Vorgänger wir bei dieser Auffassung der natürlichen Entwickelung des ganzen Seelenlebens in Heinroth anerkennen müssen; so gewiß ist doch auch, daß sich in ihm die einseitige Richtung nach dem Extrem des die wirkliche Welt allzu geringschätzenden Mysticismus und der das Handeln vergessenden Glaubensseeligkeit deutlich ausspricht. Abgesehen von dessen unvollständiger Physiologie des Seelenlebens überhaupt und der von der unsrigen abweichenden Charakteristik der Vernunft, des Verstandes und des Gewissens insbesondere, möchte eine Vergleichung unserer Entwickelung und der in Heinroths bereits mehrmals angeführtem Werke B. 1. §. 1 — §. 46. dasselbe Zeugniß liefern. Auch ist's eine Eigenheit des mystischen Gemüths, das in rechtem Maaße und zur rechten Zeit Gott jedem schenken wolle! sich vor Zergliederung eines Ganzen, zum Behuf der klaren Erkenntniß, allzu sehr zu scheuen; worin Heinroth, in Bezug auf den Organismus des Seelenlebens bei mehreren Gelegenheiten ebenfalls zu weit geht, obwohl Er sonst sehr scharf zu zergliedern versteht. Freilich ist's besser das Ganze gar nicht aufzulösen, wenn man es nicht wieder herstellen kann: darf man sich aber letzteres zutrauen, dann geschehe ersteres; denn erst nach der Zergliederung und Vereinigung haben wir es ganz in unserer Gewalt; auch ist die Wiedervereinigung nicht so schwierig, wenn die Zergliederung eine natürliche Zergliederung war.

Freilich geschieht's oft, wie ein jetzt erst gefeierter großer Geist des vorigen Jahrhunderts sagt: „Die Analyse ist nichts mehr, als jeder Zuschnitt nach der Mode, wie die Synthese die Kunstnath eines zünftigen Leder- und Zeugschneiders."

Uebrigens müssen wir allerdings mit Heinroth (Zeitschrift für psych. Aerzte. Jahrg. 1819. Heft 4.) und gegen diejenigen, welche eine Physiologie, Pathologie und Therapie des Seelenlebens haben zu können wähnen, ohne des Moralischen erwähnen zu dürfen, fragen: was ist am Menschen der Körper ohne Leben, das Leben ohne Seele, die Seele ohne Gefühl, das Gefühl ohne Trieb, ein Trieb ohne Ahnung und Glauben; Ahnung und Glauben ohne Erkenntniß, Erkenntniß ohne Selbstbewußtseyn, und das Selbstbewußtseyn ohne moralische Freiheit?

c.

Was nun die Pathologie und Therapie des Seelenlebens anbetrifft, so wurden dieselben wie schon erwähnt, nicht von denen, die sich befleißigten das gesunde Seelenleben zu erkennen, ausgebildet, sondern von Aerzten, die, ohne wissenschaftlich vollständige Psychologie zu haben, erst durch einzelne psychische Krankheiten, die sie zu beobachten Gelegenheit hatten oder gar heilen sollten, sich aufgefordert fanden, das Krankheitsbild zu merken, sich, so gut es gehen wollte, meistens nur für vereinzelte Fälle das Wesen der Krankheit zu erklären und darauf gestützt, irgend etwas zu versuchen.

α.

Lebendiger und wahrer finden wir einzelne Krankheitszustände des Seelenlebens lange vor Hippocrates erklärt und ihre Heilung versucht, als es später geschah; wie denn immer der Mensch ganz von der Natur leibeigen noch gehalten richtiger ahnet und trifft, als wenn er mit noch schwacher Freiheit und geringer Uebung den freien Flug versucht.

Wir finden nämlich in der ältesten Geschichte einzelne Fälle wirklicher Krankheiten des Seelenlebens, nach Abzug von einigem, was auf Rechnung der kindisch-mystischen Sprechweise zu schreiben ist, viel natürlicher abgeleitet und die Heilung viel natürlicher begriffen, als es später in den Schulen und Büchern der Aerzte geschah. So finden wir die menschenhassende Wuth Sauls von Argwohn, Neid, Zorn und

Haß abgeleitet, und durch David's Musik (Spiel auf der Kinnor, wahrscheinlich von Gesang begleitet) gemildert und geheilt. Nach der Sprache jener Zeit war der Geist Jehova's von Saul gewichen und böse Dämonen (Elohim) über ihn gekommen (1. Sam. 16.). So wird von Nebukadnezar erzählt, daß er wegen Uebermuth zur Strafe verthiert unter den Thieren des Feldes wild irren mußte, bis er den zur Erde gesenkten Blick wieder empor richtete und den Herren des Himmels anbetete.

Nach Marcellus Sideta herrschte in der ältesten Griechenzeit unter den Arkadiern im Februar epidemisch eine Krankheit, die auch erblich gewesen seyn soll, vermöge der die Kranken wie Thiere sich geberdend wild herum schweiften; und nach Polybius (Hist. IV. 20. 21.) sollen die Gesetzgeber Arkadiens darauf gedrungen haben, daß zu solcher Krankheit Geneigte Musik trieben, die sie also als Verwahrungsmittel müssen angesehen haben. Wie denn auch Marcianus Capella (Satyricon. Antwerp. 1599.) erzählt, daß vor Zeiten alle griechische Städte der Ueberzeugung gewesen seien, die Leier könne Seelen- und Körperkrankheiten heilen. Beispiele von Wuth aus überspannter Leidenschaft, besonders Zorn und Rachsucht finden wir in ältester Zeit an Herkules und Ajax; von krankhafter Einbildungskraft (Furien) an Orest, Athamas, Alkmäon; von Schwermuth an Bellerophon.

Allenthalben also Zustände, die aus Verlust der freien Selbstherrschung über das niedere Seelenleben, besonders wildes Gemüth, hervor gingen, aus dem Menschen ein Thier werden ließen, aus welchem er durch Wiedererweckung des höheren Menschlichen wieder zum Menschen genas. Doch soll (Hahnemann:

dissert. de helleborismo veterum. Lips. 1812.) schon Melampus die verthierten Töchter des Prötus auch durch Veratrum album geheilt haben. Außerdem wurden, dem Urmysticismus der Kindheit des Menschengeschlechts angemessen, auch magische Curen an den Seelenkranken vorgenommen, wie z. B. schon Salomo, nach Josephus, dergleichen Kranke dadurch geheilt haben soll, daß er sie an seinen Siegelring, an dem sich die heilkräftige Wurzel Baaras befand, riechen ließ und so durch den Nasenschleim den schlimmen Geist, von dem sie besessen seyn sollten, auszog.

β.

In den Hippokratischen Schriften finden sich vorübergehende und dauernde, fieberhafte und fieberlose Zustände des Irreredens und Irrhandelns aufgeführt. Unter dem allgemeinsten Ausdruck für all' dergleichen Zustände: παράνοια werden begriffen φρενῖτις als dauerndes Irrereden bezeichnend, wofür auch παραφροσύνη μεγάλη gebraucht, und wovon παραφρενῖτις, vorübergehendes Irrereden, unterschieden wird, μελαγχολία und μανία, welche beide zwar bald durch Furcht und Schwermuth eines Theils, und durch Heftigkeit und Wuth andern Theils als verschieden erklärt werden, bald aber auch wieder sehr in einander gewirrt erscheinen. Richtige Ahnung, daß Melancholie und Manie nicht Gattungen, sondern nur Arten, beide dem Gemüthsleben angehörend, seien.

Außerdem deuten (vergleiche E. H. Doering: Hippocratis doctrina de deliriis, Marb. 1790.) die Zeichen, die sich für solche Zustände angegeben finden, meistens auf körperliche Ursachen und auf akute oder chronische leibliche Krankheiten.

Verderbnisse des Blutes durch Galle oder Schleim sind als Hauptursachen aufgestellt; Abführungen, Aderlassen, Bäder und Helleborus sind fast die einzigen Heilmittel.

Dennoch heißt es wohl dem Hippocrates und den Aerzten seiner und der nächstfolgenden Zeit Unrecht gethan, wenn man, wie Heinroth (a. a. O. I. §. 101.) thut, sie beschuldigt, sie hätten das eigentliche Wesen der Krankheiten des Seelenlebens übersehen, einen Fehlgriff gethan, indem sie körperliche Ursachen annahmen und körperlich wirkende Mittel anwendeten, und so zu einer Verirrung, die bis in die neuesten Zeiten fortgedauert habe, den Grund gelegt. Es läßt sich schon von der klaren Beobachtung des herrlichen Hippocrates nicht erwarten, daß er in Aufzeichnung der psychischen Symptome sollte nachläßig gewesen seyn, und nur die gröberen somatischen aufgefaßt haben. Auch giebt er erstere, denn er führt von gewissen Kranken an, daß sie weinen ohne Ursache, daß sie sich vor Dingen fürchten, die nicht zu fürchten sind, daß sie sich über Sachen betrüben, die sie nicht angehen, und daß sie überhaupt Vorstellungen haben, die vernünftigen Menschen nicht geziemen.

Er sah nur nicht, was nicht da war; und daran that er wohl, und wich dadurch zu seiner großen Ehre von manchen neueren Beobachtern ab. Aus einer besonnenen Betrachtung der Geschichte ergiebt sich nämlich, daß die Menschen jener Zeit nicht nur noch bei weitem mehr physisch, als psychisch lebten, sondern daß auch die alte wilde Krieger- und Heldenzeit, in denen Ausbrüche unbändiger Wuth erklärlich sind, daß das viehische Leben nach größerer Culturlosigkeit zugleich doch bei bereits überlebtem Instinkte, vorüber waren:

daß in der Zeit, von der bei Hippocrates und seinen nächsten Nachfolgern die Rede ist, schon ein ruhigeres, bürgerlich geordnetes, still betriebsames Leben eingeführt war, und daß es aus diesen Ursachen wenig oder gar keine psychischen Krankheiten gab, obwohl körperliche mit Symptomen aus dem Seelenleben, namentlich aus dem Gemüthsleben und der Einbildungskraft.

Damit stünde nicht im Widerspruch, wenn wir auch mehr und noch reiner psychische Krankheiten früher unter den Juden fänden, deren theokratische Verfassung allein, mit dem, was mittelbar davon abhing, Ursache derselben werden konnte.

Asklepiades und sein Schüler Themison (im letzten Jahrh. v. Chr.) wandten, nach dem Zeugniß des Cälius Aurelianus, zur Heilung von psychisch krankhaften Zuständen Gesang, Zwang zur Beschäftigung, Peitsche, Binden, Hunger und Durst, Wein und Liebe an.

Eben Cälius Aurelianus selber erkennt schon chronische Seelenkrankheiten ohne Fieber, die ihren Ursprung von psychischen Ursachen haben, unter denen er namentlich anführt häufiges Nachtwachen, Liebe, Zorn, Traurigkeit, Furcht, falsche Religiosität. Merkwürdig ist es in pathologischer Hinsicht, daß er von der Manie behauptet, sie sei keine Krankheit der Seele, weil erstlich die Philosophen für sie keine Kur vorschrieben, und weil zweitens stets körperlich krankhafte Zustände vorangingen.

Es ist nichts wahrer, als daß periodische Manie sehr häufig vorkommt, die rein nichts anderes ist, als eine chemische Krankheit des Gehirns oder Rückenmarks, oder auch eines Unterleiborgans, und nur eben die

Tollheit als auffallendstes Symptom darbietet. Auf solche Fälle stützen sich gern solche Aerzte, die, aus Bequemlichkeit oder Unvermögen, sie auszuüben, alle direkt psychische Behandlung für unwirksam, dagegen Bäder, ableitende Mittel, Ausleerungen u. dergl. für allein wirksam halten, die etwas Aehnliches finden bei gewissen Arten der Melancholie, wo eben letztere auch nur Symptom einer Nervenschwäche, oder Plethora rc. ist, und die daher auch jede eigentlich psychische Krankheit für unheilbar erklären, was sie aber häufig nur in Bezug auf die Untüchtigkeit solcher Aerzte ist.

Cäl. Aurelianus sieht bei der Heilung der Manie schon auf den Reiz des Lichtes u. dergl., spricht von Vorsichtsmaasregeln in Bezug auf zu erregende Furcht, auf Zulassung anderer Leute, Benehmen der Wärter. Uebrigens verordnet er besonders für Reconvalescenten Lese- und Redeübungen, Schauspiele, geeignete Unterhaltung, Spiele, körperliche Bewegung. Dabei findet er aber auch Blutegel, Bäder und dergleichen nöthig.

Außer Manie, kennt er nur noch Melancholie, deren Grundcharakter Traurigkeit ist und deren Kur der Manie ganz ähnlich sei; worin wir ihm beipflichten, sofern wir beide als Gemüthskrankheiten anerkennen müssen, was unsere neuesten Systematiker nicht erkannt haben.

A. Cornelius Celsus begreift alle Krankheiten, die sich vorzugsweise durch Symptome aus dem Seelenleben verrathen, unter dem Namen Insania, von der er drei Formen annimmt, und die er vorzüglich nach der Dauer, außerdem aber nach Lustigkeit oder Traurigkeit, Wildheit oder Milde, oder Verschmitztheit, verschieden seyn läßt. Nur eine Form benennt er, und

zwar

zwar durch φρενῖτις, worunter er nichts anders, als eben Phrenitis der Neueren, Entzündung der Gehirnhäute mit dem Symptom wilder Delirien versteht, obwohl sie bestimmt dafür erst Aëtius (543 n. Chr.) erklärte. Die andern beiden Formen benennt er nicht; leitet aber die eine, die fast fieberlos und länger dauernd ist, als die erstgenannte, von schwarzer Galle her, und charakterisirt sie besonders durch Traurigkeit. Die dritte Form dauert am längsten und die Kranken befinden sich bei ihr körperlich wohl. Sie ist aber noch zweierlei Art; entweder hält der Kranke die Bilder seiner regen und verschrobenen Einbildung für wirkliche Gegenstände, oder er hat verkehrte Begriffe von den Dingen.

Was die Therapeutik betrifft, so ist, neben Abführ- und Brechmitteln (jene mittelst schwarzer, diese mittelst weißer Nießwurz), Bädern, Frictionen und Fomentationen, Aderlassen, Nießmitteln, einschläfernden Mitteln, Schröpfen, leichter Diät, Bewegung, Anwendung von Licht und Dunkelheit, Festmachen u. s. w., auch Ermuthigung oder Bändigung durch freundliche Zusprache oder Drohungen, Musik, Zerstreuung, Erschrecken, Zwingen zum Merken und Wiedererinnern u. dergl. sehr empfohlen.

Uebrigens erkennt er im Allgemeinen die psychischen Krankheiten zwar für affectus corporis, die aber certis partibus assignari non possunt, durch welchen Zusatz er bereits die Verlegenheit ausdrückt, jede Krankheit der Art von einem körperlich krankhaften Zustande abzuleiten, zugleich mit der Beobachtung, daß denn doch meistens auch an dem Körper Veränderungen vor sich gehen, der ja nicht getrennt neben dem Seelenleben existirt, sondern durch ein Mittleres zu Einem Leben mit ihm verbunden, wie aus Einem Keime mit ihm entsprossen ist.

Aretäus, der Cappadocier, (gegen Ende des ersten Jahrh. n. Chr.) schildert das, was noch jetzt gewöhnlich, jedoch ohne scharfe Definition, mit Melancholie und Manie bezeichnet wird. Erstere ist nach ihm eine Seelentraurigkeit, die vorzüglich auf Einen Gegenstand gerichtet ist, bald Furcht vor Gift, bald Menschenscheu, bald religiöse Phantasien, bald Hang zum Selbstmord zum vorstechenden Charakter habe, ohne Fieber ist, von schwarzer in Magen und Zwergfell getretener Galle herrührt, und ihren Sitz in den Präcordien hat. Die Manie, die sich durch anhaltende, fieberlose Wildheit, mit Verwirrung der Erkenntniß, äußert, hält er eigentlich nur für eine weitere Ausbildung der Melancholie, bei welcher Erklärung er räthselhaft auf die doppelte Bedeutung des Wortes χολή: Galle und Zorn, hindeutet.

Die Verwandtschaft von Manie und Melancholie wird sich weiter unten sehr gut aufklären; und das Räthsel mit χολή scheint eben nicht unlösbar, sofern aus gar vielem erhellt, in welcher engen Beziehung die durch Affekt und Leidenschaft bezeichnete Stufe des Gemüths, mit der Leber, und namentlich der Zorn mit der Galle, steht.

Obwohl er besonders bei der Manie eine eigentliche Seelenkrankheit vor sich gehabt zu haben scheint, so findet sich bei ihm dennoch fast gar nichts von psychischer Behandlung, sondern Blutlassen und Schröpfen, Brechen und Purgieren, immer durch Nießwurz, sind die Hauptsachen.

Galen, Oribasius und Aëtius führen nur das Alte wieder an, und erwähnen Erklärungsversuche der Krankheitswesen aus schwarzer und gelber Galle, die mit dem Blut ins Gehirn treten, da Verfinsterung verursachen, in der sich der Kranke (Melancholische) fürchtet u. dergl. In der Kur findet sich die psychische Behandlung bei weitem weniger berücksichtigt, als es früher schon der Fall war.

Alexander von Tralles (Mitte des 6ten Jahrhunderts n. Chr.) begriff alle Krankheiten mit vorherrschenden Symptomen aus dem Seelenleben unter der Benennung Melancholie, unterschied aber verschiedene Arten derselben, die sich bald durch Lustigkeit, bald durch Zorn, bald durch Stumpfheit, bald durch fixe Ideen, bald durch Furcht, u. dergl. äußern, bald akut, bald chronisch, anhaltend oder periodisch, sind.

Er hält auf psychische Behandlung, meint aber, und hat darin wohl nicht ganz unrecht, daß eingewurzelte Melancholie nur durch körperliche Mittel zu heilen sey, wozu die angeführten Mittel, und wenn alles fehl schlägt, der armenische Stein (Kupfervitriol?) gebraucht wird.

Paul von Aegina (630 n. Chr.) erwähnt zuerst des Blödsinns, als einer Stumpfheit des Geistes mit Verlust des Gedächtnisses. Alles andere ist Wiederholung des Bekannten und Erklärung aus schlechter Mischung der Materie, und dem dadurch gesetzten Ueberwiegen des Feuchten, Trocknen u. s. w.

Es ist wohl zu merken und festzuhalten, daß in dem eben übersehenen, mehr als ein Jahrtausend langen, Zeitraum, kaum Krankheiten mit vorherrschenden psychischen Symptomen, die zugleich auch ihr Wesen im Seelenleben hätten, vorkommen, daß, wenn es der Fall war, meistens die niedrigste Stufe des Gemüthslebens, als des allein erst einigermaßen in Entwickelung begriffenen, nur dabei interessirt war, daß schon seltener Fälle eines gestörten Einbildungs- und Begriffslebens vorkamen, die meisten Krankheiten, der Behandlung nach zu schließen, sthenischer Natur waren, Blödsinn erst spät, und der vielleicht nur in Folge mangelhafter Entwickelung oder Krankheit des Nervensystems auftrat, dagegen metaphysische Narren u. dergl. noch gar nicht gefunden werden. Es hatte im Menschenleben durchaus im Ganzen das Physische noch das Uebergewicht.

γ.

Vergebens sehen wir bis jetzt noch einer Ausgleichung der entgegengesetzten Urtheile über das nun folgende sogenannte Mittelalter entgegen, das bald als die Zeit der Finsterniß, Barbarei und Abgeschmacktheit, bald als die Zeit der schönsten Lebensfülle ausgegeben wird, zu dem unser papiernes Zeitalter erst wieder zurückkommen müsse. Beide Partheien können allerdings manches nicht Unerhebliche für ihr Urtheil anführen; aber so von außen hineinwärts aus vereinzelten Erscheinungen wird der ganze Charakter dieser Zeit schwerlich richtig gefaßt.

Unsre Sache ist es, hier nur ganz kurz das wenige, was sich in dieser Zeit auf Seelenheilkunde bezieht, möglichst ins richtige Licht zu stellen, zumal da vor Allen die Aerzte mit bedauerlichem Achselzucken stillschweigend diesen in der Erscheinung jedem interessanten Abschnitt der Geschichte übergehen.

Wahr ist, daß derjenige, welcher einseitig für die Leibesheilkunde in diesen Jahrhunderten etwas Erhebliches sucht, bei den arabischen und mönchischen Aerzten solches eben so wenig findet, als ein anderer, der dasselbe einseitig in Bezug auf Seelenheilkunde thut. Nun, und ist damit nicht eben zugegeben, daß für den Arzt durchaus nichts zu finden sey?

Noch nicht! Vergegenwärtigen wir uns jene räthselhafte Zeit recht mit all' ihrem Aberglauben, all' den Gespenster- und Hexengeschichten, den Heiligenwundern und Dämonenglauben, so findet besonders der Arzt bei manchen Gelegenheiten so eigenthümliche Lebenszustände, so interessante Krankheitsfälle (namentlich bei für besessen Erklärten), daß er sich wohl aufgefordert fühlt, der Sache etwas weiter nachzuspüren, wenn auch die Menge schreit, das dumme Zeug bei Seite zu lassen. Vergleicht man dann mit einigem lebendigen Sinn und einigem allgemeinen Ueberblick jene Zeit als Gegenwart mit ihrer Vergangenheit und Zukunft: so ergiebt sich bald ein nicht uninteressantes Resultat.

Die Geschichte des Mittelalters erscheint, recht im Ernst gemeint, als ein Traumleben der europäischen Menschheit; weder ein fester Schlaf ist es, noch ein freies Wachen, sondern Traum, bald düsterer und schreckhafter, bald heiterer und rüstiger. Wie es auch dem Einzelnen zu gehen pflegt, so trat während dieses Traumes manches zuletzt Erfahrne für die Erinnerung gerade am weitesten ins Dunkel zurück, dagegen frühere, selbst Kindheitserinnerungen oder auch leise Vorahnung des Nächstkünftigen den Traum beleben.

Wie nicht selten der Träumende in einzelnen Punkten richtiger denkt, kräftiger entscheidet, bessere Verse macht, muthiger, überhaupt besonders zuverlässiger praktisch ist u. dergl., als im Wachen: so findet sich's auch in diesem großen, gemeinschaftlichen und lange dauernden Traum.

Was anderes zieht uns so magisch an Bilder aus jener Zeit, so große Schmutzparthien ihnen auch entgegengestellt werden mögen, was macht sie uns so hold, so harmonisch, so ganz erscheinen und spricht unsre gegenwärtigen grellen Einseitigkeiten, unsere kalte Geistigkeit und unser skeletartiges Volksleben so wohlthätig an durch Ergänzung, Erwärmung und Lebensfülle, als das Gewahrwerden der seeligen Schwebe jenes Lebens, im Gleichgewichte zwischen Physischem und Psychischem, in jener magischen Mitte zwischen beiden Sphären, zwischen denen das Land der Träume liegt.

Die nächste, passendste Uebersetzung von Schlaf und Wachen ist Leben in bedeutendem Uebergewicht des Physischen oder des Psychischen, und das Gebiet des Traumes, der ja nichts anderes als ein Schlafwachen, oder Wachschlafen ist, ist das nun öfters erwähnte, wenn auch erst noch postulirte Mittelgebiet im Menschenleben.

In diesem Mittelgebiet ist der unmittelbare Verkehr des Leiblichen und Geistigen, und darum in Lebenszuständen dieses Gebiets eine solche Einheit und Harmonie des ganzen Menschenwesens. So im gesunden Traume, in welchem jede Regung des Seelenlebens sich ungehindert und rein und plötzlich im Leiblichen reflektirt, und jede Regung in diesem sogleich in jenem eine hervorbringt, die sich stets unmittelbar zu einem lebendigen Bilde vereinigend gestalten. So das eigenartig gesteigerte Traumleben, das wir in den Erscheinungen des Thiermagnetismus, dessen eigentliche Zeit das Mittelalter ist, kennen, in welchem sich das ganze Leibliche und Geistige einander so durchdringen, daß auf der einen Seite das Selbstbewußtseyn aufhört, auf der andern eine Durchschaubarkeit und allgemeine Sinnesfähigkeit des Leiblichen eintritt.

Letzteres haben wir hier besonders wohl in's Auge zu fassen. Mehr im Gleichgewichte des Physischen und Psychischen, als in der einen oder andern Richtung lebte das Mittelalter, und darum findet der historisch forschende Arzt weder für somatische noch für psychische Heilkunde etwas Erhebliches, aber er hüte sich, was er Mittleres findet, leichtsinnig zu übersehen und verächtlich wegzuwerfen.

Es wird täglich mehr zugestanden, daß jener Zeitraum der Geschichte große Männer aufzuweisen hat; keiner aber, selbst von denen keiner, welche gegen manchen wirklichen oder auch nur dafür gehaltenen Unfug ankämpften, ganz frei von etwas Mystischem oder besser Magischem *) gefunden wird. Wie ließe sich das reimen, wenn nicht ein wesentlich die ganze Stimmung Bedingendes zu Grunde läge, dem sich keiner ganz entziehen kann? Wie ließe sich die Zuversicht, der Muth der Hexen und Zauberer, bei den härtesten Verfolgungen, erklären, wenn sich ihr Wesen nicht auf irgend etwas Wesentliches stützte? Was wäre in der Geschichte nicht wegzudisputiren, wenn man Zeugnissen über eine Art Wunderkuren eines Olaf des Heiligen (reg. 1020 bis 1035) (vergleiche J. Peringskiöld: Historiae regum septentrional. a Snorrone Sturlonide conscriptae etc. Stockh. 1697.), eines Eduard des Bekenners (reg. 1041 — 1066), eines Philipp des Ersten (1060 — 1108) und seiner Nachfolger (vergl. J. J. Zentgraff: diss. de tactu regis Franciae, quo strumis laborantes restituuntur. Witteb. 1675.),

*) Ich habe von Schelling eine etymologische Ableitung des Begriffes der Magie aus dem Deutschen und Persischen gehört, die, wenn ich recht verstanden habe, gerade auch in ein Gleichgewicht des Wissens und Könnens, in ein lebendiges Schaffen, gleich fern von abstraktem Wissen und von seelenlosem, und darum unmächtigem Handeln (Handthieren) das Wesen derselben setzt.

und anderen ähnlichen Sachen allen Glauben absprechen wollte? Wer erklärt, wenn auch alles auf gereizte Einbildung, auf schwärmerischen Aberglauben hinausgeführt wird, letztere selber wieder aus irgend einer eigenthümlichen Lebenstemperatur der Menschen jener Zeit, ohne auf ein Leben in jener magischen Zwischenwelt des Leiblichen und Geistigen im Menschen zu kommen?

Die ganze Sache durchzuführen, ist hier nicht der Ort, genug der Andeutungen, wie im Mittelalter der Wendepunkt vom vorherrschend physischen Leben der Menschengattung zum vorherrschend geistigen zu suchen sei, und zwar nicht mit einer schnellen Wendung, sondern in einem eigenartigen Mittleren allmälig geschehend. Mit all' dem Vorgetragenen zusammenhaltend erwäge man schließlich nur noch die Aeußerung: daß die Erscheinungen des Thiermagnetismus in unserer neuesten Zeit den letzten, lebendigsten Morgentraum unmittelbar vor dem wohl etwas verspäteten Erwachen bedeuten.

Wir konnten nicht früher, das ist das Resultat, deutlichere Spuren einer reinen Seelenheilkunde haben, als nach dieser Zeit, weil es bis dahin nur leise Anklänge wahrhaft psychischer Krankheiten gab: wir müssen nun aber jene bekommen und rüstig an ihrer Gestaltung arbeiten, weil diese immer häufiger und reiner werden müssen.

Folgen wir denn der Spur ihrer Entwickelung weiter nach!

δ.

Vom Anfang des 15ten bis zum Ende des 17ten Jahrhunderts findet sich allerdings bei jedem vorzüglicheren Arzte der Italiener, Franzosen, Engländer, Holländer, Schweizer und Deutschen eine Rubrik für psychische Krankheiten; allein es finden sich bei keinem durchgreifende Ansichten, sondern allenthalben werden einzelne ältere oder neue Krankheitsgeschichten erzählt, die fast durchgängig nur Fälle von Melancholie oder Manie, also eines kranken Gemüthslebens, nunmehr zwar nicht blos die Stufe der Leidenschaft, sondern auch die des Geschmackes und Gewissens, sofern sie sich auf religiöse Gefühle beziehen, auch die Erkenntnißstufe der Einbildung und Phantasie betreffend; allein, wie leicht zu finden ist, häufig auch noch von leiblicher Seite aus bedingt.

Die pathologische Ableitung der Zustände findet man entweder ganz umgangen, oder die alten, bereits angeführten wieder gebraucht, oder sie werden als Machwerk der Hexen, Zauberer und Dämonen betrachtet. Dieß findet sich selbst bei sonst sehr tiefen und umfassenden Männern, wie z. B. bei van Helmont, Sennert (geb. 1572.) u. A.; und selber diejenigen, welche sich bemühten, den Hexenunfug ausrotten zu helfen, und Seelenkranke als Kranke gegen die Grausamkeiten, denen sie als besessen seyn sollende ausgesetzt waren, in Schutz nahmen, wie J. P. Porta, Wierus, Paul Zacchias u. A. m., kamen zum Theil auf jene ursächlichen Momente zurück.

Andere faßten allerdings rein psychische Ursachen aus dem unteren Gemüthsleben, wie Liebe, Eifersucht u. dergl., richtig auf, und viele zeichneten nicht nur sehr gute Krankheitsbilder, sondern lieferten auch höchst schätzenswerthe Sektionsberichte, wie z. B. Fernelius (geb. 1486 oder 1506), Riverius (geb. 1589), Theoph. Bonnet (geb. 1620.), J. B. Morgagni (geb. 1681) u. A. Die Kur der Seelenkrankheiten wurde wenig erweitert, theils wurden die bei den Alten bekannten Mittel angewendet, theils nach Maasgabe der Constitution mit pharmaceutischen Mitteln gehandelt, direkt psychisch wenig oder nichts gethan, ja manche sogar den Teufelsbannern überlassen, wie es selbst Fel. Plater (geb. 1537) in Bezug auf die Melancholie that, der doch sonst die Wirkungen der Leidenschaften zu erforschen so eifrig bemüht war.

Fel. Plater stellt zuerst eine Classifikation der morborum mentis auf; nämlich:

1. mentis imbecillitas: darunter
   Hebetudo, Tarditas, Oblivio, Imprudentia.
2. Mentis consternatio: darunter
   Somnus immodicus, Corus, Lethargus, Apoplexia, Epilepsia, Convulsio, Catalepsis, Ecstasis.
3. Mentis alienatio: darunter
   Stultitia, Temulentia, Amor, Melancholia, Hypochondriacus morbus, Mania, Hydrophobia, Phrenitis, Saltus Viti.
4. Mentis defatigatio: darunter
   Vigiliae, Insomnia.

Es sind aber in dieser Zusammenstellung theils reine leibliche Krankheiten, theils und vorzüglich aber krankhafte Zustände, die im organischen Aether begründet sind, theils böse Symptome oder momentane gänzliche Aufhebung des psychischen Lebens untereinander gemengt.

Auch Boerhaave (geb. 1668) noch kennt nur Melancholie und Manie, welche letztere für einen höheren Grad der ersteren gehalten und diese aus schwarzer Galle abgeleitet wird.

Doch sprach schon ein Zeitgenosse Boerhaave's, ein Psycholog, Joh. Franz Budde (1667 — 1729) beiläufig aus: der Verstand erkranke durch Zweifel, Leichtgläubigkeit, Mißtrauen und Bewunderung; der Wille aus falscher Selbstliebe. Obwohl auch vom Körper aus Dummheit, Wahnsinn und Raserei entstehen könnten.

ε.

Erst mit dem 18ten Jahrhundert beginnt ein ernsteres und rascheres Bestreben, eine Seelenheilkunde zu begründen. Die gebildeteren Nationen Europa's haben von nun an Aerzte aufzuweisen, die sich nicht blos nebenbei, sondern vorzugsweise dieser Angelegenheit annahmen; die Resultate fielen dabei im Ganzen bei jeder Nation dem Nationalcharakter angemessen aus, die sich bei uns Deutschen, die wir uns gar zu gerne mit zuviel auf Einmal befassen und unter denen sich zuwenige vorzugsweise der Seelenheilkunde widmeten, warum sie denn auch nirgends eine recht durchgreifende Stimme bei der Sache erhielten, als Ansicht einzelner Sekten oder Schulen, die aber kaum so zu nennen sind, weil sie sich wohlweislich hüteten die Sache zu übereilen und voreilig abschließen zu wollen, wieder finden, und in die bereits seit kurzem der höhere Geist der Einigung, der ein Resultat Deutscher Forschung ist, einzudringen angefangen hat.

Voraus ist zu bemerken, daß man allenthalben, wo nicht bloß Altes wiedergegeben oder einiges Einzelne neu gegeben, sondern die ganze Lehre von den Krankheiten, die durch Symptome aus dem psychischen Leben vorzüglich in die Erscheinung treten, umfaßt und aus Einem Stücke gründlich forschend bearbeitet werden sollte, sich in Erkenntniß des Seelenlebens häufig so ungeübt zeigte, daß selbst für einfache Beobachtung der Sinn zu fehlen schien und das ganze systematische

Gebäude nicht selten auf höchst unnatürliche Principien aufgesetzt wurde.

Uebrigens finden sich in der neueren und neuesten Zeit rücksichtlich der Entstehung psychischer Krankheiten folgende verschiedene Hauptansichten:

1) Sie entstehen durchaus von leiblichen Ursachen, Störungen des körperlichen Lebens. Dahin sind zu rechnen

Der Franzose Lorry (de melancholia et morbis melancholicis Tom. II. Par. 1764.). Er erkennt den verschiedenen Zustand der elastischen Faser und die schwarze Galle als einzige Ursachen von Krankheiten des Seelenlebens an. Diese willkührliche, oberflächliche Annahme rächt sich aber auch durch das ganze Werk des sonst sehr gelehrten und scharfsinnigen Mannes, indem sie nirgends sichere und überzeugend ansprechende Züge zu Stande kommen läßt, sondern nur verwischte allgemeine Abschattungen, aus denen kein natürliches Leben spricht, zu Wege bringt.

Sehr ähnlich hält es le Camus (Médécine de l'Esprit. Par. 1769).

Dufour (sur les fonctions et les maladies de l'entendement humain, übers. Leipz. 1786.) tadelt zwar die Ableitung der fraglichen Krankheiten von krankhaften Zuständen des Gehirns, aber nur um sie häufiger von Fehlern des Unterleibs, namentlich Verstopfungen, Verhärtungen der Leber, der Milz u. s. w. herzuleiten, und darnach die Heilung einzurichten.

Der Engländer Cullen (Anfangsgründe der praktischen Arzneikunst, übers. Leipz. 1790. 2 Thle.) führt alle Erscheinungen gestörten Seelenlebens auf übermäßige Aufregung oder Unterdrückung der Nervenkraft zurück. Ihm thaten's Viele nach.

Letzteres gilt besonders von dem Italiener Vinc. Chiaruggi (Della Pazzia in genere e in specie, trattato medico-analitico, con una Centuria di osservazioni. Flor. 1793 — 1794. 3 Thle.), der daher den Ausdruck: Krankheiten der Seele oder des Geistes als unstatthaft ganz verbannt haben will, weil die Seele (ja die Idee derselben, sie selbst in ihrer letzten Vollendung, aber nicht die empirische Seele im irdischen Leben) etwas Einfaches, Unveränderliches sey.

Aehnlich folgt der Cullen'schen Erklärung Daquin (La Philosophie de la folie. Chamb. 1791.).

Crichton (an Inguiry into the nature and origine of mental derangement etc. Lond. 1798.) läßt sie aus Unregelmäßigkeit der Gefäßthätigkeit ursprünglich bedingt seyn, welche auf das Nervenleben, von dem alles Seelenleben abhängen soll, störenden Einfluß üben.

Damit stimmt denn auch J. M. Cox (Practical observations on Insanity etc. Lond. 2. Ed. 1806.) vollkommen überein.

Und eben dahin kam auch der fleißige Zergliederer von im Wahnsinn gestorbenen A. Marshal (the morbid anatomy of the Brain etc. Lond. 1815.) hinaus.

Merkwürdig ist es, daß nicht Ein in diesem Fache etwas bedeutender Deutsche sich in diese Einseitigkeit verirrt findet.

2) Die psychischen Krankheiten werden bald und theils von leiblicher Seite, bald und theils von geistiger ursächlich bedingt; woran sich aber mehr oder weniger deutlich die Annahme knüpft: erst, wenn von der einen oder anderen Seite abnorme Zustände des leiblichen Or-

gang des Seelenlebens gesetzt sind, giebt es eigentliche psychische Krankheit. Hieher gehören Pinel (Traité medico-philosophique sur l'aliénation mentale. Par. 1801.) und sein Schüler Esquirol.

Ferner Amard (Traité analitique de la folie et des moyens de la guérir. Lyon 1807.), welcher einzelne Gattungen der Krankheiten des Seelenlebens an einzelne leibliche Gebilde, z. B. Manie ohne Delirium, Melancholie und Hypochondrie an die Unterleibsnervengeflechte und den sympathischen Nerven, Manie mit Delirium dagegen, so wie Narrheit und Blödsinn, an das Hirn anknüpfte, und überdieß auf gleichzeitige Veränderungen im leiblichen Leben bei Krankheiten des Seelenlebens sehr Rücksicht nimmt.

Deßgleichen Arnold (Observations on the nature, kinds, causes and prevention of insanity etc. Leic. 1782 — 1786.), der außerdem so reich ist an eigenen Erfahrungen und fremde Beobachtungen aus allen Zeiten so fleißig gesammelt hat. Er läßt nämlich die Seelenstörungen theils von Seite der sinnlichen Empfindung, theils von Seite des Denkens entspringen.

Eben so J. Haslam (Observations on insanity etc. Lond. 1798), der darum auch noch merkwürdig ist, daß er das Erste und Hauptsächlichste bei jeder psychischen Krankheit das mehr willkührliche falsche Denken seyn läßt, das falsche Gemüthsstimmung erst zur Folge habe, womit die Erfahrung in sofern nicht übereinstimmt, daß vielmehr in den häufigeren Fällen unregelmäßiges Gemüthsleben, dessen die Selbstbestimmung nicht Herr werden kann, den Grund legt: obwohl, wie wir weiter sehen werden, allerdings auch der umgekehrte Hergang Statt finden kann. Gerade Hassam aber erfaßt übrigens die geistige Genesis dieser Krankheiten, sie besonders auf Mängel der Erziehung zurückführend, am umfassendsten und lebendigsten.

Sehr ähnlicher Ansicht ist in Bezug auf Melancholie insbesondere B. Fawcet (ein Geistlicher) (Observations on the nature, causes and cure of melancholy etc. Shrewsb. 1780.).

Alle in diesen Zeitraum fallende deutsche psychische Aerzte, je früher zurück, um so mehr, scheinen sich, in richtiger Ahnung des Wahren, zu scheuen, dieser Ansicht, in Bezug auf die Klausel, daß erst dann eigentlich psychische Krankheit auftrete, wenn bestimmte physische Fehler in der leiblichen Organisation gesetzt seien, bestimmt beizutreten.

Sämmtlich von Weikard (der philosophische Arzt. Frankf., Hanau und Leipz., 1782.) bis auf die Schrift Sandtmann's: Nonnulla de quibusdam remediis ad animi morbos curandos summo cum fructu adhibendis Berol. 1817., welche eigentlich Horn's Ansichten geben soll, wird zwar eine doppelte Reihe der Krankheiten des Seelenlebens angenommen, je nachdem sie von physischer oder von psychischer Seite entstanden sind; aber im letzten Falle jene Behauptung: es müsse dennoch erst eine bestimmte physische Abnormität gesetzt seyn, eh' es eigentliche Krankheit gäbe, nirgends ausdrücklich aufgestellt. Und wenn ihr auch, die übrigens von der Gegenparthei auch nicht so definitiv ausgesprochen war, nicht direkte widersprochen wurde, so geschah es indirekte, sofern man immer tiefer in's Seelenleben selber eindrang und sich somit vom leiblichen in der Untersuchung überhaupt mehr und mehr entfernte.

Es sind übrigens hier besonders noch zu nennen J. B. Ehrhard, dessen Ansichten theils in M. Wagner's Beiträgen zur Anthropologie u. s. w. B. I. S. 100 — 143. B. II. S. 1 — 66., theils in Hufeland's Journal B. XIV. St. 2. S. 64 — 90. enthalten sind; ferner J. G. Langermann (Diss. de methodo cognoscendi curandique animi morbos stabilienda Jen. 1797), welcher daher die Seelenkrankheiten nach den doppelseitigen Ursachen in idiopathische und sympathische eintheilt; J. C. Hoffbauer (a. a. O.) und Reil (Rhapsodien über die Anwendung der psychischen Kurmethode auf Geisteszerrüttungen. Halle 1803. (erste Ausgabe).

Erst in der neuesten Zeit, als die Sache auf Entscheidung drang, bildete sich auch unter den Deutschen eine deutliche Opposition, rücksichtlich des fraglichen Punktes, sofern die Einen, die ursächliche Vorbereitung von physischer und psychischer Seite zugebend, jene Klausel vertheidigten (vergl. z. B. Haindorf's (J. J. Wagner'schen) Versuch einer Pathologie und Therapie der Gemüths- und Geisteskrankheiten. Heidelb. 1811. Weiß im 4ten Hefte d. Jahrg. 1819. von der Zeitschrift für psychische Aerzte, herausg. von Nasse. u. A. m.); andere aber, bis jetzt jedoch vorzüglich und fast allein Heinroth, alles, was als leibliche Bedingung aufgeführt wird, erst für Wirkung schon vorhandener eigentlicher Krankheit des Seelenlebens erklärt, und dadurch, daß er auf Beachtung der moralischen Freiheit, als des erst Einheit in das Seelenleben Bringenden, bei psychischer Pathologie und Therapie dringt, welche früher entweder ganz unbeachtet blieb, oder, wie z. B. von Hoffbauer, ausdrücklich ausgeschlossen wurde.

3) Endlich, lehrt man, sollen alle Krankheiten mit vorherrschenden psychischen Symptomen nur aus dem Seelenleben selber bedingt seyn.

Hierbei hat man aber gern zu unterscheiden vergessen, ob denn Störungen im Seelenleben, die offenbar auf physische Weise entstanden, mit unter die eigentlich so zu nennenden psychischen Krankheiten zu rechnen seien, oder nicht, und ging dabei dadurch bisweilen neuerlichst zu weit, daß man überall physische Abnormitäten, sofern sie mit Seelenstörung zusammen vorkommen, als Folgen der schon früher auf psychischem Wege entstandenen und bestandenen Seelenkrankheiten hält, die doch wirklich Ursachen sind. Hierher gehören:

Harper (A treatise on the real cause and cure of insanity etc. Lond. 1789). Freilich ist seine psychologische Bildung nicht eben vortrefflich; doch behauptet er fest: die Insanity ist eine eigentliche Krankheit der Seele, die von keiner physischen Ursache abhängt. Nun geht er aber weiter also zu Werke: die Seele ist ein vorstellend-empfindendes Wesen, das sich stets zu Vergnügen oder Schmerz gestimmt findet. Damit der Mensch geistig gesund sey, müssen Lust und Schmerz stets in gewissem Gegengewicht stehen; beschäftigt sich nun aber die Seele mit einem Gegenstande der Lust oder Trauer zu viel oder gar ausschließlich, so wird jenes Gleichgewicht gestört, und die Seele ist krank. Dieß wird sie aber vor Allem durch die Leidenschaften.

Diese Erklärung wäre dann nicht übel, wenn sie auch auf die Abweichungen des Erkenntnißlebens fortgeführt wäre, und wenn, was die Hauptsache ist, das Seelenleben dadurch weniger für etwas Automatisches, und der rechten Einheit, die in dem Wechselspiele des Gegengewichts walten muß, Ermangelndes, als vielmehr für ein in moralischer Freiheit sich schließendes lebendiges, selbstthätiges Ganze, betrachtet würde, wie es sich in lebendiger, erfahrungsgemäßer Anschauung kund giebt.

Da bemerkte endlich J. C. A. Heinroth (Lehrbuch der Störungen des Seelenlebens oder der Seelenstörungen und ihrer Behandlung. Leipz. 1818. 2 Thle.), daß die psychischen Aerzte bisher noch immer das aus dem Spiele gelassen hätten, was das menschliche Seelenleben erst zu einem solchen mache; nämlich die Freiheit, das moralische Princip. Moralische Freiheit, d. h. die Fähigkeit, sich selbst aus sich selbst mit Selbstbewußtseyn in eine Thätigkeit zu setzen und in ihr zu erhalten, welche, alles Egoistische unterordnend und aufopfernd, das Gute nur darum, weil es gut sey, zu verwirklichen strebe, sei das einzige gründliche Unterscheidungszeichen des höheren menschlichen Seelenlebens.

Es ist freilich nicht Jedermanns Sache, sich diesen Charakter des Seelenlebens, Selbstdurchschauung, um eine sinnlichere Bezeichnung für Selbstbewußtseyn zu wählen, lebendig genug vorzustellen, denn das Demonstriren, um diese Vorstellung hervor zu bringen, kann eben so wenig dazu verhelfen, als etwa die Beschreibung eines Geschmackes, der mit keinem schon erfahrnen verglichen werden kann, eine deutliche Vorstellung desselben geben wird. Ehe etwas erfahren ist, kennen wir es nicht gehörig; doch kann alles erfahren werden, was nur immer Interesse für den Menschen haben kann, und nach seiner eigenen Seele braucht er nicht erst in fremde Lande zu reisen.

Diese Selbstdurchschauung, dieses Selbstbewußtseyn gehört zwar unmittelbar zum Wesen des Seelenlebens, und ist also überall, wo nur Seelenleben ist, und auf welcher Stufe der Entwickelung es stehen möge. Aber erst in seiner höchsten Ausbildung, erst in seiner größten Differenz von dem Körperleben, von welchem es sich ja nur allmälig entfernt, ist das Selbstbewußtseyn so vollkommen, daß es sich auch mit wahrer Freiheit selbst regiert; denn, das ist auch Erfahrungssache, je körperlicher, desto gebundener, blinder, leibeigener; je seeliger, desto klarer und freier. Freiheit im Handeln, d. h. moralische Freiheit, ist und bleibt Ziel der irdischen Seelenentwickelung; aber der Weg geht von Gebundenheit zur Willkühr, und von dieser aus erst allmälig zur Freiheit. Wie daher übrigens das Selbstbewußtseyn zum Wesen des Seelenlebens gehört, und Freiheit das Resultat des vollendeteren Selbstbewußtseyns ist, so ist alle Veränderung im Seelenleben ohne Beziehung zum Selbstbewußtseyn und zur Freiheit, oder zu einem letzten, obersten Einheitspunkt in ihm selber, nicht zu denken, auch keine Krankheit des Seelenlebens ohne diese Beziehung zu denken.

Ja aber „animus non aegrotat" sagt die alte Sentenz. Sie kann Recht haben, wenn sie die Idee der Seele, dieselbe in ihrem Vordaseyn, wenn sich Jemand ein solches denken kann, oder in ihrer Existenz nach dem irdischen Menschenleben, oder selbst die Seele des Menschen im irdischen Leben insoweit meint, als sie bis auf eine gewisse Stufe der Vollendung entwickelt ist. Aber die ganze Menschenseele, als die entgegengesetzte irdische Lebensform vom leiblichen Organismus; die wird gezeugt, wie letzterer, sie entfaltet sich aus gemeinschaftlichem Keime mit letzterem, und entwickelt sich dann sogar bis auf einen gewissen Grad mit der Nothwendigkeit eines physischen Gesetzes weiter; auch sie ist allerlei Veränderungen fähig. Oder ist ein wesentlicher Unterschied zwischen der Veränderbarkeit des Leibes durch Frost und Wärme, und der Veränderbarkeit unseres Seelenlebens durch eine traurige Botschaft und eine frohe? Oder setzt die traurige oder frohe Botschaft erst im Körper eine Veränderung, die sich nur in der sich ganz gleich bleibenden Seele wiederspiegele? Warum geschieht denn dasselbe nicht auch während des Schlafes, während welches doch allem nach der Körper erst recht con amore lebt? Warum geschieht's nicht viel besser, leichter und tiefer nach tüchtiger Mahlzeit, im Rausche, als zu welcher Zeit das leibliche Leben gerade sehr begünstigt ist? Ja, und wie soll denn das Wort des Trostes, der Ermunterung, der Belehrung u. s. w., wie soll es denn auf das leibliche Gebilde wirken? Wie sollte denn bei einer unveränderlichen Seele das Zusammenseyn mit dem Leibe zu Einem Leben und ihre ganze Wechselbeziehung gedacht werden? da sich nach der bisher gegebenen Ansicht von ihrem Wechselverhältniß so manches Räthsel lösen läßt, was bei jeder andern, von gesunder Erfahrung fernerer, Erklärung ein Räthsel bleiben wird.

Doch, wie gesagt, mit dem Demonstriren ist hier wenig zu gewinnen: wo es sich um unmittelbare Anschauungen des Lebens handelt, da ist Demonstration eine feile nichtsnützе Dirne, die ihren Liebhaber ewig bei der Nase im Kreise herumführt.

Kurz, wie die Seele bald plötzlich, bald allmälig, bald bei diesem, bald einem anderen Körperzustand, in Freude und Trauer, Irrthum und Wahrheit geführt werden kann: so kann sie auch krank werden, in und aus sich selber, wie jenes in und aus ihr selber geschehen kann. Und wie ferner vollendetes Selbstbewußtseyn und somit vollkommene Freiheit im Handeln das Ziel der Entwickelung des individuellen Seelenlebens ist, und jedes Ding am richtigsten dadurch geschätzt wird, daß man seinen momentanen Zustand mit seinem Ziele vergleicht: wie also alles im Seelenleben des Einzelnen stets in Beziehung auf seine Freiheit betrachtet werden muß: so auch die Krankheit desselben.

Heinroth leitet nun die Krankheiten des Seelenlebens überhaupt weiter also ab: auf einer gewissen Stufe der Entwickelung des ganzen Menschen herrscht der Egoismus, vermöge dessen der Mensch nur seyn und haben, alles, und zwar Irdisches, um sich, als einem stehenden Punkt concentriren will, wo also die eine Lebensbeziehung, seine Individualität möglichst zu befestigen und zu verallgemeinern, die excentrisch vorherrschende seyn will. Nun mahne ihn aber das Gewissen von diesem excentrischen Bestreben ab und zum Gegentheil hin; vom egoistischen Selbstseyn aber zur Selbsthingabe, zur Liebe an, dessen Objekt ein Ueberuns, das Göttliche sey.

Es läßt sich nicht verhehlen, daß, bei allem übrigen Vortrefflichen an Heinroth's Werk, hier sich etwas Mystisches erhebe, was sich durch das ganze Werk durchzieht. Vermöge desselben wird nun die Darstellung der Entwickelung des Menschen etwas übereilt; und anstatt des einen excentrischen Strebens des, wie er es gut nennt, Selbstseyns, gegentheils die Forderung des Nichtselbstseyns, des Sichselbsthingebens an ein Höheres excentrisch überspannt; der Mensch weniger als ein sinnlich-vernünftiges Wesen aufgefaßt, weniger zu einem tüchtigen wirklichen Menschen, als vielmehr zu einem über die nächste Wirklichkeit, über die Gegenwart hinaus schwärmenden gemacht, so vortrefflich schon in den „Vorbegriffen" des Werks, namentlich im zweiten Kapitel desselben (B. I. S. 25 — 32.) der wirkliche Mensch als gesunder auch gezeichnet seyn mag.

Jene höchste Stufe des Gemüthslebens, die sich im Geschmack und Gewissen äußert, als Lust uud Streben an und nach dem Schönen und Vollendeten, sofern es in der Wirklichkeit zu realisiren gesucht werden muß, und als Unlust und Streben in Bezug auf das Gegentheil davon, geht allerdings ins Unendliche; allerdings giebt es ein, der Sinnlichkeit entgegengesetztes Seelenvermögen, das, wie diese nur die Sonderung des Einzelnen gewahrt, der Einheit alles Einzelnen inne wird; allerdings giebt es eines Theils einen sinnlichen Zug abwärts nach dem Irdischen und zum Selbstseyn, und andern Theils einen Zug aufwärts nach dem Himmlischen: dorthin sucht uns allerdings Wahn und Leidenschaft zu reißen, und dahin mahnt die Stimme des Gewissens und die Einsicht der Vernunft; allein keine beider streitenden Partheien ist an sich schlimm; keiner kann der höhere Schiedsrichter in uns, die höchste Freiheit der Seele selber, ganz Recht, keiner ganz Unrecht geben: sondern beide sind sie gleich nöthig zum Gespann der Seele, und der verständige Fuhrmann (Platon) will weder fliegen noch kriechen; sondern einen besonnenen, der Wirklichkeit angemessenen Takt fahren. Nur durch das wirkliche irdische Leben leben wir dem Himmlischen, wir versäumen dieses, wenn wir jenes versäumen.

Auch ist unter allem, was ist, nicht zu unterscheiden in Göttliches und Nichtgöttliches; und auch das

Geld und äußere Ehre und der ganze Luxus selbst ist an sich nichts Teuflisches, letzterem Worte, womit jedoch Heinroth nicht einverstanden scheint, auch nur eine bildliche Bedeutung zugestanden. Nur die Ansicht und der Gebrauch der Menschen in ihrem Irrthum macht diese Dinge schlimm; kurz nicht ein Teufel und *ein Gott streiten sich um die Seele des Menschen*, beide Gewalten sind von Natur aus in ihr selber, müssen in ihr seyn, damit es eine Menschenseele sey, die ein praktisches Menschenleben möglich mache, das mittelst des Niedrigsten nach dem Höchsten strebt.

Dieß erinnert, fährt nun Heinroth also fort: aus jener (übertriebenen) Anhänglichkeit an das (niedrig) Irdische gehen Leidenschaft, Wahn und Laster hervor, die der Stimme des Gewissens trotzen, der höheren Freiheit in uns widerstehen, und so die natürliche Fortentwickelung des ganzen (moralischen) Menschen hemmen.

Leidenschaft, Wahn und Laster, in die der Mensch in derselben Ordnung, wie sie hier genannt sind, allmälig gerathe, seien selber Abnormitäten des Seelenlebens, aber sie seien vorübergehend und verhalten sich zu Seelenkrankheit, wie Schlaf zu Tod, da der frei seyn sollende Mensch durch jene nur vorübergehend und theilweise, durch diese dauernd und ganz gebunden werde.

Hier geht nun aber Heinroth offenbar zu weit, vor allem darin nämlich, daß er Krankheit des Seelenlebens in gänzlichen Verlust der Freiheit setzt (B. I. S. 50.), welche Uebertreibung er noch dadurch ausmalt, daß er sagt: „der Seelenkranke existirt nicht mehr im Gebiete der Menschheit, und er ist nicht sowohl Thier, als vielmehr Maschine, nur noch im leiblichen Leben durch die Gesetze des Lebens bestehend." Hier ist wirklicher Seelentod bezeichnet, mit dem auch kein leibliches Leben denkbar wäre, und wo, wie überall, wo Tod herrscht, nicht mehr von Krankheit die Rede seyn kann.

Ist denn aber bei mancher, ja jeder, sogenannten fixen Idee, nicht Freiheit genug in den Seelenvorgängen, die etwas auf die fixe Idee, also nur auf ein falsches Centrum, bezieht? Wohl ists nicht jene vollendete Freiheit, die auch vollendete Sicherheit und Seeligkeit gewähren würde. Aber eine solche, die allerdings als Ziel aufgestellt werden muß, schiebt mit Ungrund Heinroth jedem Seelenleben unter. Wo finden wir in der Wirklichkeit, wenn wir nicht anmaßend und lügenhaft seyn wollen, bis jetzt mehr als eine mäßige Willkühr, anstatt vollkommener Freiheit, ein Mögen, ein Wollen, anstatt eines wahrhaft sicheren, ruhigen Entschließens? Nirgends.

Kann denn aber die Seele in Bezug auf ein Solches erkranken, wie es nicht in ihr vorhanden ist, noch war?

Also soviel bleibt richtig: der Keim und das Streben nach Freiheit, die reifende (aber noch nicht reife) Freiheit selber ist das Wesentlichste, Innerste des menschlichen Seelenlebens; auf sie, als auf das wesentlichste Merkmal, muß auch stets die Krankheit des Seelenlebens Bezug haben und bezogen werden. Allein so wenig der „natürliche" Mensch (den die Ueberfrommen mit Bedauern sich gegenüber und unter sich stellen) — und Unnatürliche mögen wir nicht — in seinem gegenwärtigen Zustande vollkommen frei ist, eben so wenig ist ein psychisch Kranker vollkommen unfrei. Denn ist beim Aberwitz nicht oft die größte Gewandtheit im Seelenleben? Ja selbst geradezu verkehrte Richtung dieser Freiheit im Ganzen ist nicht überall, wie namentlich ein Aberwitziger Alles, was in den Horizont seines geistigen Interesse fällt, mit eben so großer Frömmigkeit als Scharfsinn auf den wahren Zielpunkt des Menschen hin bezieht.

Zudem giebt es Leidenschaften mit einem guten Ziele auf jeder menschlichen Entwickelungsstufe; das, was wir eigentlich Laster nennen können, ist eine so dauernd irre Lebensrichtung, daß es, wie wir bald näher sehen werden, selber eine Gattung der Seelenkrankheiten ausmacht, und des schneller oder langsamer vorübergehenden Wahnes erwehrt sich unter manchen Umständen kein Sterblicher.

Auch im Leiblichen nennen wir ja einen flüchtigen Schmerz, ein vorübergehendes Uebelseyn zwar nicht Krankheit im engeren Sinn, in welchem nur ein dauernder Hergang so genannt wird. Aber ein völliger Stillestand des leiblichen Lebens heißt nicht Krankheit, auch findet nicht bei jeder Krankheit des Leiblichen eine dem natürlichen Lebenshergange entgegengesetzte Tendenz Statt; sondern gerade eine Uebereilung der natürlichen macht oft das Wesen der Krankheit aus.

Ueberhaupt muß man sich, wie schon früher erwähnt wurde, sehr hüten, Krankheit als das gerade Gegentheil von Gesundheit anzusehen. Es ist nur gestörte Gesundheit; und wir haben daher, wenn auch nicht in der Erscheinung, doch in der Idee eine absolute Gesundheit: aber keine absolute Krankheit, selbst in der Idee nicht. Abweichungen des gesunden Lebenslaufs in Art, Grad und Richtung sind Krankheiten; weiter nichts.

Leidenschaft, Wahn und Laster sind eines Theils so sehr nur dem Grade nach von Krankheit des Seelenlebens, im engeren Sinne des Worts, verschieden, daß man in allen Irrenanstalten Leute trifft, die nichts als im hohen Grade leidenschaftlich, verkehrt und wirrig, oder auch tückisch und boshaft sind; so wie sie andern Theils bis auf einen gewissen Grad so sehr mit relativer Seelengesundheit verträglich sind, wie gar viele Menschen außer den Irrenanstalten gefunden werden, die die Welt in Ehren hält, die mit Ruhm bedeckt und mit Würden bekleidet seyn können. Leider, daß unsere meisten Irrenanstalten von der Art sind, daß sie eher den Zweck zu haben scheinen, Irre zu machen, als Irre zu heilen: und die draußen bleibenden Narren, wenn auch nicht genesen, doch sich leicht nicht so sehr verschlimmern, als die drinnen. Sind denn viele gerade unter den größten Männern aller Zeiten, besonders aber unserer neuen transscendental-philosophischen und Fachtheoretiker durch viel anderes groß, als durch grelle Einseitigkeiten, dadurch, daß sie, ähnlich dem mit fixem Wahn Behafteten, irgend etwas zum Mittelpunkt des Ganzen machen, was er nicht ist, nun alles auf ihn als den Mittelpunkt beziehen, und somit die Welt bald vielfach verrückt, bald selbst von unterst zu oberst gekehrt betrachten? Und ist das gesund?! Heißt sich nicht jeder nach erloschener Leidenschaft selber einen Wahnsinnigen, und jeder, der auf irgend einen Wahn ein Gebäude seiner Erkenntnisse aufgesetzt hatte, das ein einziger gesunder Blick zerstörte, hinterher selbst einen Narren, wenn er's auch nicht laut sagt, straft sich nicht der Lasterhafte durch ein unruhiges Leben und meist durch ein schimpfliches Ende und schlechtes Andenken selber Lügen und bestättigt sich als Irren, der da suchte, wo er nicht finden konnte, was Noth thut?

So wird also eines Theils Seelenkrankheit gefunden, ohne aufgehobene Freiheit, wenn zur relativen Gesundheit im wirklichen Leben, wie sie jetzt noch ist, nicht absolute Freiheit gefordert wird, was mit Fug und Recht nicht geschehen darf; ja, selbst Seelenkrankheiten werden gefunden, bei denen die noch waltende Freiheit sogar die rechte Richtung hat und Herrschaft übt über das niedrigere, mehr unwillkührlicher Association hingegebene, Seelenleben, und andern Theils kann besonders zu falschen Ansichten in der Erkenntniß, zu Wahn, auf welchen nun aber weiter an sich richtig fortgebaut werden kann, auch der beste, frommste Mensch, wie er einmal in der Erscheinung nur seyn kann, kommen. Gerade die sehr Frommen, oder vielmehr Religiösen, so zeigt es die Erfahrung, waren häufig im größten Wahn befangen.

Was folgt daraus? Daß Heinroth die Sache zu sehr auf die Spitze stellt, wenn er jede Seelenkrankheit von Immoralität ursächlich bedingt seyn läßt, da von Moralität und Immoralität nur da und in sofern die Rede seyn kann, wo und in wiefern vollkommene Freiheit vorhanden ist, und daß er das Wesen aller Seelenkrankheiten in gänzlich aufgehobene Freiheit setzt.

Es bleibt demnach für den Begriff der (eigentlichen) Seelenkrankheit nur übrig: dauernde Störung des vorher, nach Maasgabe einer bestimmten Entwickelungsstufe und einer gewissen Individualität, im Ganzen dagewesenen natürlicheren Seelenlebens, die ihrem Wesen nach vorzugsweise aus dem

Seelenleben entstanden ist und im Seelenleben besteht.

Offenbar schneidet sich ja auch Heinroth den Weg zu aller direkt psychischen Heilung, selbst in dem von ihm aufgestellten Sinne, ab, wenn er nur solche Seelenzustände Krankheiten des Seelenlebens genannt wissen will, bei welchen die Möglichkeit des vernünftigen Handelns aufgehoben ist (§. 54.).

Und so können wir denn das Resultat über die Entstehung der bereits definirten Seelenkrankheit in Folgendem zusammenfassen.

„So lange das menschliche Seelenleben von Instinkt oder gläubigem Vertrauen, oder von fremder oder eigener Einsicht und freier Veranstaltung geleitet, den von Natur vorgezeichneten Entwickelungsproceß, nach Maasgabe seiner (angezeugten) Individualität, befolgt, so lange ist der Mensch gesund (seelig, frei); sobald er aber durch eigene oder fremde Willkühr (Irrthum), auf diesem Wege gehemmt, übereilt, rückgängig gemacht, auf, seiner Individualität (individuellen Bestimmung) nicht angemessene, Nebenwege geleitet u. s. w. kurz gestört wird, wird Krankheit (Beschränkung, Unglück) eingeleitet."

„Dazu bedarf's keines Teufels, den es so wenig giebt, als es irgend etwas rein und absolut Böses giebt, das aus reiner Lust am Bösen mit völliger Seelenfreiheit gethan wurde. Sünde ist nichts als Irrthum, aus falscher, meistens durch überwältigenden Drang des Gemüths herrührender, Berechnung einzelner Unternehmungen, in Bezug auf den endlichen Ausgang, hervorgehend; Jedermann möchte gern tugendhaft und glücklich seyn, ja gerade was wir Sünde nennen, wählt der Mensch in seiner gemüthlichen

Schwäche und geistigen Kurzsichtigkeit oft, um jenes Ziel, wie er wähnt, schneller und leichter zu erreichen. Laster, als Fertigkeit und Gewohnheit des Sündigens, ist Krankheit der Seele, sofern sie Wille, Thatkraft ist."

„Sind nun ferner Leib und Seele die beiden polaren Ausdrücke des ganzen Einen irdischen Menschenlebens, was Niemand mit zureichendem Grund leugnen kann, die durch ein drittes Indifferentes, den nirgends fest gestalteten, allenthalben und stets beweglichen Lebensäther, verknüpft und vermittelt sind: so erhellt schon a priori, daß jede Veränderung im einen Pole auch eine entsprechende Veränderung im andern, mittelst ihrer Copula, bedingen müsse. Dieß zeigt denn auch die Erfahrung der geübteren Beobachtung in jedem Falle. Jede aus dem Seelenleben entstandene und in ihm bestehende Krankheit ist von leiblicher Abnormität begleitet: erstere aber ist nicht, wie Weiß a. a. O., auf einen nur vermeinten wesentlichen Unterschied zwischen Gewöhnung und Verwöhnung sich stützend, logisch demonstriren will, von letzterer bedingt."

Wo letzteres eigentlich der Fall ist, da haben wir keine eigentliche Seelenkrankheit vor uns, sondern nur ein leibliche Krankheit begleitendes psychisches Mitleiden; wo Gegentheils der Zergliederer in Leichen von Seelenkranken keine leibliche Abnormität findet, da ist zu bedenken: daß in der Leiche mit der Seele auch manches feinere (ätherartige) Leibliche, in welchem die entsprechende Unregelmäßigkeit allein gehaftet haben kann, dahin ist; daß, wenn dieselbe auch in den höchsten Bildungen des Nervensystems, wo sie im einzelnen Falle eben zu suchen seyn mag, wirklich gesucht wird, sie deßhalb doch nicht gefunden werde, weil diese Bildungen als schon sehr von der freien Selbstbestimmung abhängend, in jedem Leichnam so individuell ausgeprägt sind, daß Regelmäßiges und Unregelmäßiges nicht gesondert werden kann; und daß endlich, weil überall, wo Leib am Menschen ist, auch Seele seyn muß, häufig da nicht gesucht wird, wo nur zu finden wäre.

Was nun die weitere Ableitung und Eintheilung der einzelnen Formen des kranken Seelenlebens unter den Aerzten seit Anfang des 18ten Jahrhunderts betrifft, so müssen wir uns um so mehr mit wenig Auszuhebendem begnügen, als jenes Geschäft, wenn es von genügendem Erfolge seyn soll, eine wissenschaftliche Physiologie des Seelenlebens voraussetzt, die sich hier in den wenigsten Fällen findet.

Vinc. Chiaruggi, der, wie bereits erwähnt, sich ausdrücklich gegen die Annahme, das Seelenleben könne aus und in sich selber erkranken, erklärt, stellt unter den allgemeinen Begriff der Seelenkrankheit, pazzia, die (äußerlich) oberflächlicher Wahrnehmung zufolge schon länger gewöhnlich aufgezählten drei Gattungen: Melancholie, als partielle Störung des Seelenlebens mit fixer Richtung auf Einen oder wenige Gegenstände; Manie, als allgemeine Störung des Seelenlebens mit vorstechender Aufregung in den Bestrebungen; Blödsinn, als Erlahmung des Gemüths mit Unregelmäßigkeit im Erkennen und Wollen. Die diesen Gattungen untergeordneten Arten und Varietäten sind ziemlich mannigfaltig, aber bald nach dem Gegenstande der Krankheitsform, bald nach vorstechenden Symptomen u. dergl. Unwesentlichem benannt.

Ohne sicherere, oder gar ohne alle, Psychologie, ohne Annahme eigentlicher (idiopathischen) Seelenkrankheiten und ohne Scheidung derselben von den von Langermann sogenannten sympathischen, die eben nicht Krankheiten des Seelenlebens sind, konnt' es bei Chiaruggi zu keiner besseren Eintheilung kommen; was schon früher eben so wenig dem Lorry gelingen konnte, der vollends die Krankheiten der Empfindung und Bewegung mit unter die psychischen mengte.

Auch Dufour kannte nur jene herkömmliche Eintheilung in Melancholie, Manie und Blödsinn.

Doch entschlug sich dieser Benennungen und somit dieser einen Art der Eintheilung von außen hinein, ohne Ableitung von innen heraus, obwohl er ebenfalls nur bei der Oberfläche der Erscheinungen verweilte, schon Daquin. Er nennt das ganze Geschlecht der Seelenkrankheiten, die er jedoch pathogenetisch in unserem Sinne nicht kannte, Folie, als im allgemeinen den Seelenzustand bezeichnend, vermöge dessen der Mensch das Wahre nicht zu erkennen vermag; und erkennt nun als Formen weiter an: einen fou furieux (Manie), fou tranquille (Schwermuth), fou extravagant (Ueberspannung und Schiefheit der Einbildung und des Denkens), fou insensé (Verwirrung mit Blödigkeit), fou imbécille (Albernheit), und démence (eigentlicher Blödsinn).

Hier ist schon die Anerkennung bemerkbar, daß zuviel Heterogenes in die eine und die andere der drei herkömmlichen Rubriken, die, wie sich bald ergeben wird, nichts weniger als nebengeordnete Gattungen bezeichnen, zusammen geworfen sey, und eine Scheidung versucht, welche, die Sache so von außen angreifend, kaum besser gelingen konnte.

Pinel ist hierin kaum so glücklich. Er theilt nämlich dies ganze Feld psychischer Krankheiten in Melancholie, d. h. auf einen bestimmten Gegenstand dauernd gerichtetes Delirium; in Manie, d. h. wüthende Leidenschaftsäußerung ohne Delirium; Wahnsinn (falsche Einbildung) mit Delirium; démence ungefähr gleichbedeutend mit Daquins fou imbecille, und endlich idiotisme, dasselbe bezeichnend, was Daquins demence. Ihm folgt in der Eintheilung fast ganz Amard

Auch Esquirol (vergl. Dictionnaire des Sciences medicales. art. Folie.) weicht nicht wesentlich von ihm ab. Und diesem nach geht wieder Georget (De la Folie etc. etc. etc. Paris 1820.), welcher von Folie, als dem Klassennamen, sowohl den ursprünglichen, als den Folge-Blödsinn trennt, und unter Folie begreift: Manie, Monomanie (fixe Idee; von Esquirol eingeführte Benennung) und Stumpfsinn.

Bemerkenswerth ist es, daß beide Letztgenannte sehr glücklich zeigen, wie häufig dasjenige, was angeblich Gelegenheitsursache, wie z. B. mißglückte Spekulation u. s. f. zur Entstehung einer Störung des Seelenlebens seyn soll, namentlich aber physische Einwirkungen, wie z. B. Unterdrückung des Monatlichen u. dergl., welche, wie man gewöhnlich glaubt, Seelenstörung sympathisch erwirken sollen, vielmehr umgekehrt Wirkung des vielleicht schon lange im Erkranken aus und in sich selbst begriffenen Seelenlebens ist.

Um so mehr ist es namentlich bei Georget zu verwundern, daß er das Wesen der Folie durchaus für eine idiopathische Gehirnkrankheit gehalten wissen will; denn sowohl das eben Angeführte, als seine direkt-intellectuelle Heilmethode, als besonders seine strenge Unterscheidung des hitzigen Deliriums von Seelenkrankheit,

heit, widerspricht. Georget kennt Seelenkrankheit der Erscheinung nach, dem Wesen nach begreift er aber nur symptomatisches Delirium.

Die Engländer suchten schon früher die Sache mehr bei der Wurzel anzufassen; denn schon Cullen, obwohl er den letzten Grund der Störungen des Seelenlebens in seiner Nervenkraft suchte, durch welche er jedoch bei genauerer Betrachtung unserer Ansicht so gar ferne nicht steht, als manche ihn etwas zu materialistisch Verstehende meinen, und der auch bereits gewisse nur in das Seelenleben mit überspielende, und von früheren Nosologen deßhalb mit Unrecht unter die psychischen Krankheiten aufgenommene, körperliche Abnormitäten, wie die sogenannten hallucinationes und (jedoch nur zum Theil) die Morositates, ausschloß, suchte den Anfang aller Seelenkrankheiten in Verkehrtheit oder Schwäche der Urtheilskraft, ohne Fieber, aus denen er erst, mittelst Zorn und Furcht, Manie und Melancholie hervorgehen läßt.

Wir bemerken hiebei nur, daß aus jeder Grundrichtung des Seelenlebens, wie wir uns weiter unten noch mehr zu vergegenwärtigen gedenken, Seelenkrankheiten ausgehen und dergleichen auch in den übrigen Grundrichtungen mit bedingen können, mit welchen sie denn complicirt oder componirt erscheinen; daß dieses aber der Erfahrung zufolge gerade von Seiten der Erkenntnißkraft seltener geschehe, dagegen am häufigsten vom Gemüth aus der Fall sey. Die Gemüthsbewegungen des Zornes und der Furcht und ähnlicher, die in ihrer Steigerung und festen Ausbildung zu Manie und Melancholie werden, verwirren öfter das Denken, als das umgekehrte gilt.

Arnold hat zwar die ganze Masse der psychischen Krankheiten sehr vielfach abgetheilt; allein er stützt sich unglücklicher Weise auf Locke's Psychologie, die vorzugsweise nur das Erkenntnißvermögen der Seele, und dieses mit Verleugnung einer Hauptseite, in Betracht zog. Locke (1632 — 1704) war bekanntlich Gegner des Leibnitz; dieser wurde durch die deutlichere Ahnung des Wesens der Vernunft zu einseitig für die sogenannte Erkenntniß a priori, d. h. unmittelbare Anschauung der inneren, wesentlichen Ganzheit und Bedeutung einer äußerlichen, sinnlichen Mannigfaltigkeit, eingenommen. Dieß drängte seinen Gegner auf das entgegengesetzte Extrem, nämlich zu der Behauptung: der erste Ursprung aller Erkenntniß ist die sinnliche Wahrnehmung oder Empfindung (Erkenntniß a posteriori). Außerdem trage zur Erkenntniß nur noch der denkende Verstand bei, der aber keinen Stoff liefern kann.

Dem zu Folge nun setzt auch Arnold alle Krankheiten des Seelenlebens nur in die Erkenntniß, die also vorerst entweder aus dem Empfinden oder aus dem Denken (ideal and notional insanity) hervorgehen sollen.

Einige Entschuldigung des Fehlgriffes, alle Krankheiten des Seelenlebens der Erkenntnißsphäre aufzubürden, liegt in folgendem: erstlich ist das Erkenntnißleben seiner ganzen Natur nach so zwischen Gemüth und Willen gestellt, daß es von beiden Seiten bald mit in Krankheiten, die ihren Ursprung in einem dieser beiden haben, hineingezogen wird; zweitens spielen die Fakultäten und Vermögen des psychischen Lebens bei weitem rascher und ungehinderter in einander über, als die träger und mehr neben und außer einander lebenden Systeme und Organe des somatischen Lebens, und drittens war besonders seit wenigstens einem halben Jahrhundert, bis in die letzte Zeit, das Gemüth durch vorherrschendes Erkenntnißleben unter den gebildetesten Völkern Europa's zurückgedrängt worden, und kamen daher in der That viele primäre Geisteskrankheiten vor.

Dem Crichton ist allgemeiner Charakter aller psychischen Krankheiten: Verwechselung krankhafter Wahrnehmungen mit Wirklichkeiten. Solcher Krankheiten giebt es nach ihm erstlich allgemeine; dahin gehören wüthende Manie von Ueberreizung der Gefäße, gelinde Manie von Abspannung derselben, und Melancholie von gänzlicher (?) Hemmung der Gefäßthätigkeit; zweitens partielle, die entweder Täuschungen oder Schwächen sind, von theilweiser primärer Affektion der Gefäße abhängen und sehr vielgestaltig seyn können.

Neben manchem anderen, was dabei zu erinnern wäre, erwähnen wir nur, daß das Fürwirklichhalten falscher Empfindungsvorspiegelungen nur eine der Bedingungen seyn kann zu eigentlichen Krankheiten des Seelenlebens, daß dieß aber durchaus nicht der einzige Weg zu denselben sey, viel weniger sie selber ausmache.

Der vorzugsweise praktische Ferriar begnügt sich mit Manie und Melancholie, wovon erstere auf falschen und verwirrten Vorstellungen, letztere auf ausschließlicher Herrschaft einer einzigen Vorstellung beruhen soll; trotzdem daß der Sprachgebrauch beide Benennungen, genau angesehen, nur Gemüthskrankheiten bedeuten läßt, zu denen gerade Vorstellungen wesentlich nicht gehören.

Auch Haslam läßt jede psychische Krankheit ursprünglich aus unrichtigem Denken, das aber für richtig gehalten werde, entstehen. Melancholie und Manie sind nach ihm nur Formen des krankhaften Denkens.

Deßgleichen giebt auch Cox nur die Eine Grundform alles kranken Seelenlebens: Verwechselung von falschen Einbildungen mit Wirklichem, zu, von der es weiter viele zufällige und unwesentliche Modifikationen geben könne.

Allein wie oft gesellt sich doch z. B. zur Schwermuth über einen empfindlichen Verlust keine fixe, falsche Einbildung, und wie häufig ist der Gegenstand des Verlustes sammt der Art des Letzteren ganz richtig historisch vorgestellt, und nur das Gefühl des Schmerzes über denselben, aus allzu großer Empfindlichkeit des Gemüths, unmäßig. Und wie oft läßt sich auch da, wo fixe falsche Einbildungen oder Gedanken mit der Schwermuth verbunden sind, darthun, daß sie sich eben erst dazu gesellt haben! Aehnliches gilt von der Tollheit.

Wenden wir uns nunmehr zu unseren Landsleuten!

Weikard führt nun schon zwei ursprüngliche Gattungen psychischer Krankheiten, nämlich Geistes- und Gemüthskrankheiten, auf, und bewährt eines Theils durch diese Unterscheidung seine tiefer gehende Einsicht in das Seelenleben, andern Theils dadurch, daß er, obwohl er gewiß auch den Willen als ursprüngliche Richtung neben Gemüth und Geist erkannte, da er aber einmal den Theologen nicht ins Handwerk greifen und die sogenannten moralischen oder praktischen Gebrechen nicht ins Spiel ziehen wollte, doch lieber keine Willenskrankheiten aufführte, als daß er mit den Neueren die Manie, die, sofern sie psychisch ist, eine Form der Gemüthskrankheiten ist, an die falsche Stelle setzte.

J. B. Ehrhard begreift unter der allgemeinsten Benennung: Verrückungen Regelwidrigkeiten in den Wahrnehmungen (hallucinationes), in den Trieben (morositates) und in den Handlungen (deliria). Letztere, erst eigentlich psychische Krankheiten bezeichnende, Rubrik heißt bei ihm auch Unsinnigkeit, unter der nun als Formen, die freilich auch nicht aus einer auf wissenschaftlich vollständiger Physiologie ruhenden Pathologie mit Nothwendigkeit hervorgehen, Sinnlosigkeit, Melancholie, Narrheit und Raserei begriffen sind. Einzelne vortreffliche Winke in pathogenetischer und diagnostischer Hinsicht sind nicht zu verkennen.

Mit mehr Methode, aber weniger Natur, leitet J. L. Hoffbauer die einzelnen Krankheitsformen des Seelenlebens folgendermaßen ab: Seelenkrankheit ist ihm der Zustand, in welchem die Seelenvermögen sich auf eine ihrer Naturbestimmung zuwiderlaufende Art und zwar unwillkührlich äußern.

Durch das Merkmal „unwillkührlich" sollen die sogenannten moralischen Gebrechen von den Seelenkrankheiten ausgeschlossen werden; allein warum sie ausschließen? Irres Seelenleben hier, wie dort; wer wahrhaft frei in seinem Seelenleben ist, kann nicht lasterhaft seyn: Das Merkmal der Willkühr unterscheidet hier nicht, und soll es nicht, der Schwermüthige, als solcher, ist krank im Gemüth, der Verbrecher, als solcher, ist krank im Willen, in der Thatkraft. Freilich ist vorübergehende Fehlhandlung oder Sünde noch nicht eigentlich Krankheit; das ist aber auch ein vorübergehender Ausbruch von heftigem Zorn nicht; aber die dauernde, habituell gewordene Sünde, als lasterhaftes, verbrecherisches Leben ist Seelenkrankheit, wie es dauernde, habituell gewordene Leidenschaft, als Raserei, ist.

Weiter beginnt Hoffbauer die ganze Untersuchung mit der Betrachtung der Zerstreuung und Vertiefung, als Ausartungen der Aufmerksamkeit.

Diese sind nun zwar allerdings Krankheitselemente; aber erstens müssen sie selber noch von tieferer Quelle, nämlich einerseits von reizbarer Schwäche des einen oder des andern Erkenntnißvermögens, zusammentreffend mit Schwäche der Selbstbeherrschung (Verstand), und andrerseits von übermäßigem Uebergewicht der Empfänglichkeit in Bezug auf die Kraft der Gegenwirkung, abgeleitet werden; und zweitens vermitteln sie nur gewisse, nicht alle Krankheiten des Seelenlebens.

Diese entwickelt nun Hoffbauer ferner also: Jedes einzelne Vermögen der Seele erkrankt entweder für sich, oder geht ein falsches Verhältniß zu anderen ein. Letzteres giebt im Allgemeinen die Verrückungen, deren es so viele Formen geben muß, als es einzelne Vermögen der Seele und Arten des gegenseitigen Mißverhältnisses giebt. Was die Erkrankung der einzelnen Vermögen für sich betrifft, so unterscheidet Hoffbauer Vermögen der Seele, welche ohne unmittelbaren Zusammenhang mit dem Körper gedacht werden können — Geistesvermögen, und solche, welche nicht ohne unmittelbaren Zusammenhang mit dem Körper zu denken sind — Seelenvermögen im engern Sinne. Es giebt daher außer den Formen der Verrückung, worunter Wahnsinn, Wahnwitz, Tollheit u. s. w. begriffen werden, noch Geisteskrankheiten und Seelenkrankheiten im engeren Sinne. Diese theilen sich nochmals ab nach Vorstellungs-, Gefühls- und Begehrungsvermögen.

Bei der ganzen Entwickelung wird wohl nicht ohne Grund Fülle und Lebendigkeit der Ansicht vermißt, und bemerkt, daß, weil durch ausdrückliche Nichtbeachtung der moralischen Freiheit, als des eigentlich Gleichbedeutenden mit rein menschlich-psychischer Gesundheit, der Seele die Seele mangele, ein künstlicher Mechanismus der Ansicht das Mangelnde durchaus nicht ersetze (vergl. Heinroth: Lehrbuch der Störungen des Seelenlebens ꝛc. B. 1. §. 145.).

Wie fast überall, wo er nur anfaßte, so bewährte der, leider, in der Seelenheilkunde nur allzu wenig praktische Reil dennoch auch in der Beziehung, von welcher hier geredet wird, einen ziemlich gesunden Blick. Obwohl ohne genügend vollständige Psychologie, hebt er die Untersuchung mit dem Selbstbewußtseyn an, das sich nach ihm zu unterst und zu äußerst als Gemeingefühl in das Leibliche verliert, und das ja die Mutter der Freiheit ist. Damit verknüpft er nun die Ausartungen der Aufmerksamkeit, als Zerstreuung und Vertiefung; thut durch dieß, wie es scheint, fremde Eigenthum seinem eigenen besseren Eintrag, und leitet aus jenen Voraussetzungen mit einiger Noth die bereits bekannten Formen, wie Narrheit, fixen Wahn, Melancholie, Tollheit, Blödsinn u. s. w. ab.

Alex. Haindorf (a. a. O.) kennt nur Geist und Gemüth in der Seele, die sich wie Männliches und Weibliches, frei schauende Thätigkeit und unfreies Leben der Seele, verhalten; aber keinen Willen, den er zum Theil dem Geist mit aufbürdet, indem er letzteren auch als ein seine eigene Thätigkeit frei organisirendes Erkennen charakterisirt. So würde freilich der Mensch fühlen, erkennen, selbst denken; aber ans Handeln, worum es sich am meisten handelt, wäre nicht zu denken; er wär der ärgste Nabelphilosoph, weiter nichts; und das ist nicht wahr!

Gemüth und Geist werden dann weiter viergliederig eingetheilt; das Gemüth hat folgende vier Stufen: 1) thierischen Egoismus; 2) Empfindung der objektiven Welt (NB. ganz ordentlich durch die Sinnesnerven, und obwohl vorher gesagt ist: der Geist bilde die Vermittelung des Subjekts und der Welt, und das Gemüth sei nur das Sichselbstfühlen der Seele); 3) Begierden objektiver Dinge; 4) menschliches Selbstgefühl.

Die vier Stufen des Geistes aber seien diese: 1) objektive sinnliche Anschauung (NB. auch ordentlich durch die Sinnesnerven, was eben als Stufe des Gemüths bezeichnet wurde); 2) subjektive Vorstellungen (NB. soll gleichbedeutend seyn mit „innerem Sinn") 3) Begriffe; 4) Ideen und Ideales.

Dabei wird bemerkt, daß die Benennungen: Verstand, Einbildungskraft, Phantasie und Vernunft nur einstweilige leere Namen für die erst noch aufzufindenden leiblichen Organe der 3ten und 4ten Stufe des Geistes seien.

Die Krankheiten des Gemüths, wie die des Geistes, ordnen sich entsprechend viergliedrig also:

1) Der thierische Egoismus im Menschen arte aus in Habsucht, Herrschsucht und hauptsächlich in die — Rückendarre von Onanie!!

2) Das Gemeingefühl und Sinnensystem gebe erkrankt die Formen der Hypochondrie und Hysterie eines Theils, und Blödsinn nebst anderen Nervenkrankheiten andern Theils, außerdem Krankheiten der einzelnen Sinne,

3) Bei den Krankheiten des Begehrungsvermögens oder der Triebe werden vier Grundtriebe, je mit verschiedentlicher Entartung, unterschieden, nämlich Erhaltungstrieb (Faulheit und Sucht, Feigheit und Grausamkeit), Nahrungstrieb (Wasserscheu, krankhafte Stimmungen des Hungers und Durstes), Geschlechtstrieb (Päderastie, Sodomiterie, Onanie, Satyriasis, Nymphomanie, verfehlte und unbefriedigte Liebe) und Humanitätstrieb (Ausartung in Bezug auf Conversation, Gastmahl, Freundschaft und liberale geistige Subordination.).

4) Krankheiten des menschlichen Selbstgefühls sollen die verschiedenen Formen der Melancholie seyn, namentlich starre, unstete und nationale.

Die Krankheiten des Geistes sind:

1) Von Seiten der Sinne bewirkt (!) Träume, thierischer Magnetismus, Delirien (!).

2) Krankheiten des innern Sinns, der auch einerlei mit sogenannter reproduktiver Einbildungskraft seyn zu sollen scheint, heißen Melancholie (nochmals?), Eestase, Hypochondrie und Hysterie (nochmals!), und eine Menge der heterogensten Zustände als Abarten und Varietäten, darunter Sinnesschwäche, falsche Association, Verlust der Willkühr über die Operationen des inneren Sinns, wegen Starrheit der Organe, ferner fixe Idee, Besinnungslosigkeit, Vertiefung, Flatterhaftigkeit, Zerstreuung.

3) Krankheiten des Urtheils; darunter abermals fixe Ideen, Narrheit = falsches, durch subjektive Triebfedern, z. B. Stolz, herbeigeführtes Raisonnement bei erträumter äußerer Welt, wozu Pedanterei der Anfang sey; Verrücktheit = aufgehobene (passiv unterbrochene) Organisation des Raisonnements oder der Reflexion;

Wahnwitz = Verrücktheit mit positiver Umkehrung des Zusammenhangs der Dinge.

4) Krankheiten der Phantasie und der Vernunft; darstellend stille und tobende Wuth; Wahnsinn = subjektive Produktion einer eigenen Weltansicht nach Verlust der objektiven; ist bald mehr poetisch, bald mehr wissenschaftlich; an ihn grenzen an Schwärmerei und Phantasterei; Aberwitz = falsches Auffassen der Verwandtschaften in den Erscheinungen der Dinge auf der Stufe des Verstandes, Wahnwitz = dasselbe auf der Stufe der Vernunft.

Wir halten für unnöthig und unthulich zur Würdigung dieses Werkchens mehr zu sagen, als daß, wie schon aus dem Angeführten leicht von selbst erhellt, dasselbe eine sehr unreife Frucht sey, in welcher zwar das Erforderliche zum größeren Theil der Anlage nach vorhanden, aber durch eine äußere sonderbare Form, in welche die weiche Frucht mit Gewalt geklemmt wurde, zerdrückt und verschoben ist. Einzelnes ist gewiß beachtenswerth.

Betrachten wir nun endlich noch in Kürze, wie Heinroth die weitere Ableitung der Seelenstörung überhaupt und ihrer einzelnen Formen insbesondere veranstaltet.

Die sogenannte nächste Ursache, wie sie häufig als ein Krankheitswesen irgend eines leiblichen Theils angenommen wird, deßgleichen die vorbereitenden und gelegentlichen Ursachen, als welche häufig eine Menge theils physischer Einflüsse, theils psychischer Einzelnheiten aufgeführt werden, erkennt Heinroth theils eben für die gewissen leiblichen Krankheiten angehörigen Momente, theils findet er in ihnen die Folge mit der Ursache verwechselt, theils dieselben, ohne noch etwas

Wesentliches vorauszusetzen, zur Erzeugung einer eigentlichen Krankheit des Seelenlebens an sich unzulänglich. Wir müssen ihm hierin beipflichten, höchstens mit der Bemerkung, daß man sich auch gegentheils hüten müsse vor Verwechselung der Folgen und Ursachen in der Wechselwirkung von Leib und Seele, um bisweilen dahin nicht eine idiopathische Seelenstörung mit Gewalt demonstriren zu wollen, wo gestörtes Seelenleben wirklich nur sympathisch ist.

Weiter ist sein Gang dieser: „Wie alles, so muß auch Seelenstörung durch eine Art Zeugung entstehen. Die Mutter, Empfangende, bei dieser Zeugung ist die Seele selbst; Vater, Erzeuger, ist das Böse; der jedem Menschen natürliche Hang (Liebe) zum Bösen vermählt beide."

Wir erinnern hier nur an den alten Spruch: omne simile claudicat; und bemerken, daß man sich besonders da, wo es auf Lehre und Beweis ankommt, vor Gleichnissen nicht genug hüten kann, weil sie allzu leicht mit einem falschen Schein täuschen und den Leichttrauenden in ein Labyrinth führen, in dem er sich nicht immer wieder zurecht findet. Als erläuternde Zugabe mögen Beispiele, Gleichnisse, Analogien ꝛc. sehr erwünscht seyn. Ueber das „Böse" haben wir uns hinlänglich erklärt, und jener dem Menschen natürlich seyn sollende „Hang" zum Bösen ist, im Grunde genommen, immer etwas blos Negatives, blos Verlangsamung der Entwickelung, „Trägheit," wie es ja Heinroth selber nennt. Und wie stimmen Trägheit und Liebe zusammen?

Unbildlich werden dann „als Elemente aller Seelenstörung angesprochen Seelenstimmung (Krankheitsanlage) und bestimmender Reiz."

„Der eigentliche Schoos der Seele sei das Gemüth, d. h. das für Lust und Unlust Empfängliche der Seele. Seelenstimmung sei daher je eine gewisse Art und Weise der Affektion des Gemüths."

„Diese sei in den einzelnen Menschen, und noch mehr in einzelnen Fällen verschieden, theils nach dem Grade der Lebendigkeit, welche vorzugsweise vom leiblichen Organismus, mittelst des Temperaments, abhänge, theils nach dem individuellen Interesse (Richtung der Empfänglichkeit)."

„Die beiden entgegengesetzten Hauptquellen für das Gemüth überhaupt, und also auch für alle Seelenstimmung, seien Sinn und Vernunft, als Vermittler mit Welt und Gott. Aus letzterer quelle aber nur Gesundheit, Freiheit, Seeligkeit; also könne nur von Seite der Sinnlichkeit, mittelst des sich mit dem Irdischen zu sehr befreundenden Egoismus, üble Seelenstimmung, die zu Seelenkrankheit reife, entstehen. Alle Krankheit des Seelenlebens wurzle demnach zuletzt im Grad der Temperamentslebendigkeit und im Egoismus; denn Erkennen und Wollen hingen rücksichtlich ihrer einzelnen Zustände von der Gemüthsstimmung ab."

Dabei ist nun freilich, außer bereits früher Erwähntem, noch zu erinnern: daß es zwar allerdings das, dem Leiblichen an sich am verwandteste, Gemüth sey, durch was sich der Mensch immer und immer um die Wirklichkeit, die Welt, interessirt, daß aber dieses Interesse an sich natürlich und nothwendig, und darum unschuldig sey; daß sich Gott und Welt nicht wie Gutes und Schlimmes gegenüber stellen lassen, sondern daß sich nur in der Welt selber gewissermaßen Göttliches und Menschliches, d. h. mehr oder weniger Rein-Göttliches unterscheiden lasse; daß zwar eines

Theils das Gemüth das übrige Seelenleben in Bewegung setze, und zwar um so mehr und ausschließlicher, je weniger das Selbstbewußtseyn, und somit die freie Selbstbestimmung, noch mannbar ist, daß aber andern Theils auch von Seite der Erkenntniß und des Willens umgekehrt das Gemüth bestimmt und beherrscht werde, und dieß um so mehr, je näher die Entwickelung des Seelenlebens ihrer Vollendung kommt; daß somit zwar, wegen einer noch immer ziemlich niedrigen Entwickelung des Seelenlebens im Ganzen der bisherigen Menschheit, häufiger das Gemüthsleben primär erkrankt, daß aber auch Krankheiten des ganzen Seelenlebens in der Erkenntniß und im Willen, und je höher die Entwickelung, desto mehr, so lange nur überhaupt noch Erkrankung möglich ist, empfangen und geboren werden, weil auch im Felde der Erkenntniß und im Felde des Wollens der einzelnen Menschen in einzelnen Fällen ein der Krankheitsentstehung mehr oder weniger günstiger Gesammtzustand, der auch hier gewissermaßen „Stimmung" genannt werden kann, für sich vorhanden seyn muß. Zuletzt möchten wir noch ausrufen: haltet die Welt in Ehren, so wird sie besser, göttlicher werden; verfließt nicht zu häufig in blos subjektiver, weichlicher Gefühlsschwelgerei, sondern faßt Euch erst recht egoistisch zusammen, um Euch dann mit ganzer Freiheit und ächter Liberalität selbst hingeben zu können; und vergesset nicht über lauter Gottseligkeit, daß es heißt: „seelig sind die Todten, die in dem Herren sterben, denn ihre guten Werke folgen ihnen nach!"

„Heinroth parallelisirt ferner den Seelenreiz, dessen es je neben der Seelenstimmung zur Hervorbringung einer Seelenstörung allerdings bedarf, mit dem Miasma."

Allein so wenig jede leibliche Krankheit auf einmal durch einen einzigen ganzen individuellen Keim, d. h. durch ein Miasma, gesetzt wird, was vielmehr gewöhnlich ganz allmälig durch eine Menge schadender Einzelnheiten, ohne eine besonders und auffallend gestaltete letzte, geschieht: so auch bei psychischer Erkrankung.

„Nachdem dann noch das Erforderlich scheinende über das erfolgreiche Zusammentreffen der Seelenstimmung und des Seelenreizes, nämlich eines Theils eine gewisse Reife der Stimmung und gehörige Energie des Reizes, andern Theils aber eine Harmonie zwischen beiden in Absicht auf die Art, besprochen ist, wird folgende Eintheilung vorgenommen. Dauernde Unfreiheit = Vernunftlosigkeit gilt als Klassencharakter" (wir haben uns darüber erklärt). „Exaltation, Depression und — Complikation oder Gemischtheit einer Form der Exaltation mit einer Form der Depression des Seelenlebens sollen die drei Ordnungen seyn."

Interdum dormitat Homerus! Weil es öfters vorkomme, daß sich, wie z. B. Blödsinn und Manie, eine Krankheitsform mit dem Charakter übermäßiger Aufregung und eine andere mit dem Charakter übermäßiger Unterdrückung zusammenfänden: so sey dafür eine dritte Ordnung zu statuiren. Allein entweder existiren zu gleicher Zeit in derselben Seele eine selbständige Krankheit mit Depression und eine andere selbständige Krankheit mit Exaltation, an deren Vorkommen, die Sache genau genommen, stark zu zweifeln ist; doch auch den Fall für wahr angenommen, so haben wir eben eine Complikation zweier Krankheiten, aber nicht eine Krankheit eigener Ordnung; oder es ist, wie wir es oben nennen zu dürfen glaubten, eine „Verhältnißkrankheit," worin aber auch außer Depression und Exaltation verschiedener realer Einzelnheiten (Vermögen ꝛc.) in ihrem gegenseitigen Verhältniß nichts Neues zu finden ist, was eine dritte Ordnung begründe.

So lange nur die Quantität der Aeußerungen des Seelenlebens betrachtet wird, so lange giebt's nur zwei Ordnungen: allein so soll's nicht seyn; auch die Qualität ist zu beachten, und diese giebt, wie wir es bei den leiblichen Krankheiten sahen, auch hier die dritte Ordnung der Seelenkrankheiten, nämlich (primäre und vorzugsweise) Alienation, durch welche sich allenthalben das kranke Leben am weitesten vom gesunden entfernt und die eigenthümlichsten, erst recht individuellen Formen der Krankheit überhaupt eingeht. Uns gelten daher als Ordnungen Exaltation, Depression und Alienation.

„Die Gattungen läßt Heinroth gebildet werden nach dem Vorherrschen der Erscheinungen eines kranken Gemüths-, Geistes- oder Willenslebens. Ihm hat also jede Ordnung wieder drei Gattungen."

Letzteres ist auch unsere Ansicht, nämlich daß es Krankheiten mit Exaltation im Gemüthe, oder im Geiste, oder im Willen, deßgleichen mit Depression und Alienation gebe; allein wir entgehen dadurch einem nach Heinroth eben so leicht möglichen, als wichtigen Fehlgriff, daß wir auch je die vorzugsweise Entstehung und Bildung einer Krankheit in und aus dem Gemüthe, oder Geiste, oder Willen anerkennen und fordern. Denn außerdem läßt sich wohl der Arzt durch die Erscheinungen in sofern täuschen, als er z. B. bei Raserei, bei mitunter eintretenden, oft ziemlich anhaltenden sympathischen oder antagonistischen Folgeerscheinungen eines unterdrückten Gemüthslebens, dem aus-zurottenden Stamme zwar die Zweige zu beschneiden sucht, aber die Wurzeln läßt.

„Die Arten, deren es für jede Gattung vier geben soll, findet Heinroth dadurch gebildet, daß je eine Form den reinen Gattungsbegriff ausdrückt, eine zweite dadurch entsteht, daß eine Form derselben Ordnung, aber aus der zweiten Gattung, eben so eine dritte, indem eine Form derselben Ordnung, aber aus der dritten Gattung, sich dazu gesellt, und endlich die vierte, dadurch, daß alles, was einzeln in den vorigen drei Fällen vorkam, sich zusammengesellt; z. B. in der Ordnung Depression und darunter in der Gattung Gemüthsdepression = Melancholie, sind Arten: 1) reine Melancholie, 2) Melancholie mit deprimirtem Geistesleben oder mit Blödsinn, 3) Melancholie mit deprimirtem Willensleben, oder mit Willenlosigkeit, 4) allgemeine Melancholie oder Melancholie mit Blödsinn und Willenlosigkeit."

Ueber diese Artenableitung läßt sich weiter nichts sagen, als daß sie höchst künstlich, aber auch höchst unnatürlich und folglich unwahr sey! Das Einzige, daß im Seelenleben bei einseitig primärer Erkrankung die übrigen Seiten häufiger und schneller in offenbares Mitleiden gezogen werden, als es im Leiblichen der Fall ist, giebt den hier aufgestellten Formen in der Wirklichkeit noch einigen flüchtigen Schein der Wahrheit: bald aber wird man inne, daß die Natur eine ganz andere Classifikation befolge, als Heinroth.

Mehr zu thun, als dagegen nur anzudeuten, daß die Arten von den Vermögen oder Stufen des Gemüthes, Geistes und Willens abzuleiten seien, erlaubt unser Zweck nicht. Complikationen geben eben

so

so wenig Arten, als sie Ordnungen begründen können. Diese verfehlte Eintheilung möchte wohl der Hauptpunkt seyn, in welchem sich die nicht weit genug durchgeführte Analyse des Seelenlebens in Heinroth's übrigens so vortrefflichem Werke auffallend rächt.

Der Vorsatz allgemeine Andeutungen zu schreiben, gestattet uns, bei der im Ganzen verfehlten und den Erfahrungsvorrath unnatürlich verzerrenden Eintheilung, nur noch so viel zu bemerken: daß das, was bei Heinroth als Wahnsinn (Ecstasis) charakterisirt ist, durchaus keine Gemüthskrankheit, sondern eine Geisteskrankheit, auf der Stufe der Einbildung und Phantasie sey; daß ferner, was bei ihm Tollheit (Mania) genannt ist, keinesweges eine Krankheit des Willens, sondern vielmehr des Gemüthes, auf der Stufe des Affekts und der Leidenschaft, sey; daß außerdem von der von Heinroth sogenannten Scheue (Athymia) dasselbe gelte, nämlich daß sie nicht Willens-, sondern Gemüthskrankheit sey, wofür nicht nur die stückweisen Ansichten früherer Nosologen von in diese Rubrik gehörenden Krankheitsformen, sondern Heinroth's eigene Erklärungen und Benennungen sprechen; und daß endlich, soviel, zum Theil Uebertriebenes, vom moralischen Verhältniß des Menschen im betrachteten Werke gesprochen wird, dennoch in Verbrechen sich äußerndes Laster, wie es gewiß geschehen muß, als höchste Form psychischer Krankheiten, als Krankheiten des Willens oder der Thatkraft mit Unrecht nicht anerkannt wurde.

Und nun noch einige allgemeine Andeutungen über die Heilveranstaltungen der Aerzte in neuerer Zeit gegen die Krankheiten des Seelenlebens!

Hierbei ist gleich von vorne herein zu bemerken,

daß man theils nicht einsehen wollte oder vielmehr konnte, wie in dem von uns ausgesprochenem Sinne Krankheiten des Seelenlebens möglich und wirklich seien, theils andere, blos sympathische, mit diesen idiopathischen vielfach verwechselte. Es gingen hieraus eine Menge unnöthiger und wesentlich unbegründeter Controversen hervor, aus denen jedoch das wahre Endresultat, meistens wider den Willen der sie veranlassenden Aerzte, immer deutlicher hervorleuchtete, höchstens den grassen Spurzheim-Gallianismus etwa ausgenommen (vergl. J. G. Spurzheim Beob. über den Wahnsinn ꝛc. nach d. Engl. u. Franz. von E. v. Emden. Hamburg 1818.).

Das Schlimmste bei der Sache ist, daß, so wenige aus der großen Masse der Aerzte nur überhaupt über Seelenleben und die sich vorzugsweise in ihm äußernden Krankheiten nachdachten, noch viel wenigere aber gründlich beobachteten und zur Heilung thätig Hand anlegten.

Indessen hat selten einer von denen, die sich mit Heilung auch im weiteren Sinne sogenannter psychischer Krankheiten abgaben, nur einseitig physisch, sondern mehr oder weniger, mit und ohne ausdrückliche Absicht, zugleich auch psychisch gehandelt; doch läuterte sich erst in der neuesten Zeit der Begriff eigentlich psychischer Behandlung, und das Verhältniß zwischen physischer und psychischer kehrte sich in der neuesten gegen die frühere Zeit völlig um, so daß man, jedoch es bis jetzt noch mehr fordernd, als ausübend, bei eigentlichen Seelenkrankheiten hauptsächlich psychisch und nur nebenbei somatisch handeln zu müssen sich überzeugt.

Von Anfang der hier angenommenen Periode an wuchs auch der physische Heilmittelvorrath bedeutend an; man begnügte sich immer weniger mit Purgier-

und Brechmitteln, Bädern und Aderlässen; sondern fand sich, nach den in der neueren Zeit auf immer verschiedeneren Wegen leiblicher Seits hervorgebrachten (sympathischen oder uneigentlichen) Seelenstörungen, allmälig genöthigt, so ziemlich den ganzen Reichthum der bisherigen Heilmittellehre in Anspruch zu nehmen; darunter aber theils einzelne Mittel besonders auszuzeichnen, theils in neuer Form anzuwenden, theils auch zu vorher mehr oder weniger bekannten und nur für Formen des vorzugsweise gestörten Seelenlebens anzuwendenden Mitteln zu greifen.

Dabei springt dem, der das Ganze nothdürftig übersieht, sogleich besonders ein großer Gewinn für die ganze Medicin in die Augen, nämlich häufigere Beobachtung und ernstere Würdigung verschiedener einfacherer und subtilerer, daher aber in der Praxis gegen leibliche Krankheiten zu großem Nachtheil häufig übersehener Momente der Heilung: so z. B. die Wirkung der Kälte und Wärme, des Lichtes und der Dunkelheit, der Stille und der lauten Umgebung, Leitung des Hungers und des Durstes und der Diät im engeren Sinne überhaupt, Anwendung der künstlichen Elektricität, des künstlichen Galvanismus und des Mineralmagnets, der Musik und Gemüthsbewegungen und der Veränderung der Seelenzustände überhaupt.

Auf gewisse von den eigenthümlichsten Mitteln, die bei allem, was für psychische Krankheit genommen wurde, häufig angewendet wurden und noch werden, legen aber viele Aerzte offenbar theils einen zu großen Werth, theils erklären sie sich ihre Wirkung falsch, und bauen, was das Schlimmste ist, auf die durch solche falsche Erklärung vermeintlich gewonnenen Erfahrungen weiter falsche Schlüße; und endlich wird durch manche dieser Mittel nur zufällig und auf indirekte Weise genützt, an sich aber und direkte häufig sehr geschadet. Es werden hier besonders die mechanischen Beschränkungs- oder Bändigungsmittel gemeint. Außerdem ist aber zugleich auch an die häufige und fast allgemeine Anwendung von kalten Sturzbädern, wie sie an einzelnen zahlreichen Anstalten im Schwung waren und sind, zu erinnern. Namentlich bei letzteren, die man auf die heroischeste Art und ohne viele Unterscheidung der Krankheitsfälle, so wie der ganzen leiblichen und geistigen Individualität, angewendet sieht, wird zwar mitunter theils durch den (in der Regel aber ungeheueren) Reiz des kalten Wassers (von dem aber die Kranken, wegen Heftigkeit des Aufstürzens, nicht wissen, ob es kalt oder heiß ist), theils durch erregte Furcht und erwirkte nachherige Folgsamkeit, theils, wie überhaupt durch jedes heroische Mittel, irgend etwas, mitunter auch blindlings etwas zweckmäßiges, ausgerichtet. Allein andern Theils wird sowohl dem leiblichen Befinden, wie es sich denn in oft vorkommenden Anschwellungen der Extremitäten, Brustaffectionen u. s. w. ausspricht, dadurch häufig Eintrag gethan, und also weiter durch Rückwirkung auch dem Seelenleben geschadet, als letzteres auch direkte dadurch geschieht, daß sich die Kranken gegen die ihnen, nicht immer mit Unrecht, hartherzig und grausam scheinenden Aerzte und Wärter mißtrauisch und feindseelig verschließen, manche verstockt, die Traurigen trauriger, die Wilden wilder werden, und Viele die Aerzte und Wärter täuschen und betrügen, wo sie können.

Aehnliches gilt von der Schwingmaschine oder der Schaukel, die wenigstens schon Avicenna in der Melancholie empfahl, Cox besonders in Schwung brachte und Horn verbessert in Deutschland einführte.

Außerdem ist hier noch insbesondere das Beschränken und Festmachen durch den Sack, durch den Zwangsstuhl, selbst das Einschnüren und Zwangstehen an der Leine zu berühren. Nicht blos, daß durch den Sack unter Umständen schlimme Zufälle, selbst Erstickung, wenigstens möglich sind, und daß das Zwangstehen mit nicht selten zu starker Ausdehnung der Arme und der Brust, besonders bei schwächeren Constitutionen, Ohnmachten und ähnliche noch schlimmere Zufälle herbei führen kann; nicht blos, daß, wenn auch nur durch die Wärter, bei dergleichen Veranstaltungen das falsche Maas der Strenge, die nach dem Benehmen des Kranken nicht genau berechnete Dauer, und dergleichen leicht mehr Uebles als Gutes stiftet, sofern die Kranken das Vertrauen auf, zu rechter Zeit angewendeter oder mit dem Gegentheil verwechselter, Einsicht und Menschlichkeit ihrer Umgebung verlieren und sich fernerer Einwirkung möglichst verschließen: so bedenke man doch dabei, daß in vielen Fällen unbändige Bewegungen, unbändiges Schreien u. dergl. wahrhaft kritische Erscheinungen sind, die ohne großen Nachtheil eben so wenig gestört oder ganz gehemmt werden können, als dieß z. B. bei einem kritischen Schweiße geschehen kann. Was aber dort durch Zwangstuhl, Sack u. s. w. in Beziehung auf gänzliche Hemmung der Bewegung, des Schreiens u. s. w. gethan wird, ist von gleicher Bedeutung mit der Wirkung eines verkältenden Zugwindes in Beziehung auf Hemmung eines kritischen Schweißes.

Daher sind selbst die Autenriethische Maske, die Birne und dergleichen mechanische Mittel gegen das Schreien in manchen Fällen unanwendbar, wo es viel besser ist, in gehörig entfernten und dem Zwecke angemessenem Lokale die Schreier sich ausschreien zu lassen.

Aus gleichem Grunde sind wir auch gezwungen, gegen Heinroth das Autenriethische Zimmer oder eine ähnliche Vorrichtung für tobende Kranke in Schutz zu nehmen. Die von Heinroth gegen dessen Gebrauch angeführten Gründe reichen auch nicht hin, zu beweisen, was sie sollen. Denn daß die in demselben dem Tobsüchtigen gelassene wilde Willkühr eigentlich gebrochen werden sollte: das wäre erst noch zu beweisen. Ja, wenn wir einen eigentlichen Seelenkranken, bei welchem die wilde Willkühr mehr noch aus Verstocktheit, Bosheit, Uebermuth u. dergl. hervorgeht, vor uns haben, der sich aus gleichen Ursachen milderer Zurechtweisung eben so sehr verschließt, als sich durch kräftigen Willen des Arztes nicht imponiren läßt: da mag man ihn durch solch äußeren Zwang das Uebergewicht fühlen lassen und ihn demüthigen und wahrhaft erziehen und strafen. Allein in allen Irrenanstalten treffen wir unter den zu Bändigenden und zu Beschränkenden noch immer mehr nicht eigentlich psychisch Kranke, die, laut der Erfahrung, bei dieser äußeren, für das Individuum unwillkührlichen, von der heilenden Natur veranstalteten, tobenden Beweglichkeit innerlich bei voller Besinnung sind. Wie wird der Mensch im Menschen durch jene heroischen Zwangsmittel, die immer mit mehr oder weniger Persönlichkeit verknüpft sind, weit mehr beleidigt, als wenn der Kranke, allein abgesondert, die Naturwirkung, die er wohl selbst anerkennt, abwarten kann?

Es ist dieser letztere Fall, nach welchem sich bei in Irrenanstalten enthaltenen Kranken die das Heilgeschäft Ausübenden durch äußere Erscheinungen, die aus dem eiblichen ihren Ursprung haben, ohne das Seelenleben edeutend anders zu betheiligen, als daß sie seine Aeuß erung hemmen, so täuschen lassen, daß sie da krankes Seelenleben voraussetzen, wo es nicht ist, und so den Vernünftigen als einen Unvernünftigen behandeln, nur nit Schauder zu denken. Das Aehnliche findet bei erlodischem Irreseyn, ja fast bei allem, sofern fast im‑ ner bessere und schlimmere Zustände abwechseln, Statt, so sehr häufig auch in der besseren Zwischenzeit der Kranke als Kranker behandelt wird, zu großem Nach‑ heil der Heilung.

Wenn Heinroth ferner gegen die Anwendbarkeit es Autenriethischen Zimmers oder Käfigs, oder iner ähnlichen Vorrichtung zu gleichem Zwecke, und dagegen für die Anwendung des Zwang‑ tuhls in gleichen Fällen, anführt: die Möglichkeit des Sichselbstbeschädigens, des Kopfeinrennens u. dergl., o geben wir zu bedenken, daß erstens dem allen schon llein durch einen zweckmäßigeren Wandbeschlag abge‑ olfen werden kann, und daß zweitens die größte Wild‑ eit, namentlich das Streben nach Selbstvernichtung, ei weitem geringer ist, wenn die Kranken wenigstens inigermaßen sich selbst überlassen sind, wogegen es bei em, durch Halten, Binden, Rauhanlassen, ja bei die‑ er Gelegenheit nicht seltenem Stoßen und Schlagen urch Wärter, oft, wie es höchst wahrscheinlich ist, sehr ebhaft werdendem Gefühle des eigenen Elends und der zum Theil unverschuldeten, weckwidrigen und allzu harten Begegnung ist recht heftig wird.

Was endlich Heinroths dritten Gegengrund, ämlich des Mehrgeldkostens im Vergleich der Anwen‑ ung des Zwangstuhls betrifft: so ist nicht blos nicht abzusehen, wie bei überlegter Einrichtung eine große Differenz herauskommen soll, sondern diese auch zugegeben, soll sich ein so wichtiger Zweck mit so großer Beeinträchtigung seiner selbst nach dem Mittel e quemen (vergl. Heinroth a.a.O. B. 2. S. 109 u. 110.)?

So wenig sich die meisten praktisch beschäftigten psychischen Aerzte der neueren Zeit gerade über ihr Heilverfahren im Ganzen wissenschaftlich genügende Rechenschaft zu geben im Stande waren; so sehr selbst solche, welche die Physiologie und noch mehr die Pathologie des Seelenlebens ziemlich genügend aufgefaßt hatten, gerade wo sie heilten, den Zusammenhang zwischen Heilveranstaltung und Gegenstand der Heilung nothdürftig klar darzuthun kaum zum geringsten Theil vermochten; und obwohl man meistens noch Krankheiten des Seelenlebens in unserem Sinne durchaus nicht zugeben zu dürfen glaubte, auch vorzugsweise uneigentliche psychische Krankheiten vor sich gehabt haben mag: so legte man doch immer größeres Gewicht auf Heilmittel, die weder durch das Getast, noch durch den Geschmack und die Verdauung in das Leben eingehen.

Nicht blos daß man milde, menschliche Behandlung, anstatt es früher nicht selten war, daß man Seelenkranke, besonders in öffentlichen Anstalten, wahrhaft schlechter behandelte, als Thiere; nicht allein, daß man Bewegung im Freien, verschiedene Beschäftigungen und Unterhaltungsweisen, Zerstreuung, Besänftigung und Aufrichtung durch Musik, Zusprache u. dergl. m. als wirksam und zur Heilung unentbehrlich anerkannte; man fand es auch immer nöthiger, ja als eine Hauptsache, in das Labyrinth der kranken Gefühle, des kranken Denkens und Wollens, mit seinen Sümpfen und Wirbeln und Irrpfaden, einzudringen, sich drinnen mit dem Kranken scheinbar zu befreunden, um, wenn er Neigung und Vertrauen gefaßt hat, ihn unvermerkt wieder an das heitere Tageslicht der Vernunft und Freiheit mit sich heraufzuführen (Daquin: être fou avec le fou).

Nicht genug, daß allmälig jeder psychische Arzt, sofern er das Werk der Heilung nicht der Natur überlassen wollte, oder für unmöglich hielt, durchaus neben einer Rubrik der leiblichen Behandlung auch die andere der psychischen hatte, um überhaupt bald das gemüthliche, bald das Geistes-, bald das Willensleben zu regieren und umzustimmen (Pinel's traitement moral, Pargeter's management oder gouvernement u. s. w.): so erkannte man auch bald die Aehnlichkeit der psychischen Heilung mit der Erziehung der Kinder (Langermann a. a. O.), ja fühlte bald das Bedürfniß, dieses Geschäft auch mehr methodisch zu betreiben, welchem Bedürfnisse unter andern besonders Reil entgegen kam.

Er war unerschöpflich erfinderisch in Mitteln, auf das kranke Seelenleben zu wirken, die er in drei Klassen vertheilte; nämlich 1) solche, welche das Gemeingefühl afficiren; 2) solche, die durch die Sinne, besonders durch Schall und Farben, einwirken; und 3) solche, die noch bestimmtere Symbole unserer Gefühle, Gedanken u. s. w. und Mittel, dieselben mitzutheilen, sind, wie namentlich Sprache und Schrift. Außerdem erkannte er, daß sämmtliche psychische Mittel direkt auf das Seelenleben wirken in Bezug auf Gemüth und Erkenntniß, indirekt aber, eben mittelst der beiden letztgenannten, auf den Willen; und zwar wiederum entweder positiv (erregend), oder negativ (beruhigend). Dabei fand er nöthig, im einzelnen Falle die

Behandlung der Individualität des Kranken genau anzupassen.

Wenn das Individualisiren schon überhaupt ein Haupterforderniß des cito, tuto et jucunde heilen wollenden Arztes ist, so ist es bei Heilung psychischer Krankheiten noch weit mehr der Fall, denn im Leiblichen sind sich verschiedene Menschen noch bei weitem ähnlicher, als im Geistigen.

Unterdeß bildete sich in Deutschland, besonders durch den thätigen Horn, unter dem Titel der indirekt-psychischen, oder ableitenden, oder antagonistischen oder schmerzerregenden Methode (vergl. Sandtmann: Nonnulla de quibusd. remed. etc. Berol. 1817.), zu welcher der erste Anstoß besonders in England gegeben war, die aber auch Reil zum großen Theil kannte, eine eigene, in vielen Fällen sich fruchtbar erweisende Verfahrungsart zu großer Vollkommenheit aus. Das Wesentlichste derselben besteht darin, daß nach der Voraussetzung: bei aller Krankheit des Seelenlebens sei das Centralorgan der Nerventhätigkeit regelwidrig aufgereizt oder unterdrückt, wodurch, vermöge des Antagonismus, die Nerventhätigkeit in der Peripherie, d. h. besonders im Gemeingefühl, gesunken sei, durch starke, besonders schmerzhafte, Wiederaufregung des Gemeingefühls antagonistisch ein günstigeres Maaß der Thätigkeit im Centralorgan hervorzurufen und dadurch auch auf das mittelst dieses Organs sich äußernde Seelenleben umstimmend gewirkt werde. Dieser Zweck wird theils negativ, durch Entziehung gewohnter Dinge, wie Licht, Nahrung, freie Bewegung u. s. w., theils positiv, durch positive Reize, und zwar letzteres wieder sowohl innerlich, (Ekelkur,

Purgieren, Speichelfluß u. dergl.,) als äußerlich, Aetz- und Brennmittel, Begießungen, Drehen, Schaukeln u. s. w.) zu bewirken gesucht.

Die vorzüglichsten bereits mit wenigem besprochenen heroischen Mittel gehören zu dem Apparat dieser Methode, die, so sehr man sich dabei vor Uebertreibung nach Intensität und Extensität mag zu hüten haben, um nicht in einen handwerksmäßigen Schlendrian ohne großes Ansehen der Person, der Um- und Zustände zu verfallen, in vielen Fällen, wo entweder primäre leibliche Regelwidrigkeit des Gehirns die uneigentlich sogenannte psychische Krankheitsform bedingt, oder auch wo im entgegengesetzten Falle erst Empfänglichkeit für direkt-psychische Behandlung erweckt werden muß, oder endlich mit letzterer in Gemeinschaft, ihre guten Dienste stets leisten wird.

Dieß wird nun aber freilich um so weniger der Fall seyn, je mehr und eigentlicher der Gegenstand der Heilung eine Krankheit des Seelenlebens ist, und je kürzer sie noch gedauert hat. Die Wirkungen jener Behandlungsart sind ja offenbar nur auf bedeutendere, gröbere Regelwidrigkeiten des leiblichen Organs gerichtet, und hier noch mit fast gar keiner specifischen Beziehung, sondern mehr nur im Allgemeinen umstimmend. Geradezu wirkt auf das Seelenleben nur wieder Seelenleben, und nur mittelst dieses läßt sich in alle Falten, Windungen und Tiefen der fremden Seele eingehen, wogegen alles Körperliche an der äußersten Grenze stehen bleiben muß. Auch sind, wofür besonders die Erfahrung der Engländer laut genug spricht, wirklich erfolgte wohlthätige Wirkungen jener Mittel nicht von rechter Dauer. Bei eigentlich psychischen Krankheiten wirken sie oft nur so, wie die Furcht vor der Ruthe auf das ungezogene Kind, oder die Furcht vor dem Galgen auf den Verbrecher. Es wird dadurch nicht die Quelle des Uebels verstopft, sondern ihren Ausflüssen nur ein Damm gesetzt, der bei der ersten besten Gelegenheit durchbrochen wird. Der Grund muß gereinigt werden; sonst schöpft man unaufhörlich Schaum und Schmutz von der Oberfläche, und der Sumpf bleibt doch Sumpf!

Wer in allen Fällen von psychischer Krankheit mit körperlichen Mitteln auszureichen gedenkt, täuscht sich und spricht implicite den Wahn als Ueberzeugung aus: „das Erste, Hauptsächlichste und einzig Wesentliche am Menschen sei sein Leib, und das, was wir Seele nennen, sei das Produkt einer seiner vielfachen Thätigkeiten, etwa einer Art Sekretion und ungefähr vergleichbar dem Harne!" Es giebt wahrlich Viele, recht Viele, die das menschliche Seelenleben nicht besser kennen, oder die eigentlich gar keines kennen. Denn, wo sie nicht der lebendigen, zu lebendigster organischer Harmonie verbundenen Mannigfaltigkeit der Richtungen und Stufen, und des Bandes und der Einheit aller, ja ihres innersten Kerns, der freien Selbstthätigkeit, recht lebhaft inne werden: da kennen sie ein selbständiges Seelenleben, das das Höchste und allein Wesentliche am Menschen ist, überhaupt gar nicht.

Dann übersehen sie überhaupt entweder ganz oder deuten falsch, was ihnen täglich ganz nahe liegt: nämlich eben die lebendigste und kräftigste aller Wechselwirkungen, die von Seele auf Seele. Sie übersehen, daß zwar ein lebendiges Wort des Trostes und der Hoffnung, einer innigsten Ueberzeugung, die Erweckung eines festen Entschlusses den halbtodten Leib plötzlich wieder beleben und kräftigen kann; daß aber bei den saftigsten Austern und dem brausendsten Champagner, ohne andere Zuthat von Seele zu Seele, kein erhebendes Gefühl, kein tiefer Gedanke, keine unerschütterliche Kraft des Willens, kein Genie könne eingefüttert werden. Sie werden nicht gewahr, daß die beste Nahrung im seelenlosen Blödsinnigen nur zu grober, plumper unedler Masse, dagegen die dürftigste im seelengroßen Menschen zum veredelten Leibe werden könne: sie vergessen, daß ohne Bildung, d. h. ohne Wirkung von Seele zu Seele, nichts Höheres, eigentlich Menschliches zu Stande komme.

Freilich muß das, was wirken will, kräftig, und allenthalben muß die Kraft der Last gewachsen seyn, und es muß die Last an der rechten Seite und möglichst in ihrer Mitte und ihrem Schwebpunkt angefaßt werden. Wer freilich mit Zweifel und Mißtrauen ans Werk schreitet, der gleicht einem, der mit geballter Faust greifen will; wer mit seelenlos angewöhnten Worten, ohne den lebendigen Sinn damit zu verbinden, wer mit gelernten Schulschlüssen kalt und vornehm auf fremdes Seelenleben, das erst wieder zur gesunden Freiheit angefacht werden soll, wirken will, der ist demjenigen gleich zu setzen, der am kalt funkelnden Krystalle Licht anzuzünden gedenkt.

Darum fanden denn auch bald tüchtigere psychische Aerzte, daß etwas anderes Noth thue zu erfolgreicher Einwirkung auf Seelengestörte, als bloßes artiges Begegnen. Die einseitigsten Praktiker, wie z. B. Pargeter, fanden daher, daß eine Hauptsache bei der Heilung von Seelenkranken sey, dieselben gleich anfangs durch den Blick, aus dem aber eben wohl Seele, reines Interesse und gesunde Kraft des Willens sprechen muß, an sich zu ketten, und sie sich geistig anzueignen, um kräftig unmittelbar auf sie zu wirken. Darum erhellt, daß der in der Behandlung von Seelenkranken so glückliche Perfect weniger durch seine Arzneien, als durch seine lebendige Persönlichkeit und durch Vertrauen, an dem sich wieder Vertrauen entzünden kann, ausrichtete. Darum legt Haslam einen so entschiedenen Werth auf die geistige Herrschaft des Arztes über den Kranken, die er sich aber erst zu erwerben fähig seyn und verstehen muß.

Zu all diesen Anforderungen gehört aber als Grundbedingung große Vielseitigkeit des psychischen Arztes. Denn wie das Seelenleben in jedem Einzelnen bei weitem eigenartiger ist, als es je zwei noch so heterogene Menschenleiber sind, und wie besonders die Wege und die Verhältnisse menschlicher Schicksale, auf denen, in und durch welche der Mensch zum Wahnsinne reift, unzählig verschieden sind: in so vielerlei Eigenthümlichkeiten muß sich der psychische Arzt zu versetzen wissen, um sich anzuschließen und zu wirken. Denn nur das Gleiche versteht das Gleiche.

Ein Hauptfehler liegt aber darin, daß der Arzt häufig psychisch Kranke für psychisch Todte hält; wogegen der zuletzt angeführte Haslam die beherzigungswerthe Bemerkung macht, daß auch da, wo der Kranke sich selbst nicht für krank hält, er dennoch Fehler, geistige Untüchtigkeit und Seelenunlauterkeit am Arzte meistens recht gut bemerkt, und sich dann vor ihm verschließt und sich über ihn erheben zu dürfen meint.

So war der seelenvolle Reil über die große Wirksamkeit von Seele auf Seele so fest überzeugt, daß er mit Sicherheit den Satz aussprach: „selbst bedeutende physische Abnormitäten könnten auf direkt psychische Weise gehoben werden.“ Und warum soll denn nicht da, wo das psychische Leben, wenn auch ein falsch geführtes, eine solche Stärke erreicht hatte, daß es den Leib verderben konnte, auch umgekehrt wieder erhobenes und richtig geleitetes leibliche Fehler verbessern können? Oder frißt nicht Gram den Körper allmälig auf, verwandelt nicht Zorn den sonst heilenden Speichel in Gift, lähmt gewaltiger Schreck nicht plötzlich Theile und macht Gefäße bersten?

Diese dürftigen Andeutungen mögen denn hinreichen, uns noch über das zu verständigen, was neuerlichst Heinroth als Höchstes für die Heilveranstaltung gegen Krankheiten des Seelenlebens aufgestellt hat. Dieser seelenvolle Mann, dessen natürlicher Mysticismus künstlicher Verbildung durch mystische Sekten fern bleiben möge, überschaut von Neuem in seinem nunmehr öfters angeführten Werke über die Seelenstörungen den ganzen Vorrath der Heilmittel und das ganze Geschäft der Heilung, und scheidet letzteres in seine Elemente. Vor allem zerlegt er das Ganze in indirekt-psychische und in direkt-psychische Methode. Unter erstere Rubrik bringt er alles, was bisher theils unter der Benennung direkt-psychischer, theils indirekt-psychischer Heilung begriffen war: indeß er für die, nach seiner Meinuug, eigentlich nur so zu nenneude direkt-psychische Methode einen neuen Begriff aufstellt.

Seine indirekt-psychische Methode begriffe demnach folgende sechs Momente unter sich:

1) Negative Behandlung, sogen. methodus exspectativa, vermöge welcher der Arzt die Heilung, oder wenigstens ihren Anfang oder irgend einen Theil derselben beobachtend der Natur überläßt.

2) Graduelle Behandlung, d. h. Einrichtung

des Heilverfahrens nach Exaltation oder Degression des Seelenlebens im zu heilenden Krankheitsfalle: worunter Beschränkung eines Theils, Aufregung und Belebung andern Theils, auf beide Seiten aber zu vertheilende Ableitung, begriffen wird.

3) Formelle Behandlung, d. h. Einrichtung des Heilverfahrens darnach, daß bald das Gemüth, bald der Geist, bald der Wille das eigentlich und vorzugsweise Kranke ist, wodurch die Heilung entweder (gemüthliche) Umstimmung, oder (geistige) Berichtigung, oder Richtung (des Willens) zum Ziele hat.

4) Individuelle Behandlung, d. h. Anpassung des Heilverfahrens an Geschlecht, Alter, Temperament und Constitution, an Persönlichkeit überhaupt und an individuelle Lage des Kranken.

5) Somatische Hülfsbehandlung, d. h. Zuziehung leiblicher zunächst auf den leiblichen Organismus wirkender, besonders auf Schlaflosigkeit, Leibesverstopfung, Zustand der äußeren Haut, Congestionen, mit verbundene Epilepsie u. s. w. gerichteter Mittel.

6) Palliativ-Behandlung, d. h. möglichste Erleichterung des Schicksals psychisch Kranker überhaupt, von leiblicher und geistiger Seite, sie mögen für heilbar oder unheilbar gehalten werden. (Vergl. B. 2. S. 1 — 63.)

Was dabei vorläufig im Einzelnen könnte erinnert werden, geht aus den bei Betrachtung der Pathogenie berührten Differenzen hervor.

Was nun die von Heinroth aufgestellte direkt-psychische Methode betrifft, worüber theils seine Diss. de voluntate medici, medicamento insaniae. Lips. 1818., theils sein Lehrbuch der Seelenstörungen

B. 2.

B. 2. S. 63—80. zu vergleichen ist, so ist sein Gedankengang dabei im Wesentlichsten der folgende:

„Wir Menschen sind in unserem gegenwärtigen Zustande sündige, verkrüppelte Wesen.“

„Aus diesem Zustande oder aus der Gewalt des Satans führt nur der erlösende Glauben an Christus wieder zu Gott und somit zu einem göttlichen, heiligen, seeligen und freikräftigen Leben.“

„Jeder ist kräftig in sich und in der Wirkung nach außen nach dem Maaße seines (christlichen) Glaubens.“

„Zu diesem Glauben, dem lebendigen, gelangt nur, wer sich freiwillig von dem Bösen und der Welt abwendet.“

„Wie eine kranke Seele erfahrungsgemäß eine gesunde krank machen kann, so kann auch eine durch den lebendigen Glauben gekräftigte Seele eine kranke gesund machen.“

„Das Medium dieser Wechselwirkung aber ist der Wille.“

„Die (auch heilkräftige) Gewalt des Willens im Menschen ist entweder eine erworbene oder erhaltene, in welchem letzteren Falle sie instinktartig besteht und wirkt, was häufige Beispiele von Heilkräftigen unter den Geringen des Volks beweisen, die aber, leider, ehe sie ein Gegenstand allgemeiner, besonders obrigkeitlicher, Aufmerksamkeit werden, häufig schon zu sehr angestrengt und erschöpft, oder durch Bewunderung, Geldverdienst u. s. w. zu unkräftigen Gauklern und Betrügern verderbt sind.“

„Erworben wird jener wirksame Willen durch allmälig wachsendes Selbstvertrauen, das aber nicht in seiner Selbstigkeit beharren darf, sondern sich als einen Ausfluß der Gottheit erkennen muß, wo dann der so reine Wille auch identisch wird mit Gottes Willen und Kraft."

„Besonders zu letzterer Operation ist aber unumgänglich wahre Erkenntniß und Freiheit der Seele nöthig."

„Raisonnement, Trost u. s. w. helfen bei ausgebildeter Krankheit nicht, weil die Empfänglichkeit fehlt. Wo sie wirken, geschieht es auf indirekte Weise. Direkt wirkt nur der gläubige Wille, und der wirkt alle Wunder."

Hierüber nun nur einige kurze Bemerkungen! In der ganzen Auseinandersetzung kreuzen sich nach unserer Ansicht, die jeder unumwunden gegen eine andere vertheidigen muß, so lange er eines Besseren nicht belehrt ist, offenbar natürliche Tiefe und Fülle mit Sekten-Mysticismus, der jene mitunter fehl leitet.

Daß die Menschheit zu keiner Zeit ist, was sie seyn soll und kann, hat seine Richtigkeit; daß aber im Anfang oder in der Mitte der Geschichte ihr Ziel erreicht seyn soll, ist eine übertriebene Forderung; darnach gestrebt wurde zu aller Zeit, zu aller Zeit bei diesem Streben aber auch vielfach geirrt. Es ist Sektenansicht, die die Rechtfertigung schuldig bleibt, daß der Mensch zu irgend einer Zeit bereits zugleich frei und doch auch fehllos, ganz göttlich rein gewesen sey. Er harmonirte ganz mit dem Ganzen, und irrte nur so lange nicht, als er unter der Herrschaft des Instinkts ein erst eigentlich menschlich werdendes Leben lebte.

Der Glaube, positiver und specieller, wie natürlicher und allgemeiner, wie wir ihn oben bezeichnet haben, ist Sache des Gemüths, und ist nur Mittel, Anreger und Leiter nach dem Ziele, nicht das Ziel selber.

Der christliche Glaube ist ein positiver, specieller, den wir — doch hier weg den pluralem majestatis, und Haupt entblößt und Knie gebeugt vor Christus — den ich zugleich für den in der bisherigen Geschichte herrlichsten und segenreichsten halte, aber ohne welchen mir dennoch vor und nach unserer Zeit große und göttliche Menschen denkbar sind.

Die unreife Menge kann das Labsal des positiven Glaubens zu keiner Zeit entbehren: aber Männer, die in der Wissenschaft Ton angeben wollen, müssen erhaben seyn über jede positive Religionsform. In ihnen lebt nur der allgemeine, und darum um so höhere, geistigere Glaube und eine weniger egoistische Frömmigkeit, als sie bei frommen Sekten gefunden wird. Zudem darf man nicht vergessen, daß man, wie es eine Intoleranz zwischen katholischen und lutherischen u. s. w. Christen giebt, auch als Christ überhaupt intolerant seyn kann, und dann nur im noch höheren Grade. Wie will aber ein intoleranter psychischer Arzt gleich kräftig und erfolgreich, was er doch soll, auf Katholiken und Protestanten, Griechen und Juden u. s. w. wirken? Wie will der selber in Einseitigkeit Befangene sich in einseitige Verirrungen und Verwicklungen Anderer versetzen? Nein, er muß sich möglichst frei über allen Sektengeist erhaben halten; die Sekten seien von engerem oder weiterem Umfang!

Für wahr halten wir übrigens, daß, wie jeder (natürlich) glaubt, d. h. was jeder als Grund in allem Leben und als Ziel alles Lebens, sein eigenes Leben thätig darnach führend, ahnet, er in gleichem Verhältnisse erfolgreich auch wirke.

Der Glaube kann nie vom Glaubenden selber frei

erworben, er kann von außen geweckt, von ihm selber genährt und geläutert werden.

Wohl aber kann die Kraft des Willens nur erworben werden. Der lebendige, Göttliches in Allem ahnende und göttlicher alles zu machen strebende Glaube einerseits, und der kräftige freie Wille anderntheils geben dem Seelenleben, und also dem Fühlen, Denken und Wollen des Einzelnen, Lebendigkeit, Tiefe, Fülle in sich und kräftige Wirkung außer sich.

Der Mensch kann zwar, im Ganzen immer und allenthalben, auffallend aber nur unter gewissen Umständen, unmittelbar mit seiner ganzen leiblich-geistigen Individualität auf eine Weise, wie sie jetzt gewöhnlich magnetisch genannt wird, auf Andere wirken; diese Wirkung ist aber vorzugsweise durch ein leibliches Medium, durch den organischen Aether, oder wie es sonst genannt werden mag, vermittelt.

Rein Seele auf Seele wirkt nur mittelst der Sprache im weitesten Sinne des Worts, die freilich nur mittelst des Symbols der Worte, Geberden und Zeichen Gefühle, Erkenntnisse und Entschlüsse weckt und überträgt; aber die der Mensch, so lange er nicht mehr als Mensch ist, als einziges Mittel zu diesem Zwecke nie wird entbehren können. Es ist hier bei Heinroth's Lehre abermals, wie noch in anderen Punkten, eine übermenschliche Möglichkeit der menschlicheu Wirklichkeit untergeschoben. Auch kann er wohl Beispiele von unmittelbarer heilender Wechselwirkung auf die leibliche Lebenssphäre, so wie auf jene mittlere und nur dadurch mit auf das Seelenleben, anführen, aber Erfahrung für rein unmittelbare geistige Wechselwirkung von Seele auf Seele durch bloßen Willen wird er schuldig bleiben müssen.

Und somit macht denn, was nur immer aus dem, das von ihm unter den Namen: graduelles, formelles und individuelles Moment der Behandlung Seelengestörter begriffen wird, geistiger Natur ist, die direkt-psychische Heilmethode aus, deren Materia medica keiner außer sich suchen darf, wenn er sie nicht in sich findet.

Wohl aber muß der psychische Arzt ein vielseitiger, ein ganzer, ein frommer Mensch seyn, zumal letzteres darum, weil die krankhaft zerrüttete Seele vor allem Wärme bedarf, und nach dem Faden des Glaubens verlangt, der, so tief sie noch im Labyrinthe des Irrthums sey, doch sicher durch alle Irrgänge hindurch und in die rechte Lichtwelt leitet. Es giebt jedoch auch einen Glauben und eine Frömmigkeit, die nicht Eigenthum einer Sekte sind, und diese heischen wir hier.

Möchten dieser Erfordernisse bald recht viele Aerzte theilhaft werden; möchten diese schwachen Andeutungen Einiges dazu beitragen, sie selber aber bald von kräftigern übertroffen werden!

Sollte, was jedoch kaum zu fürchten ist, irgend Jemand noch des Vertrauens auf das Letztvorgetragene selbst im Allgemeinen ermangeln, sollt' ihm, was nicht nur vom Wirken der Seele auf Seele, sondern besonders vom heilsamen Wirken auf den Körper mittelst des Seelenlebens gesagt ist, Einfall dünken von heut' und gestern: so greif' er doch unter Andern zum Platon, der nicht von heut und gestern ist, und lese dort, außer an manchen anderen Orten, etwa im Dialog, welcher Charmides betitelt ist, folgendes:

„— — aber Zamolxis, unser König, der ein Gott ist, sagt: so wie man nicht unternehmen dürfe die Augen zu heilen ohne den Kopf, noch den Kopf ohne den ganzen Leib, so auch nicht den Leib ohne die

Seele. — Denn aus der Seele, sagte er, entspränge alles Böse und alles Gute dem Leibe und dem ganzen Menschen, und ströme ihm von dorther zu, wie aus dem Kopfe den Augen. Jenes also müsse man zuerst und am sorgfältigsten behandeln, wenn es um den Kopf und auch um den ganzen Leib gut solle stehen. Die Seele aber, sagte er, werde behandelt durch gewisse Besprechungen, und diese Besprechungen seien die vernünftigen Reden. Denn durch solche Reden entstehe in der Seele Besonnenheit, und wenn diese entstanden und da wäre, würde es leicht, Gesundheit auch dem Kopf und dem übrigen Körper zu verschaffen." *)

d.

So aufrichtig der Wunsch ist, bald bessere und mehrere psychische Aerzte gebildet zu sehen, und bald wenigstens im Allgemeinen größeres Interesse für das Seelenleben bei den Aerzten zu bemerken: so zögernd scheint seine Erfüllung zu reifen. Und doch läßt sich aus allem Vorstehenden so leicht abnehmen, daß dieses Interesse durchaus viel lebhafter und allgemeiner werden müsse, wenn wir auch nicht eben vorzugsweise

---

*) — — ἀλλὰ Ζάμολξις λέγει ὁ ἡμέτερος βασιλεύς, θεὸς ὤν, ὅτι ὥσπερ ὀφθαλμοὺς ἄνευ κεφαλῆς οὐ δεῖ ἐπιχειρεῖν ἰᾶσθαι, οὐδὲ κεφαλὴν ἄνευ σώματος, οὕτως οὐδὲ σῶμα ἄνευ ψυχῆς. — — πάντα γὰρ ἔφη ἐκ τῆς ψυχῆς ὡρμῆσθαι, καὶ τὰ κακὰ καὶ τὰ ἀγαθὰ τῷ σώματι, καὶ παντὶ τῷ ἀνθρώπῳ· καὶ ἐκεῖθεν ἐπιῤῥεῖν, ὥσπερ ἐκ τῆς κεφαλῆς ἐπὶ τὰ ὄμματα. δεῖν οὖν ἐκεῖνο καὶ πρῶτον καὶ μάλιστα θεραπεύειν, εἰ μέλλει καὶ τὰ τῆς κεφαλῆς καὶ τὰ τοῦ ὅλου σώματος καλῶς ἔχειν. θεραπεύεσθαι δὲ τὴν ψυχὴν ἔφη ἐπῳδαῖς τισι. τὰς δ' ἐπῳδὰς ταύτας, τοὺς λόγους εἶναι τοὺς καλούς. ἐκ δὲ τῶν τοιούτων λόγων ἐν ταῖς ψυχαῖς σωφροσύνην ἐγγίγνεσθαι. ἧς ἐγγενομένης καὶ παρούσης, ῥᾴδιον ἤδη εἶναι τὴν ὑγίειαν καὶ τῇ κεφαλῇ καὶ τῷ ἄλλῳ σώματι πορίζειν. (Χαρμίδης IX. X.)

psychische Aerzte selber nothwendig bedürften, sondern wenn wir nur an ihrer Zeit und ihrem Heilobjekte gewachsenen Aerzten überhaupt nicht bald sehr fühlbaren Mangel leiden sollen.

Fassen wir auch nur die äußere Erscheinung oberflächlich auf, so finden wir, daß mehr und mehr fast alle Fächer des menschlichen Wissens und Wirkens immer emsiger auf Psychologie, als auf ihre Quelle und nächste Leiterin, zurückbezogen werden. So fühlt sich dazu gedrungen der Geschichtschreiber, weil es ihm nicht mehr genügt, in der Geschichte eine Rumpelkammer von todten Einzelnheiten zu sehen, sondern weil er lebendige Verbindung zur Einheit fordert, und die letzte Quelle der Einheit und Mannigfaltigkeit aller Geschichte in der menschlichen Seele richtig ahnet. So genügt sich die Poesie eben so wenig mehr mit losen, willkührlichen Spielen einer sich und den Menschen nicht kennenden Einbildung und Phantasie mit ihren Miß- und Ungestalten, als mit bloßem affenhaften Naturkopieren: in des Menschen innerer Natur sucht sie einheimisch zu werden, um im lebenden Vorbilde hinzustellen, was menschlich Wahres und Schönes geschehen kann. So findet sich die allgemeine Geisteswissenschaft (Philosophie) auf Psychologie zurückgedrängt, um ihre eigenen Produkte zu verstehen und kritisch zu würdigen. So werden die Theologen durch den neueren Kampf zwischen Vernunft und mystischer Offenbarungslehre an die Psychologie, als die unpartheiischste Schiedsrichterin, verwiesen; und die Juristen suchen, wenn auch vorläufig und hauptsächlich nur erst für Criminaljustiz, in ihr einen sicheren Grund. Und die Aerzte, die es mit dem Menschenleben am unmittelbarsten zu thun haben, die schon bei jeder leiblichen Krankheit mehr und mehr darauf verwiesen werden, und sich besonders bei näherer Ansicht der auffallenden Erscheinungen des Lebensmagnetismus ohne vollständigere Kenntniß des Seelenlebens in der Enge fühlen, sollten oder wollten es nicht?

Sehen wir uns nach den Ursachen dieser Weigerung, dem dringenden Bedürfnisse zu entsprechen, um, forschen wir nach den nächsten Gründen der Verzögerung in der Lösung dieser Aufgabe, so begegnet uns bald folgendes:

Erstens nämlich gewahren Aerzte, die es wirklich versuchen, der Anforderung zu genügen, in der den Philosophen von Profession überlassenen Ausbildung der Psychologie viel Anstößiges, viel Willkührliches und Falsches, was aus Unkunde des leiblichen Lebens und des Wechselverhältnisses zwischen Leib und Seele hervorging. Darüber ermüden und verzweifeln die Einen zu bald, weil sie in ihr besonders keine sichere Grundlage für Pathologie und Therapie finden, die Andern schwärmen und schwindeln, anstatt ruhig zu denken und zu untersuchen.

Zweitens vermißt man fast durchgehends auf Universitäten eigene Lehrstellen für Seelenheilkunde. Entweder wird, wenn es nicht gar etwa blos bei einigen dürftigen Andeutungen im Vorbeigehen bei Gelegenheit des Vortrags der speciellen Pathologie und Therapie sein Bewenden haben muß, höchstens in einigen wenigen Stunden unter der eigenen Rubrik: Geisteskrankheiten, flüchtig und wirrig etwas vorgetragen, was nicht zureicht, um nur einiges Interesse zu erwecken; oder es wird an gar keine Physiologie, Pathologie und Therapie des Seelenlebens von den Lehrern der Heilkunde gedacht, und selbst Regierungen, die mit väterlicher Sorgfalt und sonst weiter Umsicht die Gebiete der einzelnen Fachstudien zum Behuf der Studirenden abgesteckt haben, ließen dieses Bedürfniß gänzlich unberücksichtigt.

Drittens endlich fehlt es, unseres Wissens, allenthalben an der Hauptsache, nämlich an einer psychischen Klinik für zu bildende Aerzte.

Wir finden auf Universitäten Kliniken für sogenannte innere und äußere Krankheiten, Uebungsanstalten für Geburtshülfe und Augenheilkunde: aber nirgends an und außer Universitäten eine Klinik für Seelenheilkunde.

Nun ist es aber eines Theils von selbst klar, daß junge Leute unmöglich in den Hörsälen Aerzte werden können, so wenig sie Recht daran thun, zu schnell aus ihnen zu eilen; sondern sie müssen, jedoch mit wahrem Vortheile nicht zu bald, Jahre lang unter Leitung an Krankenbetten weilen, ehe sie mündig gesprochen werden können; andern Theils ist es den Zöglingen der Arzneikunde um so verzeihlicher, wenn sie sich sehnen und eilen, bald in unmittelbaren Verkehr mit dem Leben, besonders dem kranken zu kommen, je ferner sie demselben, leider, oft im todten Schulstaube der Vorbereitungsanstalten gehalten waren. Man findet es in der Regel, daß sich bei Studierenden, erst wenn sie in Kliniken zu praktischen Uebungen zugelassen werden, die rechte lebendige Liebe für ihr Fach entwickelt. Und gerade diese fehlen für Seelenheilkunde gänzlich, und mit ihnen der Haupthebel für Erweckung eines lebhafteren Interesse an dieser einen Hauptseite der Medicin.

Wer darüber nachgedacht hat, kann sich's keinesweges hehl haben, daß bei Einrichtung einer Klinik für Seelenheilkunde ganz besondere Schwierigkeiten in den Weg treten, deren Auseinandersetzung und Beseitigung jedoch hier nicht Platz finden kann; die aber schon dadurch zum großen Theil wegfallen, daß man die geforderten klinischen Anstalten nur gerade nicht auf jeder Universität, ja selbst wohl überhaupt nicht auf Universitäten suchen darf, so wenig als in öffentlichen Irrenanstalten, wie sie bis jetzt, besonders in Deutschland, größtentheils sind.

Und so finden wir uns denn veranlaßt, zum Schlusse dieser Abtheilung, noch ein Wort über eine äußere Hauptbedingung der Seelenheilkunde, über Irrenanstalten und den mit ihnen zu verbindenden klinischen Unterricht zu sagen.

Es ist von den Aerzten einstimmig anerkannt, daß in der Regel Seelenkranke nur dann mit Erfolg behandelt werden können, wenn sie aus dem Kreise ihrer häuslichen, Familien- und bürgerlichen Verhältnisse herausgenommen und in besondere Privat- oder öffentliche Anstalten versetzt werden. Die Gründe dafür sind leicht zu finden und einzusehen; und wir können nicht unterlassen, hier selbst die große und gewiß nicht unwichtige Frage zu berühren: ob dieses Verfahren nicht selbst auf andere Krankheiten, als psychische, sollte ausgedehnt werden?

Eben so ist sehr viel über die zweckmäßigste Einrichtung der Irrenanstalten, namentlich über die Lage derselben, über innere Anordnung des Raums, über Beschaffenheit der nothwendigsten Geräthschaften, über das Verhältniß der Zahl der Aerzte nnd Wärter zu der Zahl der Kranken, über das Verhältniß der Heil- und Verwahrungsanstalten, über die Oekonomie u. s. w. gesagt und geschrieben. Allein man beging dabei, unseres Bedünkens, gleich von vorne herein den Hauptfehler, daß man den herkömmlichen Umfang, die herkömmliche Menge derselben und Aehnliches meistens als richtig und dem Zwecke angemessen voraussetzte.

Auch darüber ist manches verhandelt: ob öffentliche und Privat-Irrenanstalten neben einander bestehen können, oder welchen der Vorzug zu ertheilen sey, ohne immer aus dem rechten Grunde entschieden zu haben.

Wir fangen mit Letzterem an. Es darf Privat-Irrenanstalten geben; sie können aber nur von beschränkterem Umfange und müssen nur auf eine gewisse Klasse von Seelenkranken berechnet seyn. Ersteres gebietet schon der deutschen Aerzten, wie überhaupt Privatpersonen, gewöhnlich nur mögliche Geldaufwand zur Gründung solcher Anstalten und das ganze bürgerliche Verhältniß eines Privatmanns. Und in Hinsicht auf eine gewisse Auswahl von Seelenkranken für dergleichen Privatanstalten begegnet der Umfang dessen, was der Arzt leisten kann, dem Interesse gewisser Kranken. Vor allem eigentlich psychisch Kranke, ferner mildere, ruhigere Gemüths- und Geisteskranke, weiter nur periodisch Seelengestörte, und endlich Seelenkranke von höherer Bildung und besserem Stande werden, unter sonst gleichen Umständen, in Privatirrenanstalten, die wildere und bösartigere, wie ungebildetere und uneigentliche Seelenkranke möglichst ausschließen, mancher harten Verletzung, mancher niederschlagenden Vorstellung entzogen, und dagegen durch nähere und unmittelbarere Gemeinschaft mit dem Familienleben und gewählterer Gesellschaft, durch leichteres Wiederfinden der gewohnten Lebensweise, so weit sie zugelassen werden darf, u. dergl., heilsam angezogen werden.

Dagegen muß es auch öffentliche Anstalten zu diesem Zwecke geben, und zwar vor Allem von größerem Umfange als bisher, und in mancher wesentlichen Hinsicht von anderer Einrichtung.

Es muß dergleichen geben, nicht blos darum, weil Seelenkranke, sey es als Gegenstand der Heilung oder der Unschädlichmachung, wegen Mangels an eigenen Mitteln dem Staate heimfallen, sondern besonders auch darum, weil, sollen sie ihrem Zwecke erst möglichst entsprechen und doch der Staatskasse eher Erleichterung bringen, als gegentheils bedeutenden Aufwand verursachen, dergleichen in größerem Stile angelegt werden müssen, als es einem Privatmanne leicht möglich wäre.

Bis jetzt enthalten nämlich öffentliche Irrenanstalten die Kranken meistens in engen, schon darum unfreundlichen und leicht unsauberen, aber auch übrigens gefängnißähnlichen Räumen, in denen die verschiedenartigsten Kranken einander stören und verderben. Hat man dabei allenfalls auch der Einen Forderung genügt: dergleichen Anstalten müßten in angenehmer Naturumgebung seyn, so wird letztere gerade, anstatt zum Heil-, eher zum Verschlimmerungsmittel, dadurch daß der Kranke von der schönen Gegend doch eigentlich abgeschlossen ist. Sie erweckt die Sehnsucht und Lust, in ihr zu leben; kommt er aber, anstatt in sie, in den eng vermauerten Hofraum oder in den nothdürftig künstlich angebauten Garten und sieht sich da abermals die nächste Umgegend verdeckt und verschlossen: so wird der Schwermüthige nur noch schwermüthiger, der Tolle nur noch toller, der Narr närrischer.

Drinnen findet, theils wegen des engen Raums, theils wegen der nicht zu bestreitenden Kosten, wenn das Erforderliche in den mehreren Anstalten des Staates sollte angeschafft werden, der Musikfreund kein Instrument, der Wissenschaftliche keine Bibliothek, der Künstler kein Materiale und kein Lokale, der Handwerker keine angemessene Beschäftigung. Die aus der Geschäftigkeit des Hauswesens genommene Hausfrau sitzt ganz müßig oder ewig an den Strickstrumpf gebannt; der an Gewissensbissen Kranke schöpft nicht Trost aus dem Anblick einer Kirche oder Kapelle, der Verstockte wird nicht geweckt und erhoben von Kirchengesang und gepredigtem Gotteswort; das aus empfindsamer Liebe wahnsinnige Mädchen kann ruhig wochenlang brüten, ohne Unterbrechung durch abwechselnde zweckmäßige Beschäftigung und Zerstreuung. Der derbe Körperarbeit in freier Luft gewohnte Landmann schleicht immer abgespannter müßig daher, oder verwüthet immer heftiger die ungebrauchte Kraft u. s. w.

Wird einige Gelegenheit zur Beschäftigung geschafft, so ist sie in den vielen, alten, engen Irrenanstalten nicht blos dem Gesunden, häufig auch dem Kranken, fast nur lächerlich; zielt höchstens einiger Maßen auf den Leib, die Seele aber, die gerade getroffen werden soll, bleibt dabei ohne Interesse oder wird dadurch empfindlich gekränkt. Solchen Beschäftigungen fehlt in der Regel, außer daß sie nicht mannichfaltig nach den Individualitäten berechnet werden können, die Hauptsache: ernste Zweckmäßigkeit. Was soll herauskommen, wenn ein überspanntes, superfeines Fräulein mit einem blödsinnigen Fischerweibe Holz sägen muß, wenn Weiber mit hölzernen Flinten exerciren müssen, wenn die Kranken kindisch-lächerlich einander wechselsweise in einem Karren herumfahren!

Wenn sie Sand erst herumgraben, dann ihn wieder in die alte Lage bringen!

All diese zwecklose Beschäftigung und unangemessene Unterhaltung schadet mehr, als sie nützt.

Häufiger im buntesten wirklichen Leben, als in allzu strenger Zurückgezogenheit aus demselben, häufiger bei allzu ängstlicher, verkehrt angefangener, den Kräften und der Richtung der Individualitäten nicht angemessener, vielfacher Thätigkeit, als in einem ganz trägen, müßigen Leben sind die Seelenkrankheiten entstanden: im einen, wie im andern Falle, ist neben ärztlicher Behandlung im engeren Sinne, zweckmäßig veranstaltete, vernünftig geleitete, sinn- und zweckvolle Beschäftigung und Unterhaltung ein Hauptmittel der Heilung.

Dazu gehören freilich Mittel, Gelegenheiten, Veranstaltungen von mancherlei, zum Theil der heterogensten Art, die jedoch nur dem ersten Anblicke nach unvereinbar und unausführbar sind.

Man errichte aber nur, anstatt zehn kleiner Anstalten, wie die meisten bis jetzt bestehenden sind, eine einzige große, die mehrere Gebäude, die Feld und Garten, Kirche und Werkstätten, Bücher und Instrumente, Pflug und Spinnrocken u. dergl. hat und braucht. Die Gründung mag viel kosten, die Einrichtung viel zu berechnen geben: aber die Anstalt wird sich auch bald nicht blos als geschlossene Colonie selber mit allem versehen und unterhalten können, sondern sie wird selbst Artikel ausführen, und das Gründungskapital gut verzinsen können. Für den Aufenthalt in solchen Anstalten würde auch für vermögende Kranke lieber und mehr gezahlt werden, und was die Hauptsache vom Ganzen ist: der Heilzweck würde ohne Vergleich gefördert seyn.

In solchen Anstalten — könnten dergleichen in der Nähe von Hauptuniversitäten seyn, desto besser — könnten sich angehende Aerzte nicht blos zu einer gewissen Stunde in enger Klinik, wobei nun die Wahl und Einrichtung so schwer nicht mehr fallen könnte, sondern im noch weiteren längeren Verkehr mit den *Kranken mit Lust und zu großem Gewinne* für ärztliche Wissenschaft und Technik bilden. Denn auch darum dürfte nicht gesorgt werden, ob auch einer von den der Anstalt gewidmeten Aerzten zum klinischen Lehrer tauge. Ist er erst ein tauglicher psychischer Arzt, so ist er gewiß auch ein tüchtiger klinischer Lehrer.

Das weitere Wie können allgemeine Andeutungen nicht für den Gegenstand ihrer Entwickelung anerkennen. Es findet sich aber wohl andere Gelegenheit, den Gedanken weitläuftiger zu begründen. Mög' er unterdeß würdig scheinen, nicht unbeachtet übergangen zu werden.

IV.

Dieser letzte Abschnitt gegenwärtiger historisch-kritischer Andeutungen macht sich zur Aufgabe, das in neuerer Zeit unter der Benennung „Lebensmagnetismus" u. dergl., als eigenartigen Inhalt menschlichen Wissens und Wirkens, Begriffene in seiner allmäligen Ausbildung zu verfolgen und zu einem der gegenwärtigen Zeit angemessenen Resultate zu führen; dieses Resultat dann als drittes Hauptelement mit somatischer und psychischer Medicin zum Ganzen der Heilwissenschaft zusammen zu rücken; und endlich dieses Ganze an den gegenwärtigen Bestand des Volkslebens zeitgemäß anzuknüpfen.

1.

Zu jeder Zeit, sowohl in Bezug auf den Lebenslauf der ganzen Menschheit, als einzelner Völker, so wie endlich selbst in Beziehung auf die Entwickelung des einzelnen Menschen, geht positiver Glaube und darauf gestütztes Handeln, d. h. subjektive Ansicht gewisser Dinge und darnach eingerichtetes Handeln, der Wissenschaft voran, und zu jeder Zeit, außer der urersten, bestand neben bereits in ihrer Entwickelung begriffener Wissenschaft ein eigenes mystisches Gebiet des Glaubens und Handelns, das sich im Allgemeinen auf ein unmittelbares, vom gewöhnlichen Gang der Dinge mit Verkettung von einzelnen Ursachen und Wirkungen verschiedenes, Eingreifen einer höheren überirdischen Ordnung in das Leben der irdischen Wesen bezog, und dessen Aeußerungen man im Besonderen im Orakelwesen und Prophetismus, im Dämonenglauben, Geister- und Todtenerscheinungen, in Hexen- und Teufelsgeschichten,

Träumen

Träumen und eigenartigen Krankheiten, in Wundern (Mirakeln) und der Magie fand.

Einzelne eigene Orte sollten nach diesem Glauben etwas eigenthümlich Heiliges, Schauerliches, Unheimliches, kurz eigenartig Wirkendes, haben, und eigene einzelne Menschen schienen nach demselben neben ihren leiblichen und geistigen Eigenschaften und Fähigkeiten noch ein besonderes Organ zu haben, das sie in den Stand setzte, zu wissen und zu wirken, was Andere nicht konnten (vergl. Dieter. Tiedemann: Disputatio de quaestione, quae fuerit artium magicar. origo etc. Marburgi 1787.).

Im Alterthume stellt sich die Sache mehr in einzelnen großen Erscheinungen geschichtlich dar; in der europäischen Mittelzeit aber zersplitterte sie sich, wie die Religionen, Staaten, wie alles Wissen und Handeln, ins Einzelne und Einzelnste.

Die besonders seit dem Anfang des 16ten Jahrhunderts immer mächtiger und mündiger werdende Wissenschaft wollte nun jenes an Umfang, Vielartigkeit und Eigenthümlichkeit immer zunehmende magische Gebiet nicht länger mehr unerforscht neben sich liegen, walten und wachsen lassen; sie suchte es sich gegenständlich zu machen, Spreu und Waizen in ihm zu sondern, jene in den Wind zu stäuben oder zu Dünger zu benützen, diesen in ihrem Reiche aufzuspeichern.

Merkwürdig und gleich von vorne herein zu beachten ist es, daß die Medicin es war, die sich diesem Geschäfte am ersten, unablässigsten und erfolgreichsten unterzog, in der richtigen Ahnung, wie wir annehmen müssen, daß sie der Inhalt jenes Gebiets besonders angehe, und daß sie besonderen Gewinn aus demselben zu ziehen habe. Darum sagt schon Plinius (Hist.

nat. lib. XXX. cap. I.): natam primum e medicina nemo dubitat magiam.

So finden wir zuerst, daß Agrippa von Nettesheim (geb. 1486) in seinem sehr passend überschriebenen Werke: de occulta philosophia (lib. I. cap. 6.) sich gewisse in jenes Gebiet einschlagende der grob und einfach sinnlichen Beobachtung in ihrer materiellen Vermittelung sich entziehende, Wirkungen der Dinge auf einander, ohne daß sie sich mit dem Umfange ihrer räumlichen Gestaltung unmittelbar berühren (actio in distans), mittelst ihnen entströmender, höchst fein materieller, Idole, zu erklären suchte, vermöge deren eine Wechselwirkung in weite, unberechenbare Raumferne möglich sey.

Diese Idole (εἴδωλα) finden wir freilich in ähnlicher Bedeutung und mit noch viel größerer Ausdehnung auf Erklärung der berührten Gegenstände bei Demokritos; wir finden freilich schon bei den Indiern und Persern, Israeliten und Aegyptern, Griechen und Römern einzelne Anklänge, die Magie jenes schauerlich dunklen, jenes vielartig zugleich abstoßenden und anziehenden Gebiets zu erklären; zugleich finden wir aber auch, daß die größten und klarsten Weisen jener Zeit nicht blos noch viel mehr in dieses völlig unbegrenzte Gebiet, das auch in der Urzeit das einzige war, hineinschoben, wovon die zunehmende Wissenschaft von Zeit zu Zeit mehr und mehr zurücknahm, sondern auch daß sie, neben ihrer mehr oder weniger kindisch-schwachen und praktisch-wissenschaftlichen Erkenntniß, jenes Reich für das höchste, wesenhafteste annahmen, und daß daher selbst die größten griechischen Weisen nach Aegypten und Indien, und wohin sonst noch, reiseten, um sich in seine Glaubensgeheimnisse einweihen zu lassen. Das

Eine oder das Andere trifft einen Cicero und Plinius fast so gut, als den Pythagoras und Empedokles, Demokritos und Platon.

Wer daher bei Beurtheilung der hieher gehörigen Erscheinungen von den Ansichten dieser Vorfahren ausgehen will, und, auf sie fortbauend, die neuesten Ansichten beurtheilen und selbst eine durchgreifende aufstellen zu können wähnt, der geht gewaltig irre. Der macht sich eines nicht geringeren und nicht minder lächerlichen Irrthums schuldig, als irgend ein Anderer, der auf irgend eine andere Weise den von Anfang an eingeschlagenen Gang der Welt rückgängig zu machen suchte; der eben so bedauerlich dasteht, als einer, der, von der Erscheinung der scheinbar auf- und untergehenden Sonne entzückt und getäuscht, jetzt aufstehen und predigen wollte, die Erde steht still und der ganze Himmel bewegt sich um sie. Der Anhang, den jener haben kann, ist kein anderer, als der, den dieser haben würde: nämlich blind an der Erscheinung hängender, von Sinnesbeschränkung, Gemüthsqualm und Phantasienebel entzückter und getäuschter Pöbel, so fromm und christlich er sich auch rühmen möge und so sehr er in Dünkel und Hochmuth, die immer mit Beschränktheit und unklarem Wesen verbunden sind, mit selbstbedauernswürdiger bedauernder Miene über die Andern das Anathema ausspricht. Dergleichen Leute, die Kunst und Wissenschaft, Religion und Staat in die trübe Pfütze ihres künstlichen Mysticismus zusammenrühren möchten, und so rückwärts nach einer Einigung des im Laufe der Zeiten nothwendig Vereinzelten streben, die nur vorwärts zu erreichen ist; die nicht Licht, sondern nur betäubend qualmende Wärme wollen; die dem Menschen selbstbewußtes Wissen und freie

Selbstbestimmung wegsüßeln und demütheln möchten, mit denen er allein ein menschenwürdiges und Gott wohlgefälliges Tagwerk vollbringen kann, da der Herr die Arbeiter nicht in den Weinberg geschickt hat, damit sie sich dort faul sonnen und über Beten und Lieben und Schwatzen die Arbeit vergessen sollen; dergleichen Leute, die sich denn gerne auch an die vorliegende Aufgabe machen, und, in der trägen Sehnsucht nach dem Paradiese hinter sich, in dem ihre Kränklichkeit zu genesen hoffen könnte und ihre Unkraft Bedingungen zum Faullenzen erwartet, mit dem zwischen die Beine gesteckten Kopf die Welt zwar, wegen Blutandrangs nach dem Kopfe bei dieser unnatürlichen Haltung, flimmernd und schwankend, aber zugleich auch so verkehrt sehen, daß sie nur das Frühere, das Alte, am meisten das hinter die Geschichte sich mystisch verlierende Aelteste, für das Vorzüglichste halten und das Spätere und Neueste darnach korrigiren zu dürfen wähnen: die gleichen sehr dem, der, zum denkenden Manne geworden, sich einfallen ließ, seine jetzigen klaren Ansichten der Dinge und Verhältnisse in der Welt nach seinen früheren kindischen Vorstellungen und Träumen umzumodeln, anstatt, was das Natürliche ist, mit seiner jetzigen Klarheit sich zu erklären, wie er theils zufällig, theils nothwendig als Knabe eine knabenhafte Ansicht haben konnte und mußte.

Ich wollte mir diesen etwas lebhaften Ausfall nicht versagen: denn diejenige Parthei unserer Zeit, die er angeht, bethört immer mehr Schwache und Halbstarke; sie bricht bei all ihrer angewöhnten lammartigen Geduld und Sanftmuth nicht selten so Wolfsmäßig hervor, daß wir anderen Leute dem Indifferenten oft rechte Schaafe und bei allzu großer Toleranz Manchem Unrecht zu haben scheinen müssen. Freilich muß man dabei nicht bei der Erscheinung stehen bleiben, sondern das Wesen berühren, wenn mehr gethan werden soll, als ein gegenseitig erbitterndes, aber nichts entscheidendes Wortgefecht gehalten. Dieses Wesen glaube ich aber theils im Bisherigen schon in einzelnen Andeutungen ziemlich gründlich berührt zu haben, theils nochmehr durch gegenwärtigen Abschnitt, wenn auch mehr nur implicite, noch mehr zu thun. Zu dem muß man, um recht aus Herzensgrund und dem Nagel auf den Kopf treffend, von der schlimmen Seite der Sache unserer heutigen Mystiker zu reden, die Sache, wenigstens als Durchgangspunkt, selbst erlebt haben. Das hab' ich. Endlich aber hat man auf seiner Huth zu seyn, um gegen Einzelne nicht zu hart zu werden, sofern sie nur unwillkührliche Zeichen und Zeugen irgend einer krankhaften Stimmung ihrer Zeit vorstellen, deren erste und Hauptursache nicht sie selber sind.

In einer Zeit, wo selbst Sokrates, dem Charakter jener Zeit angemessen, lehrte: der Mensch könne viel lernen und ausrichten, aber das Beste haben sich dennoch die Götter eifer- und rangsüchtig als Monopol zurück behalten, und theilen davon dem Menschen, z. B. durch die Orakel, nur willkührlich und nach Laune mit; wo es dem Cicero gleich galt, ob ohne alle weitere Kritik das Daseyn der Götter sich auf alle mögliche Arten der Wahrsagerei, Traumdeuterei u. s. w. stütze oder umgekehrt; wo, wie in den ersten christlichen Jahrhunderten, durch den Gegensatz des unsinnigsten Genußtaumels der entartenden Römer, unter den Repräsentanten der Wissenschaft meistens das andere Extrem der asketischen Selbstentmenschung hervorgerufen war; wo, wie in den folgenden Jahrhunderten, alle Naturkunde so sehr, als jeder eigenthümlich wissenschaftliche Sinn darnieder lag, und dagegen alles Glaube und Aberglaube geworden war: aus solchen Zeiten, oder wohl gar aus einem Mischmasch von indischen und persischen, egyptischen und skandinavischen, mexikanischen und hebräischen Symbolen, noch dazu ohne Uebersetzungskunst und Kritik, wie Manche thun, müssen wir nicht nur so geradezu die Richtschnur für unseren heutigen Untersuchungen hernehmen wollen.

Verwandter noch, als die des Agrippa von Nettesheim, obwohl seine Idole und die ihre Wirkung vermittelnde Luft mit dem, was 300 Jahre nach ihm von der Sache gelehrt wurde, sehr nahe zusammentrifft, ist die Erklärungsweise des Paracelsus. Sehr viel, was in unser gegenwärtiges Fach gehört, glaubte er ohne weitere Untersuchung; sein Mangel an gründlicher Bildung, verbunden mit einer höchst regen Einbildung, zwangen ihn dazu; anderes log er, wie es sehr wahrscheinlich ist, willkührlich seinem gaffenden Publikum vor, weil er einmal berüchtigt und berühmt seyn und bleiben wollte. Von ihm rührt es übrigens eigentlich zuerst her, daß noch in den neuesten Zeiten das von uns weiter zu betrachtende Gebiet eigenthümlicher Lebenserscheinungen mit „Magnetismus" bezeichnet wird. Paracelsus hatte nämlich eine Abhandlung über den Magnet von dem in jener Zeit lebenden Arzte Gilbert kennen gelernt. Wie nun die Wirkungsweise des Magnets von jeher die Aufmerksamkeit auf sich zog, so fand sich nun besonders Paracelsus veranlaßt, zur Erklärung so mancher wirklich vorhandener, aber, wenn sie nicht mystisch und unwissenschaftlich bequem unmittelbar von unbekanntem höherem Einfluß hergeleitet werden sollten, sonst unbegreiflicher Wechselwirkungen räumlich getrennter Dinge in allen belebten Wesen und so auch im Menschen ein dem Magnete ähnliches, geheimes, in die Ferne wirkendes Etwas, das aus den Gestirnen abstamme und das er Magnale nennt, vorauszusetzen. Aus diesem Zoomagnetismus sprang nun sogleich auch der Gegensatz von Sympathie und Antipathie hervor, die freilich gleich gar viel erklären sollten, wie die Wirksamkeit der Amulete, die willkührliche Uebertragung von Krankheiten von einem lebendigen Wesen aufs andere, die Wirkung gewisser Salben aus Moos von Menschenhirnschädel, Mumie, Menschenfett und Blut, Rosenöl, armenischem Bolus u. s. w., mit denen nur das verwundete Instrument berührt zu werden brauchte u. dergl.

Beiden vorigen Lehren zugleich ähnlich findet sich manches bei J. B, Porta (de humana physiognomia (quomodo animi proprietates naturalibus remediis compesci possint). Francft. 1592.).

Bald erhoben sich aber auch schon Zweifel und Widerlegungen dieser Lehren, die zum Theil aus so derben Streitigkeiten hervorgingen, daß beide erbitterte Partheien einander auf die äußersten Spitzen trieben.

Zunächst erregte nämlich Goclenius, Professor der Medicin zu Marburg, großes Aufsehen durch die Bekanntmachung eines magnetischen Heilmittels der Wunden, dessen Wirkungen zum Theil allerdings ad oculos demonstrirt werden konnten, die aber aus natürlichen Gründen, die mit unsrigen heutigen Ansichten von lebensmagnetischen Wirkungen große Aehnlichkeit haben, zu erklären er sich bemühte (sogenannte „Waffensalbe“). Sein erstes Werk ist: Tractatus de magnetica curatione vulneris citra ullam superstitionem etc. Marpurg. 1608, 1609. Frcft. 1613.

Gegen ihn erhob sich ein Jesuite Roberti, der, ohne die Thatsachen entkräften zu können, das Geleistete für Teufelswerk ausschrie. Der Streit wurde von 1615 bis 1620 mittelst mehrerer Schriften geführt, deren letzte des Roberti betitelt ist: Goclenius magus serio delirans, epistola. Duaci 1619. Goclenius wurde nicht bekehrt.

Da trat Helmont für ihn und seine Sache in die Schranken. Er belehrte zugleich den Goclenius, daß er Magnetismus, Zauberei und Sympathie verwechselt habe, und ficht gründlicher als dieser gegen Roberti. Er beweist dem Mönche, daß, wenn er die magnetische Kur der Wunden Teufelswerk nenne, er auch die Wirkungen des Mineralmagneten für solches erklären müsse, denn der Magnetismus, der bei dieser Kur, obwohl noch als geheime Eigenschaft des Körpers in Anspruch genommen werde, habe mit jenem in den Erscheinungen der Sympathie und Antipathie die größte Aehnlichkeit. Auch zeigt er die Endwirkung der magnetischen Salbe an: sie ziehe nämlich die durch die Verwundung mitgetheilte fremde Eigenschaft an sich, wodurch schlechte Entzündung und Schwärung verhütet werde. Vielen neueren Ultraidealisten und Ultrapietisten, welche so gerne mystisch ganze Reihen von Mittelgliedern überspringen, und die einzelne Erscheinung unmittelbar an den Urgrund anknüpfen, sie dadurch aber zugleich aus der wirklichen Welt herausreißen, zur Beschämung sagt dabei der sonst doch so ziemlich phantasiereiche und mystische Helmont: auf solche vermittelte Weise, die nur mancher, leider, übersehe, werde die sichtbare Welt stets von der unsichtbaren regiert (De magnetica vulnerum naturali et legitima curatione, contra J. Roberti etc. Par. 1621.).

Roberti antwortete auch dem Helmont unter dem Titel: Curationis magneticae et unguenti armarii magica impostura clare demonstrata etc. Luxemb. 1621. Colon. 1622. Dabei wollen wir einstweilen wenigstens weder den hier gebrauchten Ausdruck magica impostura, noch die von andrer Seite her bekannte ausdrückliche Ansicht des Helmont: der Arzt könne bei aller Heilung viel thun durch Erregung der Einbildungsthätigkeit seiner Kranken, nicht übersehen, noch vergessen. Wir werden später wieder daran denken müssen.

Noch ein Anderer, Helinontius, der noch tiefer aber auch leichtgläubiger, leichtsinniger in das eröffnete Labyrinth einging, suchte dem Goclenius zu helfen und brachte neue Thatsachen, namentlich Uebertragung einer Krankheit, z. B. der Wassersucht, auf Thiere, denen man Blut der Kranken trinken läßt, und die Construktion einer Lampe, deren Licht genau mit den Lebenszuständen des Menschen sympathisire (Disp. de magnetica vulnerum curatione, und Lampas vitae et mortis omniumque graviorum in homine morborum index, cui annexa est cura morborum magnetica etc.) (Vergl. Hermanni Grube de transplantatione morborum analysis nova. Hamb. 1674.)

Darauf tritt für dieselbe Sache Robert Flud, ein Schotte, auf, der den Muth hatte, die Mosaische

Schöpfungsgeschichte, mit der er begann, durch eine Art Naturphilosophie zu erläutern, wovor viele unsrer Neuesten feig zittern. In seiner: Philosophia Moysaica, in qua sapientia et scientia creationis explicatur, Goud. 1638. nimmt er ein principium catholicum an, aus welchem alle Dinge, als bloße Modifikationen desselben, ihren Ursprung hätten. Die Seele ist nach ihm jenem ursprünglichen Elemente noch am nächsten verwandt, und mit ihm in steter Wechselwirkung. Sympathie und Antipathie hängen von dem Einströmen desselben in sie, verschieden nach der Richtung und nach Kälte oder Wärme, ab. Der Mineralmagnet stehe in besonderem Rapport solcher Strömungen mit dem Polarstern, ähnlich jedes sublunarische Wesen mit einem besonderen Gestirne; der Mensch endlich als Mikrokosmos nach allen Richtungen. Dabei geht er auf Platon und Pythagoras, Empedokles und Aristoteles zurück, ihre Ansichten mit der seinigen zu vergleichen. Den Menschenleib theilt er ganz mathematisch-geographisch in Pole u. s. w. ein. Nach ihnen wirken auch die einzelnen Menschen unmittelbar auf einander. An Beobachtungen zu Belegen ist er sehr reich; aber theils auch sehr leicht- und übergläubisch, theils begnügt er sich bei vielen Erscheinungen mit zu niedrigen Erklärungsweisen, die nur auf Folgeerscheinungen passen. Weitläufig beschreibt er, wie man Krankheiten in Bäume verpflanze, und so dem Menschen nehme u. dergl. m.

Auch er fand nicht blos an dem schottischen Geistlichen Forster einen heftigen Gegner, welcher gegen ihn Hoplocrisma spongus schrieb, und die Unwirksamkeit der Waffensalbe darzuthun suchte, und wogegen sich Flud unter dem Titel: Spongiae Forst. compressio vernehmen ließ: sondern besonders am Pater Athan. Kircher, der jedoch, wie es scheint, mehr aus Eifersucht von Flud's Schrift sagt, sie komme aus der Schule des Teufels.

Eben dieser Kircher, weniger leichtgläubig und materialistisch, besonnener und kritischer, der sehr viele Versuche mit dem Mineralmagneten angestellt hatte, dehnte den Begriff des Magnetismus erst recht über die ganze Natur aus, indem er aber zugleich verschiedene Gattungen genau unterschied, wovon er nur die eine, bei den Thieren Statt findende, Zoomagnetismus nannte. Er nennt selbst einen Magnetismus der Einbildung, der Musik und der Liebe. Bei alledem bestritt er fast jede Anwendung dieser allgemeinen Weise der Verbindung und Wechselwirkung der Dinge zur Heilung von Krankheiten (Athanas. Kircher Fuld. magnes sive de arte magnetica. Col. 1643.).

Und so finden wir denn auch noch bei anderen zahlreicheren Partheien, die gegen einander stritten, am Ende doch die Sache von Freund und Feind bestättigt, über die sie sogar so ziemlich übereinkommen; und nur über falsche Anwendung, Uebertreibung, Mangel an Kritik u. s. w. disharmoniren.

So finden wir auf verschiedenen Wegen, und freilich bei mancherlei, theils lächerlichen, theils schädlichen Verirrungen Burggraave, Loysel, Dolé, Gaffarel, und ihre Gegner De Lisle (Traité des Talismans. Par. 1636.) und Naudé (Apologie pour tous les grands personages, qui ont été soupçonnés faussement de Magie. A la Haye 1653.) doch so ziemlich dasselbe Ziel erreichen. So bleibt, trotzdem daß sich ganze Heere von Streitern gegen einander auflehnten, wie auf der einen Seite mehr als Gegner der ganzen Sache, Libavius und Sennert, Jordan, Dietrich, Blancard u. s. w., und auf der andern Seite übertreibende Anhänger, als Rumelius Pharamond, Rettray, Digby, die schon mehr Einzelnes bezweifelnden Crolling und Hanmann, Bartholin, Reyselius und Campanella — am Ende dennoch etwas wesentliches, als neues Problem für die Wissenschaft, besonders für Naturkunde und Medicin übrig (vergl. Theatrum sympathicum. Norimb. 1662.).

Noch stechen gegen das Ende des 17ten Jahrhunderts einige mit diesem Kapitel Beschäftigte besonders hervor. Besonders nämlich und vorerst Wirdig, Prof. der Medicin zu Rostock. Er idealisirte seine Materie mehr, als vor ihm geschehen war, symbolisirte aber auch sehr. Er stellte nicht blos alles in der Natur belebt, sondern selbst (mystisch) beseelt dar. Ueberall sah er Geister, unter denen er jedoch immaterielle und unsterbliche, nämlich Gott, Engel und die Menschenseele, von materiellen, wenn auch höchst subtilen, unterschied. Die gleichartigen Geister ziehen sich an, die ungleichartigen fliehen sich; diese Sympathie und Antipathie herrscht im ganzen Weltall; die Luft ist die allgemeine Vermittlerin, und der Einfluß der Gestirne, unter welchen besonders Sonne und Mond einen Gegensatz bilden, ist bedeutend. Selbst zwischen einzelnen von ihrem Ganzen getrennten Bestandtheilen eines Wesens und dessen Leben bleibe eine Sympathie; und darum könne man eben sowohl aus eintretenden Veränderungen in abgelassenem Blute auf gleichzeitige Veränderung im Leben des Menschen, dem es gehörte, schließen; als durch Einwirkungen auf ausgeleerten Urin sympathisch Veränderungen in dem Menschen, der ihn ausleerte, bewirken. Der Magnetismus wird demzufolge als „Uebereinstimmung der Geister und das Gegentheil davon" erklärt. (Nova medicina spirituum, Hamb. 1673)

Um dieselbe Zeit erschien auch die Schrift eines Schotten, Will. Maxwel, welche ein Heidelberger Professor, Dr. Frank, herausgab, unter dem Titel: Medicinae magneticae libri tres, in quibus tam theoria quam praxis continetur. Opus novum admirabile etc. Frcft. 1679., das nicht eben viel Neues enthielt, sein Hauptheilmittel, aus Blut, Koth, Urin und Schweis bestehend, das, nachdem es getrocknet und gepulvert war, als Teich äußerlich angewendet (aufgelegt) wurde, etwa abgerechnet.

Von nun an trat eine Pause so ziemlich von einem ganzen Jahrhundert für die Betrachtung dieser Sache ein.

2.

Da kam zu Anfang der 2ten Hälfte des 18ten Jahrhunderts Fr. Ant. Mesmer, ein deutscher Arzt zu Wien, ganz allmälig wieder auf das Thema. Er schrieb zuerst im Jahre 1766 eine kleine Abhandlung über den Einfluß der Himmelskörper, besonders der Sonne und des Monds, auf den Menschen. Er fand wahrscheinlich, daß nicht blos im Meere Ebbe und Fluth von dem verschiedenen Stand der Sonne und des Mondes mit den übrigen Planeten zur Erde abhingen, sondern auch ähnliche Veränderungen im Leben der Organismen auf der Erde. Er schob anfänglich alles auf Rechnung der Newton'schen Schwere oder einer magnetartigen Anziehung und Abstoßung, und sprach zuerst in diesem Sinne von einem magnetismus animalis, welches Verhältniß sowohl als pathogenetisches, denn als therapeutisches Moment von den Aerzten nicht zu übersehen sey.

Ungefähr 8 Jahre später kam Mesmern ein merkwürdiger Krankheitsfall (Hysterie) vor, wo er, als nichts helfen wollte, erst den Mineralmagnet anwendete, bald aber seine eigene Person auffallend wirksam fand. Dieß bestättigte und erweiterte seine Ansicht von unmittelbarer Wechselwirkung der Körper auf einander. Er kam auf die Annahme eines feinsten, alldurchdringenden, allerfüllenden und allverbindenden Fluidums, das schon die griechischen Philosophen voraussetzten, christliche Mystiker der ersten Jahrhunderte postulirten, und das auch in den letzten Jahrhunderten nicht blos von den bereits genannten, sondern auch von des Cartes und Newton angenommen, ja von letzterem soviel als bewiesen war.

Ein eigener Umstand trat noch hinzu. In Schwaben (Ellwangen) trat im 7ten Decennium des vorigen Jahrhunderts ein Geistlicher Namens Gaßner als Exorcist auf, der zu allgemeiner Verwunderung, die sich bald allenthalben verbreitete, eine wahrhaft magische Gewalt über Kranke ausübte und viele auffallende Heilungen verrichtete. Er selber, früher ein höchst nervenschwacher Mensch, der sich selber den Teufel, der ihn krank gemacht haben sollte, ausgetrieben zu haben wähnte, theilte die Krankheiten in solche, die ihren Ursprung von natürlichen Dingen hätten und allein der Gegenstand der Aerzte wären, und solche, die vom Teufel herrühren, deren es sehr viele gebe, und die zu heilen, er die Gabe besäße. Manipulationen waren mit Besprechungen und Amuleten und überhaupt mit Erregung des Gemüths und der Einbildung verbunden. Die Wirkungen waren nicht zu leugnen.

Es gab dergleichen Erscheinungen heilkräftiger Menschen, mit und ohne beigemischten Betrug, deren Wirkungen auf etwas ganz Anderes Bezug zu haben schienen, als auf ihre Theorie, wenn sie eine solche hatten, wie hier Gaßner. Dieß war der Fall bei den Saludadore in Spanien, deren Geschichte uns Victoria und Crucius aufbewahrten; ferner bei dem Irländer Greatrakes (vergl. David Bryde Wonders no miracles or Greatrakes healing examined. Lond. 1666.); deßgleichen dem sogen. Toncheur in Paris 1772, mancher anderer, weniger Berüchtigter und Neuerer nicht zu gedenken, bei denen am Ende doch fast immer wenigstens einige Thatsachen übrig blieben, die, ohne der Sache Gewalt anzuthun, nicht auf Betrug, am wenigsten auf vorsätzlichen, geschoben werden konnten, die nicht jeder Andere bewirken kann, oder die wenigstens auf eine sehr eigenthümliche Thätigkeit der Einbildung und Phantasie hinauslaufen, ohne daß man sich in der Regel das Wie? genügend beantwortet hat.

Kurz diesen Gaßner besuchte Mesmer und überzeugte sich, wie Andere, von seiner Wirksamkeit auf Kranke, die er für nichts anderes, als animalisch-magnetische zu erklären vermochte. Ein Theatiner Mönch, Sterzinger, lehnte sich gegen Gaßner auf; dieser suchte ihn aber durch den Augenschein zu überzeugen.

Mesmer wurde dadurch in seiner Ansicht, im thierischen Magnetismus ein allgemeines, unmittelbarer, als alle übrigen, wirkendes Heilmittel entdeckt, oder eigentlich von Neuem in Anregung gebracht zu haben, völlig überzeugt. Er fand nöthig, die Sache mit Gewalt und in's Große zu betreiben, und fand dazu in Paris einen besseren Spielraum, als in Wien oder sonst in Deutschland.

Es gelang ihm, dort bald die Aufmerksamkeit Vieler zu erregen; er verrichtete auffallende Heilungen durch Manipulationen und Baquets, weihte für Geld in seine Mysterien ein, erfuhr aber auch bald Widerspruch, der ihn jedoch im Ganzen nicht irre machte, und seine Anhänger, wie die Ausbreitung seiner Lehre und Handlungsweise nicht sehr verringerte.

Ueberſieht man die ganze Geschichte Mesmer's unpartheiisch, so entgeht einem keineswegs, daß er seiner Sache nicht so gewiß war, als er wohl vorgab. Von Natur ein höchst reizbarer Mensch, wie aus seinen eigenen Erzählungen von Ecstasen, in die er sich einige Male versetzt fand, hervorgeht, hatte er mehr Streben nach Wahrheit, als Kraft, Ausdauer und Methode, sie

zu

zu erforschen; und es fehlten ihm, bei aller Lebhaftigkeit einer feineren Auffassung subtilerer Naturvorgänge, gründliche Kenntnisse eben so sehr, als Uneigennützigkeit. Dafür spricht eben so sehr der Geldprofit, den er von der Sache zog, als das unbedingte Anpreisen seines kritiklosen Verfahrens bei schlechter Pathologie, und das charlatanmäßig prahlerische Alleskönnenwollen, so wie die Winkelzüge in seinem Benehmen gegen die Pariser Commission.

Mesmer'n bleibt dessen ungeachtet immer noch ein bedeutendes Verdienst, weshalb er sich auch eine bedeutende Anzahl Anhänger gewann, die zum großen Theil anfangs die Sache sehr mißtrauisch angesehen hatten, bald aber durch Schriften und Kuren dieselbe vertheidigten und zu verbreiten suchten. Die vorzüglichsten sind D'Eslon, Court de Gebelin, Bergasse, Marquis de Puysegur, Tardy de Montreval, Caullet de Veaumorel, Landsberg, Lützelbourg u. a. m.

Eine Hauptrolle spielten dabei auch magnetisirte Bäume.

Die zur Untersuchung der ganzen Sache von der Pariser Akademie und medicinischen Fakultät bestimmten Commissäre fanden zwar eine Menge einzelnes unhaltbar, tadelnswerth und widerlegbar: etwas Wesentliches bleibt aber doch bei genauerer Abwägung der beiden Partheien für die Sache übrig. Vergleiche deßhalb Histoire critique du Magnétisme animal par J. P. F. Deleuze. Vol. 2. p. 44—48, 59—63, 73—78.

Das Gleiche ergiebt sich bei genauer Prüfung einzelner Schriften gegen die Sache Mesmer's, als der ironischen Schrift: Mesmer justifié 1784., einer andern: L'Antimagnétisme, ou origine, progrés, décadence, renouvellement et refutation du Magn. anim.

Lond. 1784., ferner: Recherches et doutes sur le Magn. anim. par M. Thouret. Par. 1784. u. A. m. (Vergl. Deleuze a. a. O.).

Es bildeten sich daher in Frankreich nicht blos allmälig förmlich mehrere Schulen der Anhänger des thierischen Magnetismus, sondern die Sache bekam auch allmälig einen höheren Schwung. Die Schüler wuchsen zum Theil ihrem Meister über den Kopf. Namentlich leitete Puysegur eine ganz eigene Richtung ein; er hielt nämlich die künstlich vervielfältigten Manipulationen für überflüssig, hielt ein einfaches Handauflegen, den Blick, den Hauch für hinreichend wirksam, wenn nur Eines nicht fehle: festes Vertrauen und kräftiger Wille. Hier war noch Absicht und Mittel zur Erreichung eines Zieles beisammen; bald trennten aber andere, wenigstens in der Theorie, diese beiden Elemente. Die sogenannten Spiritualisten unter den französischen Magnetisten, die unter dem Vorsitze Barbaryn's in Lyon ihren Hauptsitz hatten und sich auch nach Ostende hin verbreiteten, fanden überhaupt alle physische Vermittelung entbehrlich, auch ein feinstes Fluidum, und hielten die magnetische Wechselwirkung für rein und unmittelbar geistig. Des bekannten Charles de Villers Ansicht, die er mit einer eigenen Philosophie unterstützt in dem Werkchen: Le Magnétiseur amoureux. Genève 1787., kommt ebenfalls auf das Letztere hinaus.

Ohne im Gegentheil noch etwas zuzugeben, bemerken wir einstweilen in Bezug auf ein solches unmittelbares Wirken von Geist auf Geist blos durch Willensenergie, was wir zum Theil bei Heinroth's unmittelbarer, direkt-psychischer Heilkraft des Willens schon sagen mußten: die Ansicht vergißt, daß Menschen auf einander wirken, Wesen, von deren Existenz sich Zeit und Raum nicht wegdenken läßt, ohne sie zu etwas anderem zu dichten, was allenfalls übermenschlich seyn könnte; Wesen, deren Leben sich zwar nach zwei Seiten entfaltet, als vorzugsweises Raumleben, Leib, und als vorzugsweises Zeitleben, Seele; beides aber nur vorzugsweise. Denn der menschliche Leib ist eben so wenig stehende Raumerscheinung, als das wirkliche Seelenleben des Menschen reine schrankenlose Zeiterscheinung ist. Der grobe Leib verliert sich eben so allmälig aufwärts in ein Subtilstes, als sich der selbstbewußte Gedanke und Wille abwärts verliert in ein feinstes Materielles. Dafür sprechen alle Erscheinungen in beiden Lebenssphären, so wie in der ganzen Natur nirgends schroffe, gänzlich aller reellen Vermittelung ermangelnde Gegensätze gefunden werden. Der Menschen-Leib auch in seiner irdisch zeitlichen Erscheinung ist eben so der theilweisen Verfeinerung, gleichsam Verflüchtigung und Verklärung fähig, als das irdisch zeitlich erscheinende Seelenleben einer theilweisen Vergröberung, gleichsam Consolidirung und Verdunkelung. Häufig wird aber eben so sehr der Menschen-Leib für eben so wenig lebendig angesehen, als ein Salzkrystall, als gegentheils die Menschenseele am Ziele ihrer höchsten Entwickelung und Vergeistigung angelangt betrachtet wird. Wie aber eines Theils das leibliche Leben nicht blos als Raumbegränztes erscheint, auch nicht blos durch seinen Pulsschlag und seine Wärme und seine Bewegung überhaupt, sondern wie Zorn und Freude, Mitleid und Haß auch bei möglichst gehemmtem Muskelspiel des Gesichts, dennoch durchscheinen und sich deutlich genug kund geben; so erscheint auch das Seelenleben nicht blos durch die Sprache in Wort und Zeichen, sondern ihr Mißmuth und ihr Selbstvertrauen, ihr Wohlwollen und ihre Mißbilligung äußern sich im alltäglichsten Lebensverkehr auch viel unmittelbarer in näherer Verschmelzung und Gemeinschaft mit dem Leiblichen. In jedem Momente begegnen sich beide Lebensgebiete in einem reellen Mittleren, durch das sie in jedem Momente gemeinschaftlich in die Erscheinung treten, und durch das der Mensch erst als leiblich-geistige Einheit und Ganzheit auftritt. Dieß übersehen die, welche eine rein unmittelbare Seelenäußerung und Seelenwirkung zugeben; und sie täuschen sich dabei eben so sehr, als es der thun würde, der ein Haus bauen will, aber weiter nichts thut, als es will. Aus Einem Element schafft nur der höchste Baumeister; der Mensch braucht immer zwei. Nur eine sich selbst mißverstehende Ueberschätzung, eine blind die Wirklichkeit übersehende wahrhafte Selbsterhebung, übersieht, daß der Mensch zu seinen Schöpfungen mehr braucht, als ein: Fiat! daß ihm stets zum Vorsatze noch schon vorhandene, gegebene Mittel nöthig seien. Dessen ungeachtet ist auf der anderen Seite der Spielraum seines Wirkens und Könnens größer, die Gewalt seiner Einsicht und seines Willens über das äußere Mittel gewaltiger und weniger beschränkt, als sich's viele Beschränkte vorstellen.

Bei einer solchen Verfeinerung und Ueberfeinerung der Ansicht vom Wesen des sogenannten animalischen Magnetismus begnügte man sich denn auch nicht lange mehr damit, ihn blos auf Krankheitsheilung zu beziehen, man suchte, wie es im Anfang doch nur in Bezug auf die physische Natur geschehen war, die Theorie desselben auf das gesammte Interesse menschlichen Glaubens, Wissens und Wirkens anzuwenden. Einen Hauptanstoß gab dazu ein Schriftchen unter dem Titel: Appel au public sur le Magnétisme animal, ou projet d'un journal pour le seul avantage du public, et dont il seroit le coopérateur. 1787. Noch mehr zielte darauf ab: Lettre sur la seule explication satisfiante des phénomènes du Magnétisme animal et du Somnambulisme, déduite des vrais princips fondés dans la connoissance du Createur, de l'homme et de la nature, et confirmée par l'expérience. Adressé à la société des amis réunis de Strasbourg, par la société exégétique et philantropique de Stockholm etc. 1788. Dieser schwedische Brief nahm eine natürliche und übernatürliche magnetische Einwirkung an, in beiden Fällen ist die Hauptsache der lebhafte Wunsch zu helfen; dabei soll sich nun der menschliche Wille dem göttlichen unterwerfen, der nun durch den Menschen wirkt, und wodurch die ganze Sache eine religiöse Wendung und religiös-mystische Beziehung bekommt. Näher an das allgemeine wirkliche Leben suchte die Sache ein anderes Werk anzuknüpfen: De la nature de l'homme, et des moyens de le rendre plus heureux, par P. J. Bachelier d'Agès. Par. an VIII. Das Werk führt den Gedanken durch: alle Menschen sollen durch das Band christlicher Liebe zu Brüdern vereinigt seyn. Aber sie überhören Gewissen und Instinkt, sie bringen, so ohne Compaß sich selbst überlassen, mannichfaltige Disharmonie in ihr Leben durch einseitige und unharmonische Ausbildung und Uebung ihrer leiblichen und geistigen Anlagen. Zur Wiederausgleichung, zur Wiederherstellung der natürlichen Harmonie, zu einer glücklicheren menschlichen Gesellschaft sei nun aber ein Mittel im thierischen Magnetismus gegeben, für den ein eigenes zart empfängliches Organ im Menschen anerkannt wird. Und wieder ein anderes Werk brachte die besprochene Sache als Erklärungsgrund mit größtentheils als etwas Großes angestaunten, aber, wenn nicht offenbar gemein verdeuteten, meist unbegriffenen Erscheinungen der Geschichte in Verbindung: Nouvelles considérations puisées dans la clairvoyance instinctive de l'homme, sur les oracles, les sibylles et les prophètes, et particulièrement sur Nostradamus etc., par Théod. Bouys. Par. 1806. Der Verfasser dieses Werks findet in den genannten historischen Erscheinungen und dem heutigen sogenannten Hellsehen einen gemeinschaftlichen Grund, nämlich menschlich entwickeltes Instinktleben. Mancher anderer hieher gehöriger und in diese Periode fallender Schriften nicht zu gedenken.

Bei dieser ganzen höheren und verallgemeinernden Richtung nur folgende kurze Bemerkung. Veranlassung zu diesem Aufschwung der Ansichten war allerdings gegeben. Eines Theils durch die die sogen. Clairvoyance ausmachenden Erscheinungen, die unter so verschiedenen äußeren Umständen wiederkehrten, und von deren Wirklichkeit auch die Ungläubigsten, wenn sie nicht mit großer Beschränktheit und hartnäckigen Vorurtheilen sich dagegen verschlossen, sich überzeugen konnten, so viel Uebertreibung, falsche Deutung, mangelhafte, befangene Beobachtung und schlechte, sich im Kreis herumdrehende Kritik, ja selbst offenbaren Betrug sie auch im einzelnen Falle zu rügen haben mochten. Alle die letzterwähnten Dinge kamen mitunter vor; kamen um so leichter vor, je mehr neugierige Enthusiasten sich anfänglich mit der Sache befaßt hatten, welche einer ruhigen Auffassung und klaren Kritik mehr oder weniger unfähig waren, auch nicht selten gründlicher Kenntnisse des physischen und psychischen Lebens im hohen Grade ermangelten. Dessenungeachtet blieb in der Mehrheit der Fälle von Clairvoyance, wenn diese Fehler und ihre Wirkungen auf's sorgfältigste abgerechnet waren, denn doch noch etwas übrig, was eine wesentliche Bedingung haben mußte, und das in eine höhere Region, als in die grob physische überspielte. Andern Theils nahmen sich allzu lange in Frankreich gerade die Aerzte der Sache am wenigsten an, die sie länger herabwärtsziehend gedeutet haben würden; wogegen die gewöhnlichen Verfechter mit einer nur allgemeineren Bildung und einem ins Feinere und Höhere gehenden Interesse die Sache auch bald, zum Theil allzu bald, auf Höheres, Allgemeineres bezogen.

Zudem hatten die in der Clairvoyance vorkommenden Erscheinungen auch auf den ersten Anblick besondere Aehnlichkeit mit anderen geschichtlichen Dingen, die trotz des Interesses, das sie immer erregten, denn doch noch keine genügende Lösung gefunden hatten. Eine eigene Art körperlicher Verschönerung und Verklärung, selbst eine religiös feierliche Stimmung, wie sie oft bei magnetisch Behandelten vorkam, mußte den Blick aufwärts lenken; poetische Erhöhung des Ausdrucks bei Somnambulen mußte an das hohe Geheimniß der Poesie zu aller Zeit erinnern; Wissen um Vorgänge, die nach Zeit und Raum dem gewöhnlichen Vermögen des Menschen zu fern und zu weit lagen, mußten an Orakel, Propheten und Sibyllen erinnern; vorgebliche Erscheinungen in diesen sogenannten Krisen mußten an Hexen und Zauberer denken machen: und dieß alles eine weitere Beziehung der problematisch zu Grunde liegenden Sache veranlassen; Aeußerungen und Verrichtungen von Thieren aber, die Bezug auf unerschlossenes Zukünftiges haben, und was gewöhnlich dem sogenannten Instinkte zugeschrieben wurde, mußten die Sache nach einer andern Seite anknüpfen.

Uebrigens kann man zwar von jeder einigermaßen ergründeten Einzelnheit auf das ganze Reich menschlichen Wissens und Wirkens übergehen und bis auf einen gewissen Grad aus und nach ihr Anderes erklären. Allein je weniger nahe eine solche Einzelnheit dem wirklichen Mittelpunkt des Ganzen liegt, desto früher und greller werden unnatürliche Verschiebungen und Verdrehungen in der so gewonnenen Ansicht von andern Dingen bemerkbar. Aber auch dieses war, wo man eine etwas tiefere Ansicht des animalischen Magnetismus zur Basis weiterer Erklärungen machte, weit weniger der Fall, als bei mancher anderen Grundlage und anderem Ausgangspunkt; und auch dieses machte zuversichtlich, in dieser Richtung bald immer weiter zu gehen.

Daß eine natürliche Bedingung zu außerordentlichen Erscheinungen zu jener Zeit in vielen einzelnen Individuen liegen konnte, darauf leitet schon die bald losbrechende ungeheure Revolution in Frankreich; es führt dahin der fast durch ganz Europa waltende Krankheitsgenius, namentlich der meist entzündliche Charakter der Krankheiten, die häufigeren Nervenübel und die zunehmenden Geisteskrankheiten; es deutet darauf hin, die neue Regung im politischen und religiösen, wie im wissenschaftlichen Leben, an der ja selbst die äußere Natur merklichen Antheil nimmt. Das Alles spricht für den, der Sinn zu einer allgemeinen Auffassung des Lebens hat, dafür, daß in unsere letzte Zeit eine große Epoche nicht blos der Menschheits-, sondern der ganzen Erd-Entwikkelung fällt, die sich bei den Menschen in einer höheren

Entwickelung des Irritativen und noch mehr des Sensitiven, zugleich aber auch des Seelenlebens ausspricht und, wie jede Entwickelungsperiode, von abnormen Zuständen im Gebiete des sich auf eine höhere Stufe Entwickelnden begleitet ist. Aehnliche jetzt außerordentlich scheinende Lebensäußerungen waren einzeln auch zu andern Zeiten vorhanden; sie reihten sich aber entweder in einem geheimnißvollen Schleier als eigene stehende Institute an das übrige regelrechte Volksleben, wie ein nothwendiges Element, an; oder sie wurden in vereinzelteren Erscheinungen unbegriffen bald bewundert, bald gefürchtet, bald belacht. Flüchtiger und vereinzelter, aber auch häufiger als je, streift Aehnliches durch unsere Zeit; sie, die reifere, wahrer Wissenschaftlichkeit gewachsenere aber hascht nach allem, um es in seinem Wesen und in seiner Bedeutung wissenschaftlich zu erforschen. So auch die Sache, von der hier die Rede ist.

3.

In Deutschland zögerte man nicht lange, der Sache auf den Grund zu spüren, die ja eigentlich zuerst in Deutschland vor das Forum der Wissenschaft gezogen wurde und von jeher in diesem Lande, in welchem Tiefsinn und rege Phantasie in der neueren Zeit fast stets mit empfindsamer Schwärmerei und wenigstens geschichtlichem und poetischem Aberglauben gepaart gefunden wurden, namentlich aus einem wunderbaren Gemische der früheren nordisch-heidnischen Mythologie und einem späteren Gefolge der christlichen Religion besondere Nahrung gesogen hatte.

Hier wurde anfänglich ruhiger zu Werk gegangen, was theils überhaupt dem ruhigeren Charakter des Volks, das sich von nichts in lebhafte Bewegung will setzen lassen, bevor es die Veranlassung gründlicher gewürdigt hat, theils dem Umstande zuzuschreiben ist, daß in Deutschland besonders Aerzte sich der Untersuchung unterzogen.

Man ging vor Allem auf gründliche Experimente und zuverläßige Erfahrungen aus. An Gelegenheiten fehlte es nicht; denn an nervenkränkelnden, empfindsamen und phantastischen Individuen, besonders weiblichen Geschlechts, hatte es, leider, die Zeit nicht fehlen lassen; und Aerzte, wie Wienholt (Beitrag zu den Erfahr. d. th. Magn. Hamburg 1787; desselb. Heilkraft d. th. M. nach eigenen Beobacht. Lemgo 1802.), Gmelin (vergl. über d. th. Magn. 1788.; dessen Material. für die Anthropol. Tüb. 1791 — 1793.), Heineken (Ideen und Betracht. d. th. Magn. betreffend. Bremen 1800.) u. A. m. ließen sich das Geschäft angelegen seyn. In Bökmann's und Nordhof's Archiv

s. d. th. Magn., deßgleichen durch Cramer's magnet. Magazin für Niederdeutschland u. s. w. wurde bald reichliche Erfahrungserndte aufgespeichert.

Allein man ging nur sehr langsam daran, von der Sache entzückt zu seyn, die Wunder zusammen nur so ohne Weiteres gläubig anzunehmen und darauf fortzubauen. Vielmehr war man anfänglich allgemein sehr mißtrauisch, suchte die Sache nach allen Seiten möglichst zu entkräften, und die auffallendsten Erscheinungen durch bekanntere zu erläutern, oder sie für Täuschung und Betrug zu verschreien u. dergl. Namentlich waren in den achtziger Jahren nicht nur viele der vorzüglichsten Aerzte sehr ungläubig oder ganz gegen den thierischen Magnetismus eingenommen, was sie durch Schriften aussprechen, wie J. H. Rahn, Elsner, Metzger, Cp. L. Hoffmann, W. Josephi, Murray u. s. w., sondern fast alle Journale und Zeitschriften naturwissenschaftlichen, literarischen und politischen Inhalts eiferten bei jeder Gelegenheit dagegen.

Doch bald wendete sich auch das Blatt, und es sprachen, mehr oder weniger bedingt, nicht minder anerkannte Aerzte und Naturforscher für das neue Reich, wie Treviranus, Lentin, Autenrieth, Reil, Keßler, Hegewisch, Fr. Chr. Bach, Ph. Fr. Walter, Nasse u. A. Manche berührten die Sache ganz unwillkührlich, Andere waren ihr im Geheim nicht abhold, getrauten sich aber nicht, sich laut für sie zu erklären.

Die Deutschen fühlen bei jeder Gelegenheit bald das Bedürfniß, die disjecta membra eines in die Erscheinung tretenden Etwas sich wissenschaftlich in ihrer natürlichen und nothwendigen Einheit und Ganzheit zu vergegenwärtigen. Unglücklicher Weise fielen aber die umfassenderen Versuche im gegenwärtigen Falle in fatale Zeitverstimmungen. Eines Theils nämlich herrschte die bereits besprochene sogenannte dynamische Betrachtungsweise der physischen Natur, die dadurch zur Welt kam, daß die Beobachtung, anstatt sich durch einen Schritt vorwärts zur Auffassung des subtilsten Materiellen in den höchsten Gebieten des thierisch-leiblichen Lebens zu erheben, mit einem Sprunge über alles Materielle wegsetzte; die von Verhältnissen des organischen Lebens, wie von Monaden und abgezogenen Begriffen sprach, somit alle eigentliche Lebendigkeit, alle reelle Vermittelung zwischen Idee und Erscheinung übersah, und darum unmöglich der gesetzten Aufgabe Genüge leisten konnte. Andern Theils krochen Viele, die bald von einem neuen in der Wissenschaft aufgegangenen Lichte — ich meine nicht ein vom thierischen Magnetismus ausgegangenes — heftig aufgereizt waren und im überraschen Ringen nach den in dieser neuen Beleuchtung erscheinenden Zielen sich übernahmen, oder gleich bei der ersten Abwägung zwischen eigener Kraft und Laufbahn kleinmüthig verzweifelten; bald dieses neue Lebenslicht gar nicht gewahrten, aber in ihrem alten Lebenskreise doch nicht hinlängliche Befriedigung und anziehende Beschäftigung fanden; bald aber von den auch außer der Wissenschaft waltenden großen Vorgängen überwältigt und außer Fassung gebracht, — Viele, sag' ich, auf diese verschiedenen Weisen veranlaßt, krochen zum Kreuze, ließen alles Nächste liegen und stehen und gehen, wie es wollte; sahen eben deßhalb überall unmittelbar eine höchste Macht selber wirken; sahen in Allem Strafgerichte, den jüngsten Tag nahn, Beten für das einzige Rettungsmittel an; getrauten sich vorwärts nicht mehr zu schauen, sahen in der Gegenwart nur Greuel; nur rückwärts schien ihnen noch Rettung. So jammerten sie jämmerlich durch die Geschichte des Christenthums und Judenthums zurück, bis sie im Paradiese anlangten, wo sie den Schreck zum Theil ausschliefen; aber es darin doch auch nach der ersten Erholung noch so behaglich finden, daß sie bleiben, und alle Andere zu sich locken wollen.

Aus dieser religiös-mystischen Richtung*) eines Theils, und aus jener dynamischen Betrachtungsweise andern Theils gingen die meisten Ansichten vom Wesen des Lebensmagnetismus hervor. Die neue Naturphilosophie hatte noch zu viel mit sich selber zu thun, gewahrte auch zu viel Psychisches mit bei der Sache betheiligt, als daß sie sich für competent hätte halten sollen, sich ihrer ernstlich anzunehmen. Viele ließen sie scheu liegen, rühmten aber dennoch, nachdem offenbare Uebertreibungen und Verirrungen begangen waren, ihre Mäßigung, ohne zu bedenken, daß sie, um sich mit Grund rühmen zu können, positiveren Antheil daran hätten müssen genommen haben.

Die früheren theoretischen Ansichten hielten sich häufig nur an das eine und andere besonders hervorstechende Phänomen, besonders in den höheren Graden des Somnambulismus. Gemeinschaftlich aber suchten sie das Wesen des Schlafs zu ergründen, kamen dabei

*) Eines frivolen Leichtsinns beschuldigt zu werden, laufen wir wohl, nach dem im Vorhergehenden mit aufrichtiger Ueberzeugung Ausgesprochenen, nicht Gefahr. Auch mag nochmals erinnert werden, daß nur von einer ganzen Richtung, und nicht von einzelnen in dieser Richtung befangenen Personen, zunächst die Rede ist, obwohl andern Theils nicht zu vergessen ist, daß eine solche vorübergehende extreme Richtung, wie sie einmal zum Weltlauf gehört, nur durch Einzelne, die sie zur stehenden Hauptrichtung machen wollen, positiv schädlich wird.

gewöhnlich auf Pole im Nervensystem, besonders auf den Hauptgegensatz zwischen Gehirn und Unterleibsnervenapparat, zwischen denen beiden der sympathische Nerv den Mittler und die Indifferenz ausmachen mußte. Unwillkührlich kam man dabei immer wieder auf ein sehr feines Nervenfluidum, das auch die sehr gut zu gebrauchen wußten, die, wie z. B. Jung-Stilling, Geistererscheinungen und damit zusammenhängendes mit Hülfe des thierischen Magnetismus erklären wollten. Uebrigens stand man allmälig mehr und mehr ab, die Erklärungsgründe der fraglichen Phänomene durch eine fast blos anatomische Betrachtung des Nervensystems ausschließlich im Leiblichen zu suchen, und nahm immer mehr auf das Seelenleben mit Rücksicht.

In Kluge's allgemein bekanntem Werke (1811.) finden sich neben reichlichen Thatsachen, die meisten früheren Ansichten, wie einzelne Elemente eines Ganzen, freilich aber mehr nur von außen her, zusammengerückt; sonst faßlich dargestellt, aber die Thatsachen mit etwas allzu nachsichtiger Kritik behandelt. Wie Kluge das Ding deßhalb „animalischen" Magnetismus nennen zu müssen glaubt, weil seine Erscheinungen zwischen Animal und Anima mitteninne spielten; so unterschied auch E. Bartels (Grundzüge einer Physiologie und Physik des animalischen Magnetismus Frkf. a. M. 1812.) eine physische und eine psychische Seite am Ganzen. Beide halten das Nervenfluidum für das Realvermittelnde und für erwiesen. Ersterer besonders durch Humboldt's Versuche üb. d. gereizte Muskel- und Nervenfaser (vergl. B. 1. Tab. 6. Fig. 64.); Letzterer aus der Schwächung des Magnetiseurs, dem Gefühle des Strömens und dem Wahrnehmen des Somnambulismus. Hie und da wird, obwohl das dynamische Polaritätswesen getadelt ist, einseitig fast zu sehr auf das Psychische hingewiesen, und der magnetische Zustand häufig als die Erscheinung eines höheren (nicht krankhaften) Seyns dargestellt.

Es genügt unserem Zwecke, hier zunächst von den durchgreifenderen und umfassenderen Ansichten, theils von Seite der dynamischen, theils von Seite der naturphilosophisch-religiös-mystischen Betrachtungsweise, eine und die andere mit Wenigem zu beleuchten, um dann möglichst den wahren Mittelweg zu treffen.

Großen Einfluß auf mehrere dynamische Betrachtungen des Gegenstandes hat Fr. Hufelands Schrift über Sympathie. Weimar 1811. Viele derselben wurzeln ganz in ihr. Ihr Gegenstand ist aber Darstellung eines Gebietes von Wechselwirkungen unter den lebendigen Wesen, die weder in den Kreis der physischen Zeugung und Assimilation, noch in die Sphäre des eigentlichen Geistesverkehrs gehören, die übrigens der Form nach mit Attraktion und Repulsion in der anorganischen Physik und in der Astronomie im Allgemeinen die nächste Analogie haben. Dem allgemeinsten Typus nach gründen sich alle hieher gehörige Erscheinungen auf ein Mittheilen und Ausgleichen gewisser Zustände zwischen lebenden Individuen, oder auf ein gegenseitiges Spannen entgegengesetzter Zustände. Die dabei zur Sprache kommenden Zustände und ihre Wirkungen sind allgemein bekannt und liegen der Beobachtung offen da. Allein um die Art und Weise der Wechselwirkung, um die Vermittelung handelt sich's.

Diese wird im Allgemeinen dem Nervensystem anheimgestellt; weil sich aber eine reale Vermittelung dabei den Sinnen mehr oder weniger entzieht, so wird, ohne sich nach einem andern Schiedsrichter umzusehen, von einem polarischen Verhältniß gesprochen, vermöge dessen die einschlägigen Wirkungen wirklich ohne alle reale Vermittelung geschehen sollen. Allein frage sich doch Jeder selber, ehe er die Möglichkeit einer solchen Wechselwirkung so ohne weiteres auf Treu und Glauben hinnimmt, ob er sich dieselbe auch vorstellen könne? Und er wird es unmöglich finden; eben so unmöglich, als eine rein geistige Wechselwirkung, etwa durch den bloßen Willen, ohne vermittelnde Sprache und was dahin gehört. So wenig wir etwas tasten ohne Berührung, etwas schmecken, ohne es im Munde vom Speichel lösen zu lassen, etwas riechen oder hören ohne Luft, oder sehen ohne Licht: so wenig wirkt organisch Lebendiges auf einander ohne reale Vermittelung, wie z. B. ein Kranker krankmachend auf einen Gesunden.

Wir haben früher angegeben, durch welchen Fehlsprung man zur vermeintlich Realität habenden dynamischen Betrachtungsweise verleitet wurde, und wir glauben hier, außerdem daß wir uns auf Jedes eigene Nichtbefriedigung durch dieselbe berufen, nur noch auf den Schiedsrichter oder Sinn für diese Angelegenheit aufmerksam machen zu müssen. Dieß ist unserer festen Ueberzeugung gemäß die Einbildung und Phantasie, die allzu wenig in ihrer Bedeutung erkannt sind, und von denen anderswo und mit anderer Anwendung treffend gesagt wird: „Man kann es nicht genug wiederholen, daß die Einbildungskraft, weit entfernt, eine Feindinn der Wahrheit zu seyn, dieselbe mehr hervorhebt, als irgend ein anderes Vermögen unseres Geistes, und alle die, welche sich auf sie stützen, um übertriebene oder unbestimmte Ausdrücke zu entschuldigen, sind zum wenigsten eben so sehr von Poesie, als von Vernunft verlassen“ (v. Staël Deutschland B. 2. S. 107.).

S. 107.). Doch, wie alles zu seiner Zeit, so auch alles an seinem Orte!

Die Einbildung ist auf der einen Seite eine so eigenthümliche Fortsetzung und Modification des äußeren Sinns, daß wir durch sie diejenige feinste materielle Vermittelung gewahren, deren kein äußerer Sinn mehr mächtig ist, die aber da, wo das reine Denken eine solche Vermittelung als nothwendig anerkennt, dieselbe für eine sinnliche Wahrnehmung eigener Art wirklich herstellt. Sie hat indeß auch noch eine andere, mehr ideale Seite, und kann, wie wir bald näher sehen werden, allerdings Dinge vorstellen, für die kein Objekt vorhanden ist. Das kann aber auch Gesicht und Gehör und jeder äußere Sinn krankhafterweise, und ohne daß wir ihn deßhalb an sich verdammten.

Der noch positiveren Gründe gegen die Wirklichkeit einer dynamischen Wechselwirkung im erörterten Sinne für die hier in Rede stehenden Erscheinungen, wie alles, was für das Daseyn eines zoomagnetischen Fluidums spricht, wollen wir hier mit Vorbedacht noch nicht gedenken.

Zur Verbreitung dieser geträumten dynamischen Wechselwirkung hat auch Reil, mit und ohne Beziehung auf Lebensmagnetismus, Manches beigetragen. Zwar spricht er schon im Jahre 1795 von einer sensiblen Atmosphäre der Nervenenden; er wiederholt 1799 in seinem Werke de structura nervorum, daß die Nerven offenbar über ihre sinnlich räumliche Gränze hinaus noch Empfindung und Bewegung möglich machten, daß demnach ihre Enden mit einem reizbaren Wirkungskreise umgeben seien. Im dritten Bande seines Archivs, S. 200., sagt er ausdrücklich, daß er darunter nicht ein elastisches Fluidum, etwa eine Art Heiligenschein, verstehe; gesteht aber zugleich, daß er sich die Sache auch nicht auf eine andere Weise erklären könne. Und eben so bestättigt er zwar in seiner Fieberlehre, B. 4. S. 22. jenes Fernwirken der Nerven, gesteht aber wiederum, das Wie? sei unbekannt. So ist endlich in seinem Entwurf einer allgem. Pathologie. Halle 1815. viel von Spannung der Gegensätze die Rede, ohne an die Nothwendigkeit zu denken, sich eine reale Vermittelung dabei vorstellen zu müssen. Die Spannung der Gegensätze, sagt er dort, ist an sich dynamisch, drückt sich aber bald im somatischen aus und wird fixirt — leitet den chemischen Proceß plastisch ein — ja, kein Gedanke sei so ätherisch (!?), der nicht ins Materielle eingriffe.

Man sieht, wie ungenügend ihm selber die Sache so gedacht war, und wie nahe er immer an einem Besseren vorüber streift. Nur im Vorbeigehen werde hier seine, mit dieser Lehre von Spannung der Gegensätze verbundene Ansicht vom magnetischen Hellsehen angedeutet. Er sagt dem Wesentlichen nach am letztangeführten Orte: je mehr sich in einem organischen Wesen Gegensätze entfalten, desto lebendiger ist es, desto vielseitiger lebt es; desto vielförmiger werden aber auch die Zeit- und Raumbedingnisse (Schranken) seiner Existenz. Wenn es nun einen Zustand giebt, dessen nächste Ursache darin besteht, daß sich alle Gegensätze in einem vollkommneren Wesen gleichsam in einen Punkt wieder vereinigen (aussöhnen, die Spannung erschlafft), so muß auch das Wesen gleichsam in den absoluten Raum und in die absolute Zeit versetzt werden, und somit alles zugleich und alles in einander vor sich haben.

Auf dieser dynamischen Betrachtungsweise, verbunden mit einer etwas mechanischen Ansicht vom Seelenleben und dessen Verhältniß zum Leibe, nebst einigem mystischen Nachgeschmack, welche Elemente aber nicht recht aus innerer tiefer Einheit der Ansicht hervorgegangen zu seyn scheinen, beruht unter andern die Theorie des thierischen Magnetismus von Weber (der thierische Magn. oder das Geheimniß d. menschl. Lebens aus dyn. psych. Kräften verständlich gemacht. Landsh. 1816.).

Es wird hier gelehrt: „Leib und Seele machen den Menschen aus; beide bedingen einander; die Seele hat aber eine der Natur und eine der Intelligenz verwandte Seite, oder zweierlei Kraft, von denen die der leiblichen verwandtere „dynamisch“ genannt wird“ (der ewige Mißbrauch des Wortes „Kraft“, die bald Centner wiegt, bald die Gottheit bedeutet; und nun „dynamische Kraft“ u. dergl.!).

„Weiter wird in dem angeführten Buche eine unvermittelte oder eben dynamische Wechselwirkung angenommen, vermöge der sich berührende Menschen von verschiedener Lebensthätigkeit polarisch in einander wechselseitig Contraktion und Expansion hervorrufen, dieß zunächst im Leibe mittelst der Nerven, von da aus geschieht nun von selbst das Aehnliche in der Seele (Contraktion und Expansion!). Der Schlaf besteht im Gleichgewicht der Naturkraft und der Geisteskraft in der Seele. Durch die magnetische Behandlung wird erstere auf Kosten letzterer gesteigert. Dieß macht die Seele fähig eindringlicher auf den Leib zu wirken, ja sich in ihn selber ganz zu versenken. Ist sie in diesem erst orientirt, so wendet sie sich mit größerer Erkenntnißschärfe auch nach außen: und daraus erklären sich die Erscheinungen des Somnambulismus."

Der Leser hat wohl daran genug. In wie weit das bisher über das Seelenleben und sein Verhältniß zum Leibe von dem eben Mitgetheilten verschieden ist, läßt sich leicht herausfinden; daß aber etwas sehr Wahres an dem innigeren Durchdrungenwerden des Leiblichen vom Seelenleben im Somnambulismus sey, mag sich bald näher ergeben.

Die Erklärungen in der andern bereits bezeichneten naturphilosophisch-religiös-mystischen Richtung finden meistens ihre Quelle in Schubert's Ansichten, die bereits dessen Werk: „Ahnungen einer allgemeinen Geschichte des Lebens" beseelen, deutlicher hervortreten in seinen „Ansichten von der Nachtseite der Naturwissenschaft" und am vollständigsten entwickelt sind in der „Symbolik des Traums." Wir müssen das Wesentlichste derselben hier geben.

Namentlich in letztgenanntem Werke, aus dem allenthalben eine tiefsinnige Poesie und eine anziehende Gemüthlichkeit spricht, ist der Gang folgender, der nur durch kurze Bemerkungen unterbrochen werden soll. Doch möcht' ich wohl bitten, den schon angeführten Aufsatz von mir im Archiv für den thierischen Magn. von Kieser u. A. herausgegeben, vorher einmal durchzulesen (B. 7. St. 2. S. 72 — 125.).

„Zuerst wird auf die äußere Aehnlichkeit der Sprache des Traums mit der poetischen, mit der der Orakel, der prophetischen, der Schicksalssprache, d. h. der Geschichte einzelner sogen. erweckter Menschen, mit dem Religionskultus und den mythologischen Darstellungen aufmerksam gemacht. Dann von der ganzen äußeren Natur behauptet: sie sei nichts anderes, als die symbolische Sprache eines höheren Geistes an den Menschen."

Ersteres leuchtet von selbst ein, und wir werden erklärend darauf zurückkommen müssen; Letzteres kann allerdings geltend gemacht werden, in sofern der Mensch allenthalben in der Natur in gemessener Ordnung und in bestimmter Abstufung hingestellte theilweise Vorübungen zu ihrem irdischen Meisterwerke, dem Menschen, findet, gleichsam zum Collationiren beim Geschäfte der Selbsterkenntniß. Allein nun ist's erstens nicht blos mit dem (Sichselbst-) Erkennen gethan, sondern die Hauptsache ist die thätige Verwirklichung des Erkannten (Gründung des Reiches Gottes auf der Erde); zweitens giebt es noch eine höhere Erkenntnißquelle, die Vernunft. Aus beiden strömt dem Menschen seine Lebensaufgabe hervor, bei deren Lösung er zurechnungsfähig und die äußere Natur als das Mittel erscheint, wodurch er, ihre geistige Beziehung zu dem innerlich für wesentlich und realisirbar Erkannten verstehend, freithätig umschaffend in die Natur eingreift, und somit zugleich, wenn es um die Redensart zu thun ist, eben dadurch umgekehrt zu einem höheren Geiste spricht.

„Ferner macht Schubert auf einen besonderen Zug, den besonders die Orakel- und Prophetensprache mit der Traumsprache gemein hat, aufmerksam, nämlich auf eine gewisse Ironie und scheinbare Zweideutigkeit, die sich auch in der Natur wieder finden sollen."

Dabei müssen wir aber bemerken, daß erstens alles Symbolische der Natur der Sache nach nicht blos zweideutig, sondern vieldeutig ist, und sich bei jedem Symbole eben so gut eine Association nach unten, als nach oben findet; daß zweitens jene Ironie der Traumsprache, der zufolge bei versuchter Traumdeutung, z. B. das

Träumen von sehr lustigen Scenen vorahnend auf sehr traurige hinweist, und umgekehrt, auf unwillkührliche Association nach dem Gesetze des Contrastes zurückzuführen sey, vermöge dessen bei im Schlafe sehr schwacher Aufmerksamkeit und Einheit des Selbstbewußtseyns das Entgegengesetzte sich nicht blos wechselseitig hervorruft, sondern auch ungehindert in einander überspringt; daß drittens nur auf im Namen der Wissenschaft unzuläßig mystische Weise jene Ironie in der äußeren Natur gedeutelt und untergeschoben sey. Nur in Bezug auf empfindsame Menschen kann der Nachtigallen Gesang in der Blüthenzeit des Jahres und der Liebeszeit des Sängers eine Klage werden; die Nachbarschaft von Affen und Menschen ist genau betrachtet kein Contrast, wenn man nicht eigentlich Menschliches mit Unrecht im Affen sucht; eben so wenig ist ein solcher zu erblicken zwischen Esel und Pferd; und die Nachbarschaft von Elephant und Schwein spricht nur dafür, daß die Natur, wie im großen, so im kleinsten Lebenskreise stets von Neuem vom Untersten zum Obersten geht.

„Der Gang und die Construktion in der Traumsprache ist rapid, geisterhaft und sprüngevoll“, weil im Schlafe der leitende, von Mittelglied zu Mittelglied bedächtig fortgehende Verstand unmächtig danieder liegt. Von einer „geisterhaften“ Sprache wissen wir übrigens gar nichts.

„Die prophetische Combinationsgabe, die sich bei Thieren offenbaret, so fern sie Ahnung von künftiger Witterung haben, im Sommer geboren für den nächsten, noch nicht erfahrenen Winter Vorkehrungen treffen, u. s. w.“ ist schon lange aus dem Instinkte und dieser aus nothwendiger, bewußtseynloser Sympathie des Homogeneren ganz befriedigend erklärt worden.

„Daß der Inhalt aller Vorherverkündigungen der Propheten Wiederherstellung des Menschen zu seiner ursprünglichen Bestimmung, ein Kampf der Lüge über die Wahrheit, und der Sieg letzterer sei" ist wahr; aber das kann nur bedeuten ein Wiedersammeln zur Ganzheit aus einer vielfältigen, als Durchgangspunkt der Menschheitsentwickelung nothwendigen, und sich allenthalben wiederfindenden, Zersplitterung und Vereinzelung; aber ein Wiedersammeln und Wiederversöhnen des Vereinzelten und, für die steigende Lebendigkeit der Geschichte unerläßlich, Entzweiten nicht in der alten ursprünglichen Naturnothwendigkeit, unter der Blindheit und Unfreiheit des Instinkts, sondern in der Reife der vernünftigen Freiheit, mit der die Wahrheit über den Irrthum obsiegt, und seiner selbstbewußtes seeliges Gefühl der auf höherer Stufe wieder errungenen Ganzheit und Harmonie.

„Herrlich ist die Darstellung des allmäligen Auftretens der Thiergeschlechter in der Naturentwickelung, das sich auch im Zodiakus wiedergespiegelt findet; wie die großmassigen und eben daher träger und ruhiger lebenden, Pflanzenfressenden Thiere sich aus dem Gewässer erheben; der fleißige Stier sich dem Bedürfnisse des Menschen anfügt u. s. f., bis der Massenausdruck an der Thierreihe immer geringer, dagegen Lebendigkeit, Beweglichkeit immer größer, und statt des Wassers, allmälig die Luft ihre Wiege wird." Aber wenn die vollkommneren, menschenähnlicheren (?) Raubthiere als etwas Gräßliches erscheinen, das durch eine große Katastrophe des Menschen, wie der Fluch, in die Natur gebracht sei: da sieht die ernste Wissenschaft dem Spiele mystisch-poetischer Deutung anfangs Beifalllächelnd zu; wenn aber die Sache ernsthaft genommen wird, so fragt sie mit Recht: ist denn der beweglich-kräftige Löwe, der Thiere speist, weil er den Appetit und die ganze Organisation von der Natur darnach erhielt, unnatürlicher als die träge Kuh, oder das drollige Lamm, die junge Gräser und Knospen und Blüthen fressen, wozu ihnen die Natur eben auch Appetit gegeben hat?

„Der frühere Mensch, heißt es weiter, habe diese Sprache der Naturoffenbarung nicht blos verstanden, sondern sie auch selber sprechen, d. h. die Natur erschaffen helfen können. Der spätere sündige verlernte sie, bekam dafür die geschriebene Offenbarung und die artikulirte Lautsprache, vermittelst deren er wieder auf den alten Punkt zurück gelangen solle.“

So viel ist uns deutlich, daß je selbstbewußter und freier der Mensch durch seinen Geist über die Natur sich erhebt, er auch um so sicherer und erfolgreicher sie zu seinen vernünftigen Zwecken handhaben lerne; daß allerdings das vernünftigere oder unvernünftigere Menschenleben im Ganzen fördernd oder hemmend und überhaupt modifizirend auf die äußere Natur eingreifen könne: aber es finden sich weder für eine andere Wirklichkeit der Gewalt des Menschen über die Natur, vermöge der er etwa Berge nicht blos versetzte, sondern rein erschüfe, und Planeten nicht blos ihre Bahn anwiese, sondern sie in's Daseyn riefe oder aus demselben verschwinden mache, oder je gemacht habe, Erfahrungsbeweise; noch für eine der Art nach andere Möglichkeit Vernunftgründe. Verstehen wir aber auch das über eine andere Sprache des früheren Menschen vor dem Sündenfall anders, so haben wir nur noch folgende Wahl. Entweder es soll ein unmittelbares Verstehen und Verständlichmachen, ohne Laut, ohne Geberde, ja, wie unmittelbar daraus folgte, ohne Organ, ohne Körper gewesen seyn: da haben wir keinen Menschen mehr, ja selbst kein individuelles, d. h. zeitlich-räumliches Wesen mehr, womit auch unser Fassungsvermögen an der Gränze steht, und wo alles Reden ein Ende hat. Oder es soll die Mittheilung Statt gefunden haben durch Bilder der Einbildung und Phantasie (welches gewöhnlich die Gedanken des Traums sind); diese werden aber ebenfalls nur mittelst der menschlichen Sprache objektiv, außerdem existiren sie nur für das Subjekt, das sie in der Seele erzeugt hat.

Weiter wird gesagt: „der Mensch in seinem gegenwärtigen Zustande trete nicht als Gesunder in's Leben, sondern als einer, der darin genesen kann und soll, und die Welt mit allen ihren Heil- und Correktionsanstalten sei eine Anstalt für Reconvalescenten."

Hierbei schaudert mir zugleich und ich werde, ich darf es nicht bergen, an einen mit Sinnestäuschungen Behafteten oder von Wahn Ergriffenen erinnert, an welche Zustände manche subjektive Stimmungen gränzen, die uns, bei schlaffer Aufmerksamkeit des höheren Selbstbewußtseyns, verleiten, die Welt für so zu halten, wie sie uns gerade eben in Folge unserer Verstimmung, über die sich der höhere innere Mensch unpartheiisch erhoben halten sollte, erscheint.

„Das Gewissen sei, heißt es ferner, das Organ jener ehehin dem menschlichen Geiste (oder dem Menschen doch wohl richtiger?) eigenthümlichen Sprache — der Sprache Gottes (!); jene (im jetzigen Daseyn dunkle) Region des Gefühls, auf welche und in welcher alle Einflüsse einer höhern oder niedern, guten oder schlimmen Geisterwelt (!) wirken, durch welche sich alle Kräfte eines ehemaligen und künftigen Lebens äußern." (S. 58.)

Immer bei tiefer Annäherung an das Wahre, die Mystificirung des Menschen zu einem Uebermenschlichen, zu einem Geiste!

„Das Contrastirende im ganzen Menschen, eine Art Doppelnatur, vermöge deren Scherz und Schwermuth, Wollust und Blutgier u. s. w. an einander gränzen und in einander überspringen, und was besonders in den Mysterien häufig angedeutet seyn soll," was alles einfache Folge davon ist, daß eben der Mensch nichts anderes als Mensch, daß er ein sinnlich-vernünftiges Geschöpf, halb Thier, halb Engel, ist, wird davon abgeleitet:" daß der Mensch die Natur, die Mittel seyn sollte für den Verkehr mit einem höchsten Wesen, allmälig für Ziel und Zweck seines Lebens, seiner Sehnsucht u. s. w. angesehen habe. Welche Verwechselung und Umkehrung sich auch in der Sprache kund gebe, sofern sie das Entgegengesetzte mit den verwandtesten Tönen bezeichne, wie in Ἔρως und Ἔρις, Licht und Lüge u. s. w."

Wie sinnvoll an sich eine ähnliche Betrachtung und Vergleichung der Sprache sei, wissen wir anders woher eben so gut, als zu welchen Spielereien und willkührlichen Deuteleien man sich dabei könne verleiten lassen.

„Die ganze sichtbare Natur wurde mit dieser Katastrophe, statt sie vorher lebendiges Lied der Liebe des Menschen zu einer höheren Region war, ein einziger, sich stets wiederholender, monotoner Laut."

Soll das etwas anderes heißen, als: die äußere Natur erfuhr früher die lebendigste Entfaltung, als der Mensch, als Mensch, wie immer das Niedrigere vor dem Höheren, und ja am Menschen auch eher sein Leibliches blüht und reift, als seine Seele? Ist es Folge der Versündigung, wenn auch dem edelsten Greise die Röthe und Völle der Wangen allmälig schwindet, das Haar ergraut und der Puls langsamer schlägt, oder ist so der natürliche Gang des Lebens?

Folgerecht wird weiter geschlossen: „der Mensch muß sich hier wieder zu rechte finden mittelst der künstlich erlernten artikulirten Sprache, er muß seiner Sehnsucht und Liebe wieder die rechte Bahn und das rechte Ziel anweisen lernen, um eines neuen, künftigen Lebens fähig zu werden, in welchem die Sprache des Traums wieder die natürliche seyn werde (!!).“

„Der edelste Theil des Menschen (Gemüth), aus dem der Hochmuth entsprang, vermöge dessen er fiel, ist zur Strafe in's Gangliensystem gebannt und zu niedriger Zuchthausarbeit (Metamorphose) verdammt. Uebereinstimmend (wie man, wenn man die Voraussetzungen darnach einrichtet, alles übereinstimmend machen kann) haben die vor dem Falle geschaffenen Thiere nur ein Gangliensystem, und gerade das macht sie zu Wetterpropheten, Kalendermachern, Baukünstlern, Taktikern u. s. w.“

Wir bringen diese Dinge auch in Verbindung, und uns folgt daraus, daß, wie das menschliche Leben durch die Unterleibs-Ganglienthätigkeit zum Theil unwillkührlich mit den Raum- und Zeit-Verhältnissen vermittelt wird, so auch die Thiere, die fast nur jenen Nervenapparat haben und diesen im höheren Grade ausgebildet, unwillkührlich oder instinktmäßig noch weit augenscheinlichere und leisere Einwirkung von dem Raum- und Zeitleben der äußeren Natur erfahren, so daß ihre darauf sich stützenden Reaktionen, in Gestalt von eigenartigen Verrichtungen oder Aeußerungen, uns, die wir eine größere Unabhängigkeit von der äußeren Natur unserer Bestimmung gemäß errungen haben, oft prophetisch sind. Es ist uns zugleich klar, daß auf einer früheren Existenzstufe des Menschen er auch ein überwiegenderes Bauch- und überhaupt leibliches Leben geführt habe, darum auch noch vielmehr von der Aussenwelt beherrscht worden sei, und deßhalb manches unmittelbar wahrgenommen habe, was er jetzt erst mittelst freithätiger Beobachtungen und Schlüsse ermittelt. Wir bedanken uns aber dafür, wieder in jenen alten Stand der Naturdespotie zurückkehren zu sollen; denn was wir dort wußten und thaten, das mußten wir, oder eigentlich wir wußten und thaten es nicht, sondern wir mußten's im Namen und auf Rechnung der Natur thun. Jeder freut sich aber seiner Freiheit und Mündigkeit, um aus eigenem Antrieb und auf eigene Rechnung zu leben; und jeder strebt darnach mit Recht wie nach einem Kleinod, sich um das Wie und Warum seiner Handlungen selbst Rechenschaft geben und sich dann einen eigenen Werth oder Unwerth erwerben zu können. Auch sehen wir nirgends, daß ein guter, vernünftiger Regent Dummheit und viehmäßigen Lebensmechanismus seiner Unterthanen begünstige, und das sollte der Regent der Regenten wollen? Endlich erhellt abermals, daß, wenn die jetzt den Leib bauende und erhaltende Ganglienthätigkeit früher ein geistiges Geschäft hatte, der frühere Mensch keinen Leib könnte gehabt, also kein Mensch gewesen seyn. Und was soll dann aus der wörtlichen Deutung der Bibel werden, die so sehr mit dem hier zu betrachtenden Gedankengang zusammenhängt, da doch Adam einen Leib aus einem derben Stück Erde hatte und eine Ribbe für die Schöpfung der Eva leicht entbehren konnte?

„So soll das Werk der künstlichen Mauerbiene u. dergl., wie im Menschen die die fruchtumgebenden Häute bildende Ganglienthätigkeit darauf hinweisen, wie einst der Mensch eines Vermögens theilhaft gewesen sei, über den engen Kreis des materiellen Organismus hinaus zu wirken, was jetzt noch in den selteneren Zuständen auffallender Sympathie und des animalischen Magnetismus deutlich genug hervorsteche."

Thut denn aber das Angeführte der freie Mensch, oder thut es die Naturnothwendigkeit nur in ihm und durch ihn?

Ferner wird mit umfassender Beziehung auf Erfahrungen „die eigenthümliche weibliche Empfänglichkeit des Ganglienſystems, z. B. bei der Ansteckung, Zeugung u. s. w. hervor gehoben; darauf aufmerksam gemacht, wie dem Menschen durch das in jenem wurzelnde Gemeingefühl noch jetzt ein Sinn über die Beschränkung des Raums hinaus gelassen sei für Wärme und Kälte u. dergl.; wie dort Entzückung, Traum, Ohnmacht, Scheintod u. s. w. ihr Gebiet hätten, in denen ein eigenthümlich geistiges Leben walte, das nicht selten mit dem Wachen in keinem bewußten Zusammenhang stehe, gleichwohl aber in einzelnen Zuständen der genannten Arten unter einander."

Wir sehen in alle dem durchaus nichts anderes als theils eben die natürlichen tiefsten, untersten Regungen des Seelenlebens, die theils zur mehr sinnlichen Anregung des höheren nur dienend erscheinen; theils, wie das Gemeingefühl, sich als die niedrigere Indifferenz zu den höheren in einzelnen Richtungen bestimmt ausgeprägten Sinnen verhalten; theils regelwidrige Zustände bedeuten, in denen bald das höhere Seelenleben mehr oder weniger gehemmt, bald in eine niedere Sphäre des mehr Leiblichen herabgezogen ist, wenn auch, wie dieß ja im Leiblichen und Geistigen oft das Krankheitswesen ausmacht, die eine Lebensregion enorm gesteigert ist.

„Das Cerebralgeistige, heißt es fernerhin, ist seiner ursprünglichen Richtung auf das Uebersinnliche treu geblieben.“

Wir sagen: es hat im Gange der Menschheitsentwickelung als Höheres erst später allmälig das Uebergewicht erlangt.

„Die Ohnmacht der Willkühr über die Vorgänge des Ganglienlebens komme daher, daß letzteres eben von seinem Ziele sich entfernt und mit etwas Fremdartigem sich befreundet habe.“

Wir finden in der Geschichte, daß der Einfluß der höheren Willkühr, wie sie selber, immer kräftiger geworden sey.

„Von dem in jener Ganglienregion wurzelnden Interesse (Gefühl, Liebe und das Gegentheil) hänge die Erinnerung so sehr ab, in sofern in geradem Verhältnisse zu unserem Interesse sich Eindrücke mehr oder weniger tief in uns einprägen; und in ihm lägen, wie es das Depositorium für unsere Bemühungen und Fertigkeiten, Forschungen und Kämpfe u. s. w. sey, auch die Keime eines neuen höheren Daseyns.“

Allein das bezieht sich immer nur auf das Gemüth, und das ist immer und immer nur subjektiv, dessen Wahrnehmungen und Bestrebungen sind stets nur auf unsere geistige Individualität gerichtet und somit mehr egoistisch, und theils nur auf untergeordnete Interessen gerichtet, theils erfaßt es seine Gegenstände nur unklar und hat nirgends eine apodiktische Stimme in Bezug auf Einzelnes; ist mithin durchaus als eine untere Region des Seelenlebens charakterisirt.

„Nach jener Ansicht wird der Wahnsinn (in genere) darein gesetzt, daß die ursprüngliche geistige Ganglienthätigkeit wieder erreicht und das Cerebralgeistige verdrängt wird."

Der Wahnsinn müßte demnach ein wünschenswerther Zustand seyn. Aber dieß ist ja auch nur einer der vielen Wege, auf denen psychische Krankheit oder ihr Aehnliches entsteht.

„Durch Kultur, schließt endlich die ganze Untersuchung, wird jene Isolation zwischen Cerebral- und Ganglienleben allmälig aufgehoben. Die christliche Religion zielt dadurch, daß sie das direkteste Gegenmittel des Hochmuths, des eigentlich den Fall Veranlassenden, die Demuth, zur Haupttugend macht, auf Wiederherstellung des Verständnisses zwischen beiden Sphären. Plötzliche Rührungen des Ganglengeistigen leiten gewöhnlich Bekehrung, Erleuchtung, Wiedergeburt rc. einzelner Menschen ein. In jedem Falle wird in einem Leben jenseits die Scheidewand fallen und das Ganglien- (Bauch-!) Leben seine ursprüngliche Richtung wieder befolgen. Wo dieses schon hier gelingt, da tritt auch das Vermögen wieder ein, mit göttlich magischer Gewalt über Zeit und Raum hinaus zu wirken, durch bloßen Glauben zu heilen, Nothleidenden durch bloßes festes Vertrauen zu helfen u. s. w. Dieß alles gelinge momentan im Somnambulismus." — —

Nicht blos dieselbe Grundansicht, sondern selbst eine der Schubert'schen bis zur größten Täuschung ähnliche Darstellungsweise, findet sich in dem neuesten Werke über unseren Gegenstand, in Dr. Joh. Carl Passavant's Unters. über den Lebensmagnet. und das Hellsehen. Frkft. a. M. 1821., das sich übrigens im Einzelnen durch eine zugleich schöne und deutliche Sprache auszeichnet.

Der Verfasser desselben spricht dem Menschen „eine eigene Kraft und Wirkungsweise zu, die er „magisch" nennt, und deren Charakteristisches er darin setzt, daß in ihnen durch ein unmittelbareres Medium, als die leiblichen Organe, eine Wechselwirkung zwischen organisch Lebendigem überhaupt und zwischen Menschen insbesondere gegeben sey. Es wird dabei selbst eigentlich nicht ein feinstes materielles Medium und die Bestimmbarkeit desselben durch den menschlichen Willen unterschieden, sondern stillschweigend ein an sich Lebendiges vorausgesetzt, das, wie es dem Ganzen nach scheint, weder für die Richtung zum eigentlich Leiblichen, noch für die Richtung zum eigentlich Geistigen entschieden, sondern beides in Einem darstellt, nur gewissermaßen doch mehr geistig ist; obwohl an einer andern Stelle (S. 59.) gesagt ist: die magische Kraft habe eine psychische und eine organische Seite."

„Diese Weise der Wechselwirkung wird für die ursprüngliche des Menschen anerkannt, und steht im Gegensatze zur (jetzt) gewöhnlichen mittelst der leiblichen Organe geschehenden „physischen," die erst durch Raum- und Zeit-Leben nöthig geworden sey."

Also lebte irgend einmal der Mensch, als Mensch, ohne zeitliche und räumliche Verhältnisse? Die Geschichte weiß nichts davon; und woher anders es wissen?

„Der Mensch hatte ursprünglich eine unbeschränkte Macht über die Natur, so lange er im unmittelbaren (!?) reinen Verhältnisse mit Gott stand, das aber durch den Sündenfall gestört worden sey."

Πόθεν αὐτῷ ἡ σοφία;

„Alles

„Alles Seiende muß unaufhörlich aus seiner Urquelle wiedergeboren werden; dieß der Urrapport. Nur der Mensch, als freies Wesen, kann diesen Rapport ändern, zurückweisen u. s. w. Er kann sich vom Lichte in Nacht abschließen, und dadurch entsteht ein Reich der Finsterniß und ein Reich des Lichts; so wurde „eine Kraft in die Welt eingeschwärzt, die sich dem Urborne feindlich entgegen setzt." (S. 89.)

Wer zweifelt an ersterer Behauptung? Aber wer stellt sich auch vernünftiger Weise jene Urquelle, die Gottheit, an irgend einem Platze der Welt, oder außer ihr, räumlich begrenzt vor, von der sich etwas räumlich abschließen ließe? Was könnte denn im Menschen noch leben, wenn er sich absolut abtrennen könnte vom Urborn des Lebens? So führen sich aber die Leute bei der eigenen Nase selbst im Kreis herum, nehmen etwas Unwahres von vorneherein an, und müssen dann Unmögliches postuliren. Wenn freilich der Mensch sich je vom letzten Grunde alles Seyns absondern und absolut auf eigene Faust behaupten könnte, so müßte er freilich auch Schöpfer seyn können aus Nichts, wie Gott. Allein das Eine ist so ungereimt und unmöglich, wie das Andere. Das ist aber das Unglück unserer Mystiker, daß sie einen Gott haben, der menschlich neben der Welt existirt, die sie streng genommen für nicht höher halten, als für die Erde mit ihren Pflanzen und Thieren, obwohl sie von Engeln und Geistern zu erzählen wissen; die mit ihrem vermeintlichen Gott umgehen, wie mit einem passablen Menschlein, das daher auch andern Theils, ehe man sich's versieht, selbst gleich Gott ist. Sie vergessen und übersehen alles, was ist, und haben nur ein Wesen, das bald Gott, bald Mensch, bald Teufel heißt, aber das Menschliche und Alles, was es unter und über demselben giebt, in seinen Formen, wie es ist, das ist ihnen von Zeit zu Zeit einmal nichts, obwohl sie allenthalben aus ihrem Nebel mit der Nase daran anstoßen.

„Jene unmittelbare Wirksamkeit des Menschen = Magie, deren es drei Arten giebt, natürliche, gute und böse, je nachdem der wirkende dabei mehr indifferent, oder eines guten oder bösen moralischen Willens ist."

„Magnetisiren ist auch Magie, und jenes kann so verschiedenartig seyn, als diese. Magnetisiren = „(willkührliches) Ausströmen (=machen) und Ausgeisten des Lebens„ = "unmittelbares Lebenswirken.""

Dabei ist der Einbildungskraft kurz (einseitig) und dunkel gedacht (S. 55. Anmerk.), als der Kraft, sich in einen Gegenstand hinein zu bilden, mit der Seele in etwas einzuwirken, in etwas zu imaginiren, zu influenziren, wie die Alten sich auszudrücken pflegten.

„Durch das Magnetisiren können eben sowohl Krankheiten geheilt, als übergepflanzt, durch Dreck, Urin u. s. w. angehert werden."

„Wie bei der Assimilation (und was diese in Bezug aufs Individuum, sei die Zeugung in Bezug auf die Gattung) die Nahrungsmittel dem Assimilirenden ihren Lebenscharakter (Qualität) geben, so der Magnetiseur dem Zumagnetisirenden."

Dabei ist nur mit Stieglitz (über d. th. Magn. Hannov. 1814.) die Bemerkung zu machen, daß auch die Gegenwirkung des Zumagnetisirenden nicht Null seyn könne, also auch nicht ein reines Uebertragen einer bestimmten Qualität denkbar sei, so wie nicht übersehen werden mag, daß Mancher dasselbe mit Ekel zurückweist, was ein Anderer mit Appetit aufnimmt, auch die Wirkungen desselben Stoffes unter verschiedeıen Umständen besonders des Assimilirenden, sehr verschieden sind.

„Jene magische Wirkung, die vom Menschen ausgeht, trifft auch Thiere, Pflanzen und alle Stoffe der Natur."

Hier wollen wir doch nicht zu voreilig seyn. Es ist eben nicht sehr schwierig einzusehen, wie, wenn inmal eine magnetische Wechselwirkung von Menschen auf Menschen statuirt ist, eine ähnliche Einwirkung vom Menschen auf Thiere Satt finden könne. Experimente sprechen dafür (vergl. Archiv f. d. thier. Magnet. B. 6. St. 1. S. 56. u. f.). Weniger von selbst versteht sich das in Bezug auf lebendige Pflanzen. Doch sprechen auch dafür Versuche (z. B. die von der naturforschenden Gesellschaft in Aarau im Jahre 1813 angestellten, s. Neues Asklepieion B. 3. St. 1. S. 141. u. f.). Aber aus Beispielen, (wie z. B. von Reuß und Löwenthal, Archiv f. d. th. Magn. B. 3. St. 1. S. 11. und Bibl. magn. Nro. 17.), denen zu Folge unorganische Substanzen das magnetische Agens gegen alle Angriffe festgehalten haben sollen, darf nicht allzu voreilig geschlossen werden. Es wird aber in dem genannten Werke (S. 51.) ohne Weiteres geschlossen: der Geist des Menschen könne möglicher Weise die ganze äußere Natur auf magische Weise umwandeln. Mit dieser Behauptung ist nicht nur die ganze Physik, sondern überhaupt alle künstliche Lebensform der Welt, als ein langweiliges, unzweckmäßiges Hausgeräth, mit Vernichtung bedroht. Gleichwohl aber werden wir, z. B. auf Glas und Eisen u. dergl. durch alle Magie höchstens etwas fein Materielles mechanisch übertragen können, wie dieß auch von Contagien gilt. Ueberdieß beweisen die angeführten Beispiele gar nichts, da die Wirkungen, die mittelst der Glasröhren oder Eisenstangen, nachdem sie in Feuer, Säuren u. s. w. waren, noch hervorgebracht worden seyn sollen, vom Magnetiseur, von der Einbildung, von hundert unbemerkt gleichzeitig eintretenden Umständen herrühren konnten, welche alle hier und in andern Fällen von den Aerzten häufig darum übersehen werden konnten, weil sie das psychische Leben, und somit auch ein Mittleres zwischen Leiblichem und Geistigem und beider Wechselverhältniß, wenig kannten; auch über die Apothekerbüchsen viele der nächsten, alltäglichsten Einwirkungen übersehen hatten.

Gut ist, unter letztgemachter Beschränkung, die mögliche Wirkung der Amulete erklärt. Sie sollen nämlich wirken können 1) durch ihre Substanz, 2) dadurch, daß sie Träger eines magnetischen Agens sind, das von dem Bereiter desselben ausging, 3) vermittelst im Patienten erwirkten Glaubens, Einbildung u. dergl.

Wenn aber ferner behauptet wird (was freilich schon Mehrere gewähnt haben), „daß die Seele während mancher bewußtseynloser Zustände, wie namentlich während des Schlafes, ein geheimes Geschäft in einer anderen Welt treibe, das wichtiger und wesentlicher sei, als das im Wachen bestellte (S. 113.); daß im Blödsinn, Wahnsinn u. s. w. (stets) nur die Aeußerung des Seelenlebens durch leibliche Gebrechlichkeit gehemmt und gestört sei, das Seelenleben selber aber unversehrt bleibe (S. 169.); daß es nicht blos höhere Geister gebe, sondern daß sie auch auf den Menschen einwirkten (S. 196.):“ so müssen wir doch wenigstens fragen, woher der Verfasser das Alles weiß? Die beiden ersten Punkte verdienen wohl weiter gar keiner Gegenrede; wenn sich aber Passavant bei letzterem darauf beruft, daß sich bei allen Völkern der Glaube an Geister finde: so müssen wir vorläufig wenigstens antworten, alle Völker, besonders in ihrer Jugend, haben auch Einbildung und Phantasie, mit denen sie kindisch-mystisch gar Manches personificiren, was an sich nichts weniger, als etwas Persönliches ist. Auf diese blos subjektive Existenz einer mit dem Menschen in Berührung kommen sollenden Geisterwelt führt schon die einfache Beobachtung, daß jener Glaube sich nicht blos bei den einzelnen Völkern, sondern selbst bei den Individuen, nach den Individualitäten der Glaubenden stets modificirt findet.

Zudem ist an andern Orten die Möglichkeit eines solchen überirdischen Verkehrs schlecht dargethan. Sie soll nämlich aus dem über Zeit und Raum sich erhebenden Denken begreiflich seyn. Nach dieser Schlußweise müßte ich mit der Favoritsultanin irgend eines orientalischen Harems in diesem Augenblicke in unmittelbarer Wechselwirkung stehen, weil ich mir um sie Gedanken machen kann.

Schön wird die Heilkraft des Lebensmagnetismus gegen die der übrigen Heil- (Arznei-) Mittel charakterisirt. Es wird nämlich gesagt; die eigentlich heilende Kraft sei die Lebenskraft des Kranken selber; diese werde durch letztere nur nach einzelnen Richtungen determinirt, indeß ersterer unmittelbar Lebenskraft ertheile und verbessere (vergleiche dagegen die offenbar übertreibende Ansicht Ph. Fr. Walter's in Markus Ephemeriden der Heilk. B. 4. St. 3.; deßgleichen dieselbe von Dr. Küffner eben daselbst B. 5.).

Wohl in Acht darf man sich aber nehmen vor dem Urtheile: „daß es nur auf die Menschen ankomme, die sich von den Fesseln der äußeren Natur losmachen und umgekehrt über sie herrschen müssen, alle anderen Heilmittel durch die lebensmagnetische Behandlung überflüssig zu machen.“ Denn die Erfahrung spricht, genau genommen, nur für eine Wirksamkeit letzterer gegen krankhafte Zustände, deren Wesen einfache Quantitätsverminderung der Lebenskraft überhaupt und höchstens perverse Association (falsche Strömungen) im Nervensystem insbesondere ist, daher Schwächen, Nervenschmerzen, Lähmungen, Stockungen und Anpfropfungen, die alle sehr vielfache Zustände bedingen können, Krämpfe in verschiedener Form u. dergl. Gegen sthenische, namentlich rein entzündliche Krankheiten, gegen scharf ausgeprägte qualitative Abnormitäten, specifische Krankheitsformen, noch mehr aber gegen mechanische Verletzungen und eigentlich psychische Krankheiten wird uns der übrige Heilmittelapparat nie ganz entbehrlich seyn. Auch können wir recht zufrieden seyn, wenn sich uns nur stets in den angeführten Fällen der Lebensmagnetismus dienstfertig zeigt, und daß wir sonst bei manchen Gelegenheiten wenigstens noch ein Gebiet des Versuches übrig haben und andern Mitteln einige Unterstützung leisten können. Für mehr sprechen wohl kaum begründete Erfahrungen, wie sich denn die Sache auch nicht wohl anderes denken läßt. Außerdem müßte es bald auch dahin gebracht werden, Hunger und Durst und so manches andere Bedürfniß magnetisch zu befriedigen. Die Prophezeiung dazu liegt in den Prämissen der Ansichten mancher Magnetisten: sie lassen sich aber wohlweißlich Essen, Trinken u. dergl. gut schmecken.

Ja, wenn je einmal die Zeit käme, wo sich die Menschen rein über die äußere Natur erhoben hätten, also an ihrem Ziele wären, so würde es auch wohl keine Krankheiten mehr geben, und somit kein Heilmittel mehr nöthig seyn. Ein Ding, das sein Ziel erreicht hat, hört aber nach dem allgemeinen Gang der Natur auf zu seyn. Also hier abermals ein Schuß in's Blaue, ein Ueberspringen der Wirklichkeit!

Die Vermuthung Fr. Hufeland's (Ueb. Symp. S. 111.), *daß in manchen Fällen weniger die gereichten Arzneien, als der sie reichende Arzt, die Heilung einleite*, hat viel für sich, und stimmt zum Theil mit dem über die Wirkungsart der Amulete Gesagten überein.

„Daß manchem Gebrauche, z. B. dem Händeauflegen bei Seegnungen in und außer der Kirche, daß den Heiligenscheinen (S. 117.), dem Metall- und Wasserfühlen (S. 128.), dem Spürvermögen auf Diebe und Mörder (S. 139.), Ahnungen durch Träume (S. 150.), Bannen der Thiere u. dergl. etwas Wahres und in das Gebiet der lebensmagnetischen Wechselwirkung fallendes mit zu Grunde liegen könne," kann nicht so geradehin verneint werden; die Möglichkeit mag theils aus dem bereits Angeführten, theils aus dem Nachfolgenden erhellen. Allein daß auch hier zum Theil, wie ganz besonders bei den Zauber- und Trauringen (S. 120. 121.), bei den Zauberspiegeln, Edelsteinen u. dergl. Täuschung, selbstbewußte Berechnung, vermittelnde Vorstellung, willkührlicher Gebrauch, zufällig mitwirkende Ursachen u. s. w. nicht zu vergessen seien und in Manches nicht mit Gewalt eine tiefere Bedeutung gelegt werden dürfe, daran erinnert eine gesunde Kritik nicht umsonst.

Daß endlich das magnetische Hellsehen Aeußerung eines wirklich erhöhten und geläuterten Geisteslebens sei, stützt sich im angeführten Werke, wie in anderen, auf falsche Voraussetzungen, wie eben auf den erdichteten oder falsch gedeuteten Urzustand des Menschengeschlechts, auf die grundlose und der Beobachtung und Vernunft widersprechende Annahme eines höchsten reinsten Seelenlebens im Schlafe, auf Mißdeutung des Traums, auf irrige Ansicht des Wesens des Gemüths, das vom Untersten zum Obersten erhoben wird u. dergl. m.

Ein ähnliches unnöthiges und in seinen Folgerungen nachtheiliges Hinaufschrauben der Erscheinungen des Lebensmagnetismus, besonders des Hellsehens, findet sich auch in den sonst so geistreichen und mit so viel Mäßigung und Umsicht geschriebenen Werken über unseren Gegenstand von E. Bartels, v. Eschenmayer, Nees von Esenbeck, vor Allem aber von Ennemoser u. v. A.

Wohlthätige Erscheinungen waren Werke, die skeptisch zur Kritik aufforderten, wie besonders die von Stieglitz (Ueber d. thier. Magnet. Hannov. 1814.) und von Pfaff (Ueber und gegen den thier. Magnet. Hamb. 1817.). Ersterer bleibt dabei, die meisten Thatsachen anerkennend, nur allzu sehr auf der Oberfläche, dadurch giebts dicke Bücher, durch die nichts entschieden wird; denn so lange nicht eine allgemeine Grundansicht des ganzen Lebens gegen eine andere gestellt wird, bleibt's bei einem endlosen Hin- und Herreden. Pfaff treibt den Skepticismus oft bis zum Muthwillen weit, am Ende aber scheint sich doch zu ergeben, daß eine tiefere Einsicht in die Sache, ja eigentlich der Sinn für dieselbe mangelt. Dieß geht schon daraus hervor, daß er, wie er selbst sagt, um die Sache am Bette einer angeblichen Somnambulen zu untersuchen, alle möglichen Condensatoren, Elektrometer, Mineralmagnete u. s. w. mitnahm. Der Mensch ist keine

Elektrisirmaschine, muß also auch nicht wie jene behandelt werden sollen. Auch ist es eine übertriebene Anforderung an sich selber, zugleich einer weitläufigen medicinischen Praxis vorstehen, und in der Chemie und Psychologie und noch diesem und jenem Meister seyn zu wollen. Unwahr ist in letzterem Werke die Behauptung, nur Enthusiasten und Charlatane hätten magnetische Heilung versucht, aber kein großer Arzt. Am wenigsten darf man aber eben den nur einen großen Arzt nennen, der sehr vielen Patienten Recepte schreibt, worüber, leider, bei so Vielen alle Größe verloren geht, die sie wohl hätten erreichen können und sollen. Endlich ist es manchen sogenannten großen Aerzten nicht zum Lobe anzurechnen, sondern zum bitteren Vorwurfe zu machen, daß sie einem Gegenstand, der eine ganze Periode der Geschichte in Aufruhr setzte, unbeleuchtet ließen, sei's zu seiner Bestättigung oder Entkräftung.

Noch fortwährend bereichert sich unsere Erfahrung und unsere Einsicht über die Sache durch das Archiv für den thierischen Magnetismus, herausgegeben von Kieser, v. Eschenmayer und Nees v. Esenbeck, durch Wolfart's Jahrbücher des Lebensmagnetismus, durch Nasse's Zeitschrift für psychische Aerzte u. s. w.

4.

Wenn auch von allen bekannt gewordenen thierisch-magnetischen Erscheinungen nur ein Hunderttheil wahr ist, und auch davon wieder nur ein Hunderttheil übrig bleibt, was nicht vermeintlich aus anderen bekannteren Verhältnissen erklärt werden kann, und soviel giebt heutzutage jeder Vernünftige um die Sache etwas Wissende zu: so ist noch immer Eigenartiges genug zu erklären. Es ist dann immer noch zu erklären: wie ein Mensch auf den andern ohne rein körperliche Berührung und ohne rein geistigen Verkehr auf gewöhnliche Weise, bei in dem Andern vorauszusetzender eigenartiger Anlage und überhaupt irgend einem gewissen gegenseitigen Verhalten, so einwirken könne, daß dadurch nicht blos unbestimmte, sondern selbst einzeln beabsichtigte Veränderungen in dessen ganzem Leben, bald mehr im Leiblichen, bald mehr im Geistigen wurzelnd, meistens aber gleichsam in der Mitte von beiden schwebend, erfolgen, Wirkungen, durch welche zu gewissen Zeiten der behandelte Mensch leiblich und geistig nicht allein sehr verändert, sondern oft gänzlich ein anderer, ja selbst etwas über dem Menschen geworden erscheint. Auf ähnliche Weise findet wenigstens in manchen Fällen und einigermaßen eine unmittelbar scheinende, unveränderte Einwirkung des Menschen auf lebendige Thiere und Pflanzen und selbst auf anorganische Substanzen Statt und nicht allein dadurch, sondern auch an sich unter gewissen Umständen, z. B. bei sogen. Idiosynkrasie, von diesen auf den Menschen. Alle dergleichen, gegen andere gehalten unmittelbar scheinende Wechselwirkungen, treffen ihren Erscheinungen nach zu schließen, immer ein individuelles Leben mehr gleich im Ganzen und gleichsam in seinem Mittelpunkte, wenn andere Einwirkungen stets zunächst viel einseitiger und beschränkter treffen.

Einen großen Theil der $\frac{99}{100}$ meinen manche durch Glauben und Vertrauen, durch Einbildung u. dergl. erklären zu können, ohne zu bedenken, was sie damit behaupten, und daß, wenn sie die Erklärung aus dem Genannten einmal gründlich versuchen wollten, sie am Ende auf dasselbe Vermittelnde hinauskommen würden, auf das jeder tiefer eindringende Versuch einer Erklärung des hundertsten Hunderttheils führt. Denn das Allernächste, worauf er stößt, ist die Frage: wie ist das Verhältniß des Leiblichen und Geistigen zu denken, um die Möglichkeit und im Allgemeinen das Wie einer Wechselwirkung beider einzusehen? ferner: wie kommt es, daß der sich etwas fest Einbildende den eingebildeten Gegenstand wirklich außer sich existirend wahrnimmt u. dergl.?

Wenn man recht aufmerksam ist und sich von der Täuschung losreißt, als sei das meiste Alltägliche und tausend kleine Lebensverhältnisse deßwegen entweder wirklich erkannt und erklärt, oder können es wenigstens leicht werden, eben weil sie alltäglich und klein sind: so stößt einem gar viel auf im gemeinsten Lebensverkehr, das an sich große Aehnlichkeit und die nächste Verwandtschaft hat mit Erscheinungen des thierischen Magnetismus, die nur größer und seltener sind und daher eher die Aufmerksamkeit auf sich ziehen. Ja, nur zu sehr täuscht man sich, wenn man wähnt, so vieles alltäglich scheinende verstehe sich von selbst, und nur zu sehr gedeiht dadurch eine trockne mechanische Ansicht des ganzen Lebens, die in dem, der sie hegt, einen seelenlosen, mechanischen Schlendrian einleitet und macht, daß, was er im seelenlos und mechanisch gedachten Leben wirkt, eben auch seelenlos, todt und wirkungsarm stehen bleibt.

Wie alles Einzelne nur eines Theils als Einzelnes besteht, andern Theils aber sich nur als Partikel zum Ganzen verhält, und wie allem Einzelseyn ein allgemeines Grund- und Ur-seyn zu Grunde liegt: so liegt auch allem durch Organe vermittelten einzelnen Wechselwirken allerdings ein unmittelbares allgemeines Wechselverhältniß zu Grunde. Wer aber auch nur einmal näher nachforschte, wie es nicht nur hergehe, wenn er einen Finger bewegt, sondern auch wie es komme, daß, wenn er mit diesem Finger eine solche oder eine andere Bewegung machen will, damit eine so oder so große Last drücken oder heben u. s. w. will, auch gerade die entsprechende Richtung und Kraft im Finger sich äußern: der wird auch gewahr, daß nichts von alle dem rein unmittelbar, sondern stets mittelst eines gewissen Etwas geschehe. Dem dringt sich auch die Nothwendigkeit auf, auch da, wo er ohne einen gewissen bestimmten körperlichen Theil etwas wirkt, ein allgemeines Etwas vorauszusetzen, das weder ein bestimmtes Körperliches, noch ein bestimmtes oder überhaupt rein Unkörperliches sey.

Ein solches nothwendig vorauszusetzendes nannten zu verschiedenen Zeiten tiefere Denker und genauere Beobachter „Aether". Bei einem solchen Aether bleibt der Forscher stehen, wenn er sich die ganze irdische Schöpfung noch unentwickelt denkt; auf einen solchen Aether kommt er, wenn er, nach der allgemeinen Analogie, ja nach dem nothwendigen Schluß, daß nichts

Zeitliches immerfort in gleicher räumlicher Form bestehen könne, sich ganze Weltensphären in der letzten Rückbildung vorstellen will; auf ihn wird er verwiesen, wenn er eine Wechselwirkung zwischen Sonne und Planeten u. s. w. nicht blos als bestehend anerkennen, sondern in ihrem Bestehen erklären will.

Im Gange des Lebens unserer Erde findet sich ein beständiges Wechselspiel zwischen ihren nächsten Elementen dem Festen, dem Wasser und der Luft. Dabei erscheint das Wasser als die mittlere Indifferenz, Festes und Luft als deren Gegensätze. In allem Einzelnen der Erde findet sich eine ewige Analogie mit letzterer selber, und vollständig von Allem ein Analoges im Menschen. In dessen Leibe postulirte auch ohne Naturphilosophie noch jede Zeit außer dem lebendigen Festen und dem tropfbar Flüssigen ein Luftartiges (Imponderabilia), das bald noch als Saft, bald schon als Geist angesprochen wurde. In unserem Seelenleben finden sich in seinen unteren Lebenskreisen, auch abgesehen von dem außerdem nicht zu begreifenden gegenseitigen Zusammenhang und Einwirkung zwischen Leib und Seele, Vorgänge, zu denen ein feinstes Materiale wesentlich nothwendig ist. Die frühere Zeit erkannte das, wie wir oben sahen, häufig sehr gut, aber unsere ultraidealistische ging auch hierin zu weit, und beging dadurch, daß sie die Menschenseele einen reinen Geist seyn ließ, denselben Fehler, als die, welche im entgegengesetzten Extrem den Leib eine mechanische Gliederpuppe wollten seyn lassen.

Man sehe doch nur die Aeußerungen der Einbildung und der Phantasie näher an! Wenn wir uns in einzelnen Momenten eine nicht gegenwärtige Sache oder Person „vorstellen", stellen wir sie uns denn nicht in der That als ätherisches Nachbild vor? Bald nur vor und außerhalb etwas, was in Betracht unserer leiblichen Raumbegränzung noch ein Inneres ist, bald aber in der That vor und außerhalb uns selbst, wie wir sind mit Leib und Seele. Es ist wahrlich nicht anders, und jeder versuche es, sich einen solchen Akt anders zu erklären, er wird's nicht genügend können. Wer vollends je in krankhaften Phantasien lag, gegen die er noch mit mäßigem Selbstbewußtseyn kämpfte, bewegten sich nicht leibhafte Aethergestalten wahrhaft äußerlich vor und um ihn? Wer einmal mit rechter Inbrunst, mit dem heftigsten Wunsch und heißesten Interesse die Gegenwart von etwas ersehnte: war dem das Ersehnte nicht momentan wahrhaft äußerlich existirend geworden? Muß man sich darnach nicht die Möglichkeit deutlich vorstellen können, wenn man z. B. Faust's Formeln zu Geisterbeschwörungen gelesen hat, in denen die höchste Spannung des Wunsches und die heftigste Verfolgung des für möglich Gehaltenen deutlich erkennbar ist, wie am Ende ein Gebilde, wie es der Wahn geahnet hatte, äußerlich erscheinen mußte, das dem im Wahn so tief Befangenen kein Teufel als an sich wesenlos demonstriren konnte? Finden wir nicht ein Aehnliches im Traume, in höchster Begeisterung, und im Rausche? Und muß dasselbe nicht jeder anerkennen, der anhaltend und sinnvoll eigentlich Wahnsinnige (in einer subjektiven Traumwelt Lebende) beobachtet hat?

Einbildung und Phantasie sind durch die Täuschungen, in welche sie den Unbesonnenen führen können, zu sehr vernachläßigt worden, als daß sie in ihrem eigentlichen Wesen anerkannt seyn sollten. Ihre Vorstellungen sind (feinste materielle) Vorstellungen im strengsten Sinne des Worts, ihre Bildungen sind Gebilde; man muß sich nur nicht selber die Erfahrung davon verwehren und abschneiden, und nicht wähnen, etwas Krankhaftes, als welches freilich die auffallendsten Erscheinungen jener Vermögen auftreten, sei gar nichts.

Mesmer nahm behufs der Erklärung der lebensmagnetischen Erscheinungen einen allgemeinen Weltäther an, begründete aber nicht blos diese Annahme kaum nothdürftig, ohne daß ihm das, in Betracht seiner Zeit, zu sehr zum Nachtheil darf angerechnet werden; sondern machte ihn in Bezug auf organische Wesen überhaupt und den Menschen insbesondere zu sehr äußerlich, wie er überhaupt zu viel mit den Himmelskörpern zu thun hatte, und darüber den irdischen Menschenleib zu wenig beachtete. Fast alle Neuern, die sich mit dem Lebensmagnetismus beschäftigten, besonders seitdem das dynamische Wesen aus der Mode zu kommen anfing, nehmen ein Nervenfluidum, einen organischen Aether u. dergl. an. Dieß thun außer den meisten französischen und niederländischen Magnetisten, unter den deutschen auch Kluge, Bartels, Wolfart, v. Eschenmayer, der ihn etwas näher zu charakterisiren suchte, u. A. Selbst diejenigen, die im Ganzen Gegner des Lebensmagnetismus sind, wie Stieglitz, Pfaff u. s. w. erkennen ein feinstes materielles Medium dabei an, wenn es ihnen auch gerade nicht, wogegen wir gar nichts haben, als Nervenflüssigkeit erscheint.

Diese Annahme wird bei Allen bei weitem weniger auf allgemeine Ansichten, Schlüsse, Analogien u. s. w. wie sie es wohl könnte, gegründet, als von den Verschiedenen auf verschiedene einzelne, nähere Erfahrungen. Kluge findet Unterstützungsgrund genug in dem von Reil und Humboldt über eine Nervenatmosphäre Gesagten und sogar Versinnlichten. Bartels läßt das Gefühl des Strömens aus dem Magnetiseur und in den Magnetisirten, und die Wahrnehmung eines Lichtnebels, den die Somnambulen häufig ihren Magnetiseur umgeben oder ausströmen sehen, dafür sprechen. Letzteres Zeugniß ist nicht so leicht wegzuwerfen, da nicht blos im Somnambulismus, sondern auch in anderen krankhaften Zuständen, ein Wahrnehmungsvermögen für Gegenstände sich entwickelt und äußert, die, unter sonst gleichen Umständen, von Anderen nicht wahrgenommenen werden, obwohl sie wirklich da, dann und so sind, wo, wann und wie sie von den Kranken wahrgenommen werden. Stieglitz findet die seit lange gut bezeichnete sogenannte „Ausdünstungsmaterie" hinreichend, von der, wenn nicht gegen ihre gewöhnliche Bedeutung etwas hineingeschwärzt wird, freilich nicht viel zu hoffen seyn möchte. Pfaff findet besonders Gmelin's Erfahrungen ein Nervenfluidum beweisend, vermöge deren tafftene Däumchen die Einwirkung hemmten (vergl. dessen: über d. th. Mag. St. 2. S. 3. u. f.) und der Isolirschemel das Wirkende cohibirte und verstärkte (Mat. f. d. Antrop. B. 2. S. 87.).

Anderen war der Lebensäther durch Newton's Experiment mit den luftleergemachten Glasröhren bereits erwiesen.

Viele Unterstützungsgründe hätte man aus dem psychischen Leben und seiner Gemeinschaft mit dem leiblichen hernehmen können, wenn man ersteres genauer gekannt hätte. Die Kenntniß desselben erstreckte sich aber höchstens auf seine Aeußerungen, ohne die diesen Aeußerungen zu Grunde liegenden realen Vorgänge tie-

fer

er mit zu begreifen. Darum brauchen denn auch die meisten Neueren zwei Elemente des beim Lebensmagnetismus Wirkenden, nämlich eines Theils ein feinstes Materiale, und andern Theils ein rein Geistiges, anstatt beides in Einem zu fassen, wie es in Einem stets existirt, und unter gewissen Umständen besonders hervorgerufen werden kann.

Ohne das in diesem ganzen Werkchen Zerstreute auf dieses leiblich-geistige Eine, das Indifferente von Leib und Seele, den Lebensäther, sich Beziehende hier nochmals zu wiederholen, ohne auf eine Menge von physiologischen, pathologischen und selbst therapeutischen Aufgaben, die ohne jenes Eine der Erklärung stets Räthsel bleiben würden, in's Einzelne aufmerksam zu machen, wie namentlich in der ganzen äußeren Sinnlichkeit, der willkührlichen Bewegung, dem Wesen und den Wirkungen der Gefühle und Leidenschaften, der Einbildung und Phantasie u. s. w.: schmeichle ich mir, in dem geduldigen und besonnenen Leser manchen schlummernden Gedanken wecken, manche einseitige Vorstellung ergänzen, manche vorgefaßte Meinung und Manches so ohne weiteres Hingenommene und ohne die nothwendige Vermittelung Gedachte zerstören und neu wieder schaffen, und mittelst alles dessen auf ein reales Mitteres, das Geist und Leib in Einem, und Grund und Boden einer Menge interessanter Erscheinungen ist, die Aufmerksamkeit hinleiten und den Sinn für dasselbe aufschließen, wenigstens einigermaßen, geholfen zu haben. Mehr können allgemeine Andeutungen nicht beabsichtigen wollen, und mehr, als anregen, hinleiten sollte man den, der das Leben von Angesicht zu Angesicht sehen und lebendig erfassen soll, nicht wollen. Wird viel mehr gethan, so wird das Leben durch die Demonstraction des Lehrenden häufig erst todtgeschlagen und dann der unbewegliche Leichnam im Sarge eines stehenden Systems hingestellt; und der Lernende meint ohne Mühe das Lebendige erkannt zu haben, wenn er dessen Mumie, selbst kalt und leblos, äußerlich betastete und begaffte. Wohl dringt kein erschaffener Geist ins Innerste der Natur, aber deßhalb darf er das Eindringen nicht ganz und gar bleiben lassen. (Wer aber, wie es eine jetzt sehr florirende philosophische Schule thut, diesen Haller'schen Ausruf thörigt findet, der sehe zu, daß er nicht für thörigt gehalten werde darum, daß er einen flachen, farb- und tonlosen Schattenriß, vom Meister „Abstraktion" ausgeschnitten, für das lebendige Urbild hält.)

Jenes feinst Materielle nun also, auf das wir bei der Betrachtung des Leiblichen aufwärts stoßen (und daher im äußersten Grade auch noch bei den Pflanzen anzunehmen berechtigt sind), und jenes gröbst Geistige, auf das wir bei der Betrachtung des Seelenlebens abwärts geführt werden, sind beide Eins in dem Mittleren, was Leib und Seele vermittelt, das wir Lebensäther nennen können, und das eine weniger merkliche Wechselwirkung im Bereiche der Sympathie und der Antipathie zwischen den organischen Wesen überhaupt, besonders aber zwischen den Menschen stets unterhält, die unmittelbar das ganze leiblich-geistige Individuum trifft; eine ganz auffallende und eigenartige aber nur unter gewissen Umständen bedingt, welche eben die sogenannten lebensmagnetischen Erscheinungen mit Einschluß des sogenannten Hellsehens giebt.

Uebrigens sprechen die meisten Gründe für einen Lebensäther oder organischen Aether überhaupt; nicht blos für einen Nervenäther, sondern wenigstens eben so für einen Blut= oder Muskeläther (über den Blutdunst vergl. Haller: Elem. Phys. 2, 38. Rudolphi: Grundr. d. Phys. Berl. 1821. B. 1. §. 162.). Man erinnere sich an die dem Blute im Alterthume allenthalben beigelegte magische Gewalt, wie später dem Schweiße, dem Urine u. s. f. („seröser" Dunst?) Der Lebens= oder organische Aether steht dem Ursprunge nach zu allem Leiblichen in gleichem Verhältnisse, wie eine Atmosphäre eben so über dem Meere schwebt, als über dem festen Lande, nur in verschiedenen Modifikationen, wie wieder auf letzterem über Sumpf und Sandwüste, Wäldern und flachem Land. Wie aber Empfindungs= und Bewegungssystem zum Ernährungssystem sich wie die Differenzen zur Indifferenz, erstere sich zugleich als Gegensätze und doch auch in einer Gradaufstufung verhalten: so auch im Lebensäther, wo der Nervenäther, der subtilste der Qualität nach, nur prädominirt.

Die gewissen bedingenden Umstände, unter denen die Erscheinungen des Lebensmagnetismus hervortreten, sind größere und geringere allgemeine Lebenskräftigkeit, bei entsprechenden Individualitäten der Art nach, wobei der Geschlechtsgegensatz nicht ausschließlich nothwendig ist, aber besonders in Anspruch kommt, und wobei nicht blos das eine Individuum thätig, oder gebend ist, sondern wobei eben eine Wechselwirkung mit bloßem Ueberwiegen des Einen Statt findet.

Das Wesen oder die nächste Ursache jener Erscheinungen ist aber nicht blos ein Herabsinken und Verschlungenwerden des Seelenlebens vom Leiblichen, sondern mehr ein theilweises Auflösen beider in das Mittelgebiet des ganzen Lebens, das zugleich zum Theil mittelst des sogenannten Rapports vom Magnetiseur aus vermehrt wird, aber auch ohne einen solchen zu Stande kommen kann, und außer seiner Vermehrung auch Steigerung seines Wesens erfährt.

Dadurch wird nun die sonst im engeren Sinne sogenannte Lebenskraft (des Leiblichen) vermehrt und verbessert, und da diese die eigentliche Heilkraft ist, so erklärt sich nun die Heilkräftigkeit des lebensmagnetischen Zustands, und es erhellt zugleich, warum er eine solche vorzugsweise nur in den eben angeführten Fällen ausübt, und dieses nicht, oder weniger und zufälliger, thun kann bei eigentlich psychischen Krankheiten.

Wie so durch Mittheilung des Trägers von Leiblichem und Geistigem die sogenannte Somnambule an Zuständen beider Lebensgebiete des Magnetiseurs Theil nehmen kann, erklärt sich von selbst.

Aber auch, wie sehr bei dieser Mittheilung der Wille und die Absicht des Einen in Betracht kommen, braucht nicht blos als Erfahrungssache hingenommen zu werden, sondern läßt sich auch in seinem Wie? nothdürftig einsehen. Können wir mit Willkühr Bewegungen unserer Glieder, von der gewaltigsten, umfänglichsten, bis zur leisesten und beschränktesten, veranstalten; hemmt oder beschleunigt ein Akt unseres Gemüths den Umlauf des schweren Bluts: warum sollte unser Wille nicht auf das Feinere, dem Geistigen Verwandtere, stets Bewegliche schon mit dem leisesten Anstoß wirken können? Ja, wenn wir der Sache näher auf den Grund sehen, so entdecken wir, als höchst wahrscheinlich, daß selbst alle willkührliche äußere Bewegung erst durch eine innere jenes feinsten Mediums aller Communikation zwischen Leib und Seele bewerkstelligt werde. Daher, wenn bei einer Verwundung der Hand die zu einem oder dem andern Finger gehenden Nervenästchen zerschnitten sind, an der Durchschnittsstelle jedesmal ein sehr fühlbares Ueberschlagen, so oft der Verwundete eine Bewegung jener Finger beabsichtigt (eine wirkliche Beobachtung); daher konnte Hieron. Cardanus (1501—1575) durch den bloßen Willen eine brennende Empfindung in seiner Hand hervorbringen u. dergl. m.

Wenn wir nun ferner bedenken: wie der Speichel, der bei ruhiger und wohlwollender Seelenverfassung Heilung bewirkt, im Zorne vergiften kann; wenn wir auch hier nicht übersehen, daß eine solche Umänderung ebenfalls höchst wahrscheinlich erst durch den allgemeinen Vermittler des Leiblichen und Geistigen geschehe; wenn wir vollends nicht übersehen, wie gewisse Thiere ihren Raub durch den bloßen Blick aus freier Luft zu sich anziehen, und wie Reisende selbst hungrige Löwen durch den Blick, aus dem fester Wille strahlte, von sich abhielten: so ist es so schwer nicht zu begreifen, wie gewisse Menschen, bei gewissen entsprechenden Stimmungen, bald unmittelbar, bald noch mittelst eines mechanischen oder mehr organischen Trägers, vortheilhaft oder nachtheilig auf einander einwirken können, in welcher Form es auch sei. Daß zu mancher Zeit viel Unsinniges zu solchem Zwecke unternommnn worden, das entweder keinen oder einen zufälligen Erfolg hatte, ist nicht zu leugnen. Wohl thut man indeß immer, manchen solchen Artikel darum anzusehen, ob er negativ oder positiv der Wissenschaft nicht Licht und Förderung geben könne.

Es erhellt ferner schon hier, warum der magnetische Zustand mit einer Art Schlaf verbunden ist, den man höchst passend, ohne den rechten Grund einzusehen, „Schlafwachen" nennt. Schlaf und Wachen sind die Erscheinungen der wechselnden Vorherrschaft des leiblichen und geistigen Lebens. Daher der junge Mensch mehr schläft, als der ältere u. s. w. Da aber im magnetischen Zustand nicht sowohl, oder wenigstens oft nicht, das Leibliche das Uebergewicht erhalten hat über das Geistige, so wenig als das Umgekehrte Statt findet, sondern da vielmehr beide Sphären in Eins indifferenzirt sind: so kann es auch nur den eigenthümlichen zwischen Schlafen und Wachen liegenden Zustand des Schlafwachens, oder des reinsten Träumens, geben.

Weiter ist sogleich aus diesem mittleren Zustand das Wohlgefühl der Somnambulen und die Verschönung, selbst eine Art Verklärung, des Leiblichen abzuleiten. Ueberall, wo die Gegensätze scharf einander gegenüber treten, da giebts zwar größere Lebendigkeit, zugleich aber auch Entzweiung und Einseitigkeiten des Lebens, leicht Disharmonie desselben: somit innerlich das Gefühl der Unruhe und des Unbestandes, äußerlich die Anschauung des Gespannten und Gezwungenen. Wo hingegen, wie hier im Schlafwachen, die Gegensätze versöhnt sind, da tritt Ruhe und Harmonie, und somit Wohlgefühl innerlich und Grazie äußerlich auf, und das Leibliche ist vom Geistigen wahrhaft verklärt. Darum bemerkt schon Winkelmann, daß das, was uns in den alten plastischen Kunstwerken so wohlthuend anspreche, die Ruhe sei, die über sie ausgegossen ist, oder aus ihnen zu sprechen scheint. Darum erscheint der unaufhörlich mit Körperarbeit Beschäftigte in eben so unedler, mißfälliger, einseitig verthierter Gestalt, als der knöcherne, saftlose, aschgraufarbige einseitige Gelehrte uns bänglich anspricht. Daher „behagt" uns weder das pausbackige Kind, noch der weise Alte so sehr, als die blühende Jungfrau. Freilich giebt es auch bedeutende Störungen und Disharmonien, bis sich beide Lebenssphären indifferenzilrt haben, und wenn sie sich wieder trennen.

Daraus geht sofort ein Licht auf über die Lebensperioden, in welchen vorzugsweise magnetische Zustände vorkommen, nämlich zur Zeit der eintretenden gewöhnlich sogenannten Mannbarkeit weniger, als vielmehr der eigentlichen Mannwerdung, sowohl in Beziehung auf Individuen, als in Beziehung auf die Gattung. In jener Periode beginnt nämlich die Natur zwischen Leiblichem und Geistigem die Rolle der Vorherrschaft zu tauschen; beide schwanken und kämpfen da gegen einander, und sinken, besonders unter entsprechender Einwirkung von außen, gleichsam ermattet in einander. Darum haben wir in unserer Zeit so viele Somnambulen gehabt, weil sie die Zeit der Mannwerdung für das ganze Menschengeschlecht ist; darum finden sich den lebensmagnetischen ähnliche Erscheinungen in früherer Zeit als etwas Natürlicheres, noch relativ Gesundes, weil beim früheren Menschengeschlecht naturgemäß die Spannung des Gegensatzes zwischen Leiblichem und Geistigem noch viel geringer war. Darum wird eine so reiche Erndte für Erfahrungen aus diesem wunderbaren Gebiet in Zukunft schwerlich mehr Statt haben. Aehnliche häufiger vorkommende Erscheinungen in den ersten christlichen Jahrhunderten lassen sich der Hauptsache nach analog aus einem großen Kampfe des Geistigen mit dem Leiblichen erklären.

Begreiflich wird es aus der aufgestellten nächsten Ursache, daß, weil der Kopf in nächster und einseitigster Beziehung zum reingeistigen, der Bauch aber in nächster und einseitigster Beziehung zum reinleiblichen Leben steht, der Hauptschauplatz der lebensmagnetischen Erscheinungen auch so ziemlich in die Mitte zwischen beiden, nach Magengrube und Brust, verlegt ist. Dabei findet das meiste über das Verhältniß von Cerebral-, Dorsal- und Gangliennervensystem in unserer Zeit so oft und vielfach Wiederholte seine Anwendung.

Nicht blos weil Leibliches und Geistiges mehr in einander verflossen sind, sondern weil sich überhaupt die Gegensätze möglichst versöhnt und in ihre Indifferenz zurückgebildet haben, und weil dieses auch die einzelnen Sinne in Bezug auf den Gemeinsinn gethan haben, ist fast der ganze Körper des Somnambuls, besonders aber die Mitte des Rumpfes und die Brust, Sinn geworden.

Dieser Gemeinsinn, Allgemeinsinn, sieht nun nicht etwa das eine Mal ausschließlich, das andere Mal aber hört, und wieder ein ander Mal riecht, und schmeckt und tastet er; sondern dieß geschieht Alles auf Einmal. Darum verwechselt die Somnambule, auch so leicht beim Sprechen, das ihr noch aus dem reinen Wachen geblieben ist, Bezeichnungen der Wahrnehmungen des einen Sinnes mit denen des andern. Da wir nun beim wachen Gebrauch unserer 5 Sinne, wo wir je nur Einen mit Erfolg anwenden können und wo jeder gleichzeitig thätig seyn wollende den andern beeinträchtigt, die einzelnen Qualitäten eines Dings nur einzeln nach einander auffassen nnd somit nie den rechten gleichzeitigen Totaleindruck erhalten: so muß schon deßhalb die sinnliche Wahrnehmung im Schlafwachen rascher, vollständiger, weiter reichend und richtiger seyn, als im gewöhnlichen Wachen. Bedenken wir aber vollends, daß unsere einzelnen Sinnorgane, so sehr sie auch beim wachen Gebrauche Wunsch, Aufmerksamkeit und Anstrengung beflügeln und schärfen möge, doch noch massivere, plumpere Gesellen bleiben, als der ätherische Gemeinsinn, der mittelst seines, an Freiheit möglicher Weise das Licht übertreffenden, Mediums (Organs) nicht blos die Oberfläche der Sinnesgegenstände erfaßt, sondern auch ihr Inneres durchdringt, eben so nach außen, als nach innen, in seinen eigenen Leib, sich wenden kann und überall hin, wo es Noth thut, mehr nach organischer Nothwendigkeit von selbst, als durch Willkühr gewendet wird, so erklärt sich schon einstweilen noch mehr die richtige und weithintreffende Wahrnehmung der Umgebung sowohl, als des eigenen Zustandes.

Zu dieser rascheren, richtigeren, vollständigeren und weiter reichenden Wahrnehmung von Gegenständen im Raume gesellt sich nun unmittelbar der Fernsinn für die Zeit. Alles in der Natur beginnt allmälig, erreicht allmälig seine höchste Kraft und zerrinnt allmälig wieder als dieses Eine Bestimmte. So liegt im Keime schon der Tod, im Winterfrost die Sommerhitze. Keine Erscheinung ist für die Wahrnehmung Aller zugleich da, sondern jeder nimmt sie früher oder später wahr, je nachdem er einen schärferen oder stumpferen Sinn und dabei ein stärkeres oder schwächeres Interesse hat. So hat der Laubfrosch schon Tage vorher Kunde von der allmälig eingeleiteten Wetterveränderung, indeß sie der Landwirth erst kurz vor der auffallendsten Veränderung erräth; der Eine fühlt das Gewitter schon am Morgen bei hellem Himmel, dem Andern muß es schon über dem Haupte stehen; Zwei suchen einen dritten Menschen unter einem Menschengewühl; der Freund, der Liebende, wird ihn eher finden, als der Andere. So kann also schon im gewöhnlichen Hergang des Lebens Einer das wissen, was dem Anderen noch Zukünftiges ist. Wer will aber da die Gränze bestimmen in so außergewöhnlichem Zustande?

Dazu kommt nun noch, daß die Somnambulen nicht blos vom eigentlichen Magnetiseur, sondern wohl noch mehr oder weniger ähnlich von der ganzen Umgebung, von dem, was zugleich mit leiblichen und geistigen Vorgängen in Berührung kommt, dem Aether, gleichsam anziehen und aufsaugen; wie dadurch laut der Erfahrung leibliche Affektionen, selbst Gemüthsstimmungen, wenn auch nur im Keime oder gleichsam in effigie, von diesen auf jene übergehen können: so gewiß auch manches Meinen und Wissen. Daher wohl oft, ohne in anderen Fällen die innere Selbstdurchschauung überflüssig zu machen, die Anatomie, die Pathogenie, Pharmakologie u. s. w. der Somnambule oft nur die Repetition des ärztlichen Wissens und Dafürhaltens des Magnetiseurs seyn mag. Dieß mag auch von anderen Dingen, Nachrichten u. s. w. gelten. Wolle man hierbei doch ja die Analogie mit der etwa nur im engeren Sinne sogenannten „Ansteckung" nicht übersehen!

Noch bleibt dabei der eine Fall übrig: eine andere Einrichtung unserer Sinne würde uns die Raum- und Zeitverhältnisse der Dinge anders wahrnehmen lassen. Da nun bei der Somnambule die Gegensätze in den Sinnen bis auf einen gewissen Grad versöhnt sind, so erscheint ihnen wohl auch, was sonst mehr aus einander und nach einander wahrgenommen wird, mehr in einander und zugleich.

Der Traum ist ein geringerer, relativ gesunderer, Grad des Schlafwachens; darum auch in ihm möglicher Weise und aus derselben Grundursache Ahnungen möglich sind, die aber oft auch auf Rechnung einer Art verständlicher Combination zu bringen sind, die bei sehr lebhaftem Träumen, während dessen der Mensch von den Sinneseindrücken der Außenwelt nicht zerstreut wird, oft eben so erfolgreich seyn kann, als im viel gestörten Wachen.

Trotz alle dem ist der Traum und das magnetische Schlafwachen mit seinem Hellsehen mit nichten der Ausdruck eines gesteigerten Menschenlebens; nein vielmehr eines gesunkenen. Freiheit, der Hauptcharakter des Reinmenschlichen, ist sehr gefährdet und fast ganz vernichtet. Der Somnambul hat sein Leben nicht mehr in seiner Gewalt, er lebt weniger, als er vielmehr gelebt wird. Darum zählt auch das magnetische Schlafwachen nicht mit beim Wachen, seine Zeit reiht sich nicht an das wache Selbstbewußtseyn an, sondern schimmert höchstens in die Träume über. Der Somnambul ist ein größten Theils unwillkührliches Werkzeug seiner ganzen Umgebung oder eines oder einiger Menschen insbesondere. Er muß sich auf sie beziehen; er muß schlafen, er muß dieses und jenes wissen und wahrnehmen und thun. Der Somnambul lebt nicht in der Freiheit, sondern im Instinkt, der überall bewundernswürdig trifft, ohne daß das vom Instinkt geleitete Wesen eigentlich weiß und will. Ein erfrorner Fuß und ein wundnarbiger Arm zeigen auch das zukünftige Wetter an;

aber der Eigenthümer bedankt sich für solche Standeserhöhung seiner Glieder.

Die Sorge, als sei durch den Lebensmagnetismus die Freiheit des Menschen überhaupt gefährdet, ist dessen ungeachtet kindisch. Ein gesunder, in kräftigem Selbstbewußtseyn geschlossener Mensch wird nimmermehr somnambul, ein Kranker wird aber auch bei anderer Gelegenheit behufs seiner Wiederherstellung an seiner Freiheit beeinträchtigt, aber nur um sie ihm desto vollkommener wieder zu geben.

Die Visionen, welche in den Geschichten der Somnambulen vorkommen, erklären sich leicht. Wie nämlich im magnetischen Schlafwachen das Leibliche eines Theils vergeistigt ist — weshalb es sich gleichsam im eigenen Lebensspiritus aufbewahrt, auch nach einzelnen Erfahrungen so lange erhält, ohne durch Erneuerung mittelst Speise und Trank vor Entartung geschützt zu werden — so ist andern Theils das Geistige verleiblicht. Nun ist schon im Wachen naturgemäß, daß unsere Einbildungskraft, anstatt Gedanken, Bilder gebärt, welche schon in Zuständen des Wachens so leibhaftig werden können, daß sie uns wesenhaft außer uns vorhanden zu seyn scheinen. Dieß sind Zustände, bei denen der Mensch seiner selbst weniger klar bewußt und sicher mächtig ist, in welchen eben das höhere Seelenleben bereits darnieder liegt, indeß die Einbildung ungehindert den Repräsentanten des Ganzen recht lebhaft spielt. Dieß ist nun alles während des magnetischen Schlafwachens im hohen Grade der Fall, daher auch die Leichtigkeit der Verwechselung von Geschöpfen der Einbildung mit wirklichen Wesen, aus der Lebhaftigkeit derselben eines Theils, und dem danieder liegenden Selbstbewußtseyn andern Theils. Man braucht nur selber Einbildung und Phantasie zu haben, um sich die Sache höchst leicht und natürlich vorstellen zu können.

Aus dem geringen Theil von Willkühr, der denn doch noch immer da ist, um den Phantasmen eine gewisse Gestalt zu geben, sie über Gewisses in gewisser Weise sich vernehmen zu lassen, erklärt es sich, daß in den Erscheinungen außerordentlicher, sonst wohl geistreicher, Visionärs, wie z. B. Swedenborg's, sich Spuren einer individuell-eigenthümlichen Denkweise, und ein gewisser systematischer Zusammenhang, wie der Visionär sich dieselbe eben im vorhergehenden Wachen angeeignet hatte, bemerklich seyn können; daß darin oft tiefe Wahrheiten, freilich auch bei großen Irrthümern, anzutreffen seien, zu deren Daseyn wir keine Inspiration von oben brauchen, die sich nicht denken läßt; da die Operation vielmehr vorzüglich von unten herauf bedingt ist.

Hiermit eines Theils, andern Theils aber mit der, bei Concentration des leiblich-geistigen Lebens in der Brust, so leicht erklärlichen gemüthlichen Aufregung, ferner der mittelst des sympathischen und herumschweifenden Nerven damit zusammenhängenden größeren Volubilität des Sprachorgans (was jedoch nicht immer Statt findet), so wie damit, daß in demselben Verhältnisse, in welchem die Willkühr des Individuums über sein Leben verloren ging, die Naturnothwendigkeit an Uebermacht gewann, die alles wie Systole und Diastole des Pulses, wie Schlaf und Wachen u. s. w. rhythmisch geschehen läßt, — mit diesem Allen hängt die an manchen Somnambulen bewunderte edle und poetische Sprache zusammen. Wie denn umgekehrt die dichterische, ja jede künstlerische Begeisterung eine Art Schlafwachen einleitet, in dem der Künstler schafft, ohne genau zu wissen, was und wie? in dem der Dichter vielseitiger wahrer und lebendiger im Bilde (gleichsam im Fleisch gewordenen Gedanken) giebt, als der Denker in seinen Abstraktionen.

Die religiöse Stimmung, die öfters an Somnambulen zu bemerken war, erklärt sich theils aus der feierlich gespannten, bis zum Aberglauben erstaunten Umgebung derselben, theils aus dem nach oft langen und außerordentlichen Leiden eingetretenen Wohlgefühl in Folge der versöhnten Gegensätze, theils aus der dabei natürlichen Gemüthsbewegung, theils auch vielleicht aus Phantasmen.

Auf ähnliche Weise lassen sich alle anderen, zum Theil mehr zufälligen, Erscheinungen der lebensmagnetischen Zustände aus dem aufgestellten zu Grunde liegenden Wesen herleiten. Allgemeine Andeutungen überlassen das Weitere billig dem denkenden Leser.

Nur noch folgende Bemerkung finde hier Statt, an die sich eine Menge, näher und ferner mit den lebensmagnetischen Erscheinungen Verwandtes, anknüpft. Der Somnambul verhält sich zu seinem Magnetiseur, oder überhaupt zu gewissen Menschen, in den einzelnen sogenannten magnetischen Krisen, wie die Thiere besonders aus niedrigeren Klassen, und noch mehr die Pflanzen, in gewissen Lebensverrichtungen, die wir dem Instinkte zuschreiben, zum Erdorganismus oder überhaupt zur äußeren Natur. Der Instinkt steht stets der Freiheit entgegen, denn alles, was mittelst des Instinkts geschieht, geschieht mit Nothwendigkeit, und das Wesen, welches instinktmäßig etwas thut, ist Instrument eines anderen Etwas.

Auch der Mensch lebt in allen Zuständen, in denen sein Selbstbewußtseyn und seine Freiheit noch nicht erwacht oder getrübt und gehemmt ist, wie im Schlaf, Ohnmacht, Catalepsie u. s. w., als Fötus, in frühester Jugend nach der Geburt u. s. f., unter dem Schutze des Instinkts; ja dieß trifft in einzelnen Erscheinungen eines sonst ziemlich wachen Lebens bei Sympathien und Antipathien, vermöge deren sich auch das wache Individunm dieß oder jenes zu thun von Außen genöthigt fühlt, noch viel deutlicher hervor.

Jedes wesentliche Merkmal des Individuums muß auch ein Merkmal der Gattung seyn, und die Erscheinungen, die beim Individuum im Kleinen aus einem solchen Merkmal hervorgehen, müssen sich im Großen auch bei der Gattung finden.

In der ersten Jugend des Individuums herrscht das Leibliche über das Geistige und somit der Instinkt über die Freiheit vor. Ist dieß eine gewisse Zeit lang noch bei der jetzigen Jugend der Fall, so muß auch bei der Gattung das Gleiche nicht blos durch eine gewisse, längere Zeit des Lebenslaufs der Menschheit hindurch, sondern auch in bei weitem höheren Grade der Fall gewesen seyn (vergl. nur Untergang der Naturstaaten rc. von Feodor Eggo (Stuhr) Berlin 1812.).

Diese Periode des Instinktlebens der Gattung ist das erste goldene Zeitalter, denn das von dem allgemeinen Naturleben getragene und fortgezogene Leben des damaligen Menschen kann nicht anders als mit allseitiger Harmonie und stetem Wohlgefühl geführt worden seyn. In dieser Zeit reflektirte der Mensch nicht, und konnte dennoch durch nothwendige Reaktion auf die Einwirkung der äußeren Natur, gegen die er sich nicht durch die Einheit seines Selbstbewußtseyns bis auf einen gewissen Grad abschloß, zu Werken veranlaßt werden, die der jetzige Mensch nur mit vielseitiger Berechnung und mannigfachen Kenntnissen schaffen könnte. Dieß gilt insbesondere von mechanischen Vorrichtungen, Instrumenten, Gebäuden, Symbolen u. s. w., die auf Astronomie und Naturkunde Bezug haben, aus denen man gerne eine ungeheure Weisheit der Urzeit demonstriren möchte, aber nicht bedenkt, daß man mit gleichem Rechte den Laubfrosch zum Meteorologen, die Ameise und die Spinne zu Baukünstlern u. s w. berufen müßte. Ein zweites goldenes Zeitalter begränzt die Geschichte jenseits, wenn die vernünftige Freiheit des Menschen allgemein herrschend geworden seyn wird.

Als die Menschheit im Ganzen anfing zu sich selbst zu kommen, bewahrten Einzelne unter den Besonnensten, die bereits am meisten reflektirten, alte Reste des Instinktlebens in symbolischen Gebräuchen auf und suchten sie fort zu erhalten. Dieß gab die Mysterien, die, wie wir vorne gesehen haben, auch mit dem thierischen Magnetismus in Beziehung gebracht wurden, dieß aber nur in soweit können, als etwa ihre Sprache die des Traums, d. h. der Einbildung und Phantasie ist, die aber einer Menschheit, die noch die höchsten Seelenvermögen nicht entwickelt hat, die natürliche ist (gleich unserer heutigen philosophischen Prosa). Magnetische Klubbs suchen in ihnen nur übertreibende Verehrer des Lebensmagnetismus. Der an das Tageslicht aus der im Dunkel schleichenden Wurzel der Mysterien hervorgewachsene Baum ist die alte Mythologie.

Noch viel später in der Geschichte mochten nur gewisse einzelne eigens empfängliche Menschen, an bestimmten einzelnen eigens beschaffenen Orten und durch

diese

diese zum Theil gestimmt, und unter gewissen anderen Einwirkungen, die das Seelenleben in das Leibliche momentan herabzogen, den lebensmagnetischen ähnliche Zustände eingehen; und dieß die Orakel mit ihren Weissagungen und Heilungen. Dieß scheinen aber mehr durch physische Einwirkung der Orakellokalitäten und der dort gebräuchlichen Räucherungen, durch Baden, Fasten, Gesänge u. s. w., als durch unmittelbare Wechselwirkung mit gewissen Menschen hervorgebrachte magnetische Wirkungen gewesen zu seyn; ähnlich denen, wie sie heut zu Tage das Baquet zu bewirken scheint. Doch mag allerdings der Glaube, Spannung der Einbildung, Beruhigung des Gemüths und dergl. einerseits auch von psychischer Seite mitgewirkt haben, und öfters verständige Combination, geheime Leitung u. s. w. andrerseits dabei in Anschlag zu bringen seyn.

Daß zu gewissen Zeiten und in gewissen Gegenden eine eigene Empfänglichkeit für lebensmagnetische Wechselwirkung mit sich in hohem Grade dazu eignenden Individualitäten könne zusammen getroffen haben, und daß eine Zeit, die gar keinen natürlichen Zusammenhang bei der Sache ahnete, dergleichen Geschichten nicht blos mit Staunen auffaßte und fortpflanzte, sondern auch mehr und mehr entstellte, ist ja leicht möglich und begreiflich. Somit kamen eine Menge Hexen-, Zauber- und Wundergeschichten zu Stande, bei deren Erwähnung immer eher mystisch auf das Gebiet der Religion, als auf das der Wissenschaft hingedeutet wird, was uns nicht irre machen darf, da sich der natürliche Zusammenhang im Allgemeinen leicht einsehen läßt. Daß vorsätzlicher Betrug, unschuldige Selbsttäuschung, unerkannte Mitwirkung eines für Nebensache Gehaltenen u. s. w. ihre Rollen öfters dabei gespielt haben mögen, ist auch zu begreifen. Nur irrt man, wenn man Alles daraus erklären zu können wähnt: man müßte denn der Geschichte alle Glaubwürdigkeit absprechen wollen, oder alle Tiefen des Lebens schon ergründet zu haben wähnen.

Doch der Andeutung genug! Ist nur einmal eine etwas tiefer gehende Grundansicht vom Wesen einer Sache gewonnen, so wird die Erscheinung desselben, so vielgestaltig sie auch sei, leicht verstanden!

5.

Ist nun aber auch durch die neueren lebensmagnetischen Erscheinungen kein unerhört neues Licht aufgegangen, hat eben nicht das ganze Heilgeschäft einen neuen Schwung und gänzliche Umgestaltung so ohne Weiteres davon zu erwarten: so ist dennoch durch eine wissenschaftlichere Beleuchtung und Würdigung des dahin Gehörigen für die Heilkunde nicht ganz wenig gewonnen.

Zwar, und dieß mag als Endresultat betrachtet werden, das uns nicht aus blos theoretischer Ansicht, sondern auch aus wohlgeprüfter Erfahrung erwuchs, wurde durch enthusiastische Uebertreibung die gesammte Naturkunde von Seiten des Lebensmagnetismus mit einem ächter Wissenschaftlichkeit sehr gefährlichen Mysticismus bedroht; aber allmälig wird auch durch eben denselben mehr und mehr ein nicht überflüssiger höherer Sinn in sie eingeführt. Zwar hauseten manche schwach- und schwindelköpfige magnetische Aerzte von allzu geringer historisch-kritischer Fähigkeit und streng wissenschaftlicher Tüchtigkeit mit zu großer Anmaßung im Gebiete der Medicin; dennoch ist es nicht zu verkennen, daß allmälig durch Andere ein wohlthätiger Geist, aus der Vereinigung von Natur- und Religionsphilosophie hervorgehend, und eine wohlthätige Begeisterung in dieselbe eingeführt werde, wodurch die alte Handwerks-Kälte und Gemeinheit aus derselben verdrängt werden wird. Zwar hatten und haben viele der magnetischen oder mesmerischen Aerzte eine eben so seichte und leere Theorie, als arme Praxis; dessen ungeachtet haben bereits manche derselben jene so nöthige Wiedervereinigung der allzu sehr entzweiten Theorie und Praxis bereits bis zu einem ziemlichen Grad wieder einzuleiten angefangen. Zwar dehnen Manche den Begriff des lebensmagnetischen Heilens in's Blaue hinein zu weit aus, wähnen die Ganzheit fassen zu können, ohne das Einzelne darin gehörig unterscheiden zu müssen, und sehen so vor den Bäumen den Wald *nicht*, versäumen auch wohl allzu sehr die Kenntniß und Anwendung mancher pharmaceutischer Mittel und Methoden; aber wollen wir doch auch nicht alles übersehen, was deutlich für die Möglichkeit einer heilenden Einwirkung der ganzen leiblich-geistigen Persönlichkeit des Arztes selber auf den Kranken spricht, sollte dieselbe auch nur hie und da noch den letzten Versuch übrig lassen; gestehen wir uns doch, daß sicherlich manche giftige Mittel zum großen Nachtheil der ganzen Generation zu häufig und zu unbedingt angewendet werden, wo mildere ausreichten; daß das Menschenleben zwar auch eine chemische Seite habe, daß diese aber nicht die einzige, noch vorzüglichste sei, von der aus der Arzt einwirken müsse; bekennen wir doch, daß sich allerdings viele Aerzte heut zu Tage in sofern verirrt haben, daß sie über der Verfolgung des Einzelsten das Allgemeine so sehr aus dem Auge verloren haben, daß sie sich kaum mehr zurecht zu finden wissen, und daß es darum Noth thue, sich einmal wieder zum Ganzen und in's Centrum zu versammeln.

Zu alle dem haben freilich die mesmerischen Aerzte selber mit klarem Bewußtseyn der Nothwendigkeit das Wenigste beigetragen; sie verhielten sich häufig nur als blindes Instrument der sich aus sich selbst verwirklichenden Sache, die sie, wo sie es versuchten, oft nicht sehr glücklich gegen ihre Widersacher vertraten. Besonders waren sie gewöhnlich darin voreilig, übertreibend und falschbeziehend, daß, wo sie einen Mangel der Heilkunde gewahrten, sie auch ohne Weiteres im Lebensmagnetismus die Panace dagegen gefunden zu haben wähnten; daß, wo sie ein Zeitbedürfniß der heutigen Medicin ahneten, sie die Befriedigung blindlings vom Lebensmagnetismus sich versprachen. Wir haben aber im Verlauf dieses Werkchens gesehen, nach wie verschiedenen Seiten sich das ärztliche Bedürfniß unserer Zeit anknüpft, wovon die Lehre und Ausübung der mesmerischen Heilmethode nur Ein Moment ist. Daran müssen wir erinnern, wenn **Wolfart** (Jahrb. d. Lebensmagn. oder neues Asklep. B. 4. H. 1. S. 9.) neuerlichst sagt: „Die mesmerische Verfahrungsweise schließt sich genau an die uns freilich nur stückweise überlieferte, durch Jahrtausende erprobte, wahre und einfache Heilkunst an, jedoch dergestalt, daß diese eine höhere Weihe empfängt und mit freierem Bewußtseyn und größerer Willenskräftigkeit geübt wird. Darum ist sie auch keine abgesondert einseitige Methode, nicht gastrische, nicht auflösende u. s. w., sondern sie ist wie der Ocean, in welchen diese einzelnen Ströme sich auflösen, und weshalb man sie auch darin, da wo es nöthig ist, wieder findet (?), aber als zum Ganzen gehörig, und nicht vom Magnetismus zu trennen."

Aber bei alle dem bleibt die Sache für alle Zeit, selbst dann wohl, wenn die auffallendsten Erscheinungen lange nicht mehr zu beobachten, sondern nur noch geschichtlich seyn werden, besonders noch dadurch von größtem Vortheile, **daß die Zöglinge der Heilwissenschaft vor allem in dieses magische Gebiet der Lebenserscheinungen und Lebenswirkungen eingeführt werden, um auf eine ganz eigenthümliche Weise für ihr ferneres**

Studium und Wirken geeignet vorbereitet zu werden. Aller Anfang und alles Ende eines Dings verliert sich in's Mystische d. h. irgendwo nach beiden Grenzen verliert sich vor unserem Blicke die vielgliedrige Kette von Ursache und Wirkung in ein Ununterscheidbares, und wir können nach beiden Seiten das letzte Glied nur an den Urquell alles Lebendigen in Gedanken anknüpfen. Obwohl der Blick stets geübter immer weiter in das mystische Dunkel vordringt und von Neuem die Gliederung weiter verfolgen kann, so findet er doch nie den ersten Anfang und das letzte Ende. Das ist es aber eben, was des Menschen Seele stets zu neuer Forschung auffordert, was die Ahnung immer tiefer eindringen läßt und das nächste wirkliche Leben wohlthätig stets an ein höchstes Geheimniß anknüpft.

Dieß Alles kann und soll die Lehre von den lebensmagnetischen Wirkungen, auf die rechte Weise, gleichfern von trockner, kalter, leb- und seelenloser Abstraktion des Lebens, wie vom Seifenblasenspiel der Phantasterei und Schwärmerei, entwickelt und eindringend vorgetragen, für die Heilkunde leisten. Mit ihr beginne der Lehrling, um durch sie in den Stand gesetzt zu werden, das Leben lebendig anzuschauen; durch sie zu gewahren, wie das Leibliche sich vergeistigen und das Geistige sich verleiblichen könne, wie es für beide nur Eine letzte Quelle gebe, und wie vermöge dieser die Idee in die Wirklichkeit eintrete, und was in ihr Mittel, was Zweck des Lebens sei; wie im Streit der Gegensätze Harmonie und Einheit liege, wie die Schöpfung im Innern des Menschen zu der äußern sich verhalte; wie Nichts und Etwas, Form und Inhalt, wie Tod und Leben an einander gränzen und in einander liegen, und wie mitten in diesen unendlichen Zauberkreis der Arzt durch seinen Beruf, ein sinniger Vermittler, gestellt sei.

Auf solche Weise werden durch diese erste Einleitung in das Gebiet der Heilwissenschaft alle Keime ihres Inhalts einstweilen angeregt, ohne daß deren noch fertig entwickelt werden; es wird in dem Zöglinge eine gewisse tiefere Stimmung und eine höhere Spannung erregt, aus denen Leben und Seele in sein ganzes späteres Wissen und Wirken hervorquellen können. Der Handwerksmäßige Stumpfsinn wird dadurch gleich vom Anfang verhütet und verdrängt; der oben bezeichnete allgemeine natürliche Glaube, und eine gewisse Begeisterung erweckt, die durch das ganze übrige Leben fortklingen sollen, und bei aller Wirksamkeit die beste Zuthat sind. Durch eine solche Einleitung und durch einen solchen vorbereitenden Theil der Medicin, durch welche sie an Geschichte und Religion und mannigfache Verhältnisse des Menschenlebens angeknüpft wird, kann und muß viel zum Seegen für den Arzt, zum Heil dem Kranken und zum Gewinn für die Wissenschaft erwirkt werden.

Wie die Natur selber, so wende sich erst dann der Zögling der Heilkunde, wenn er in so magischer Mitte verweilt hatte, nach beiden Seiten des Leibes und des Geistes mit all ihrer gegenseitigen Mannigfaltigkeit. Dann wird ihm der Leib kein Aas und die Seele kein Gott dünken; er wird besonnener auf beiden Seiten Stufe um Stufe aufsteigen und immer weiteren Horizont finden, und nur bei einem höchsten Standpunkte sich begnügen, der über beiden Seiten schwebend, sie beide beherrscht, und von dem aus das Ganze der Medicin in natürlicher Gliederung als Wissenschaft sich ihm aufschliessen wird, deren Lehren er nun erst mit größerer Lust und besserem Erfolge im Leben verwirklichen mag.

Ist nur erst dieß gewonnen, wozu die Zeit da ist, dann wird sich wohl auch die Priesterschaft, wie jeder Wissenschaft, so auch der Medicin, wie ihre Lehren zu einem harmonischen Ganzen zusammengerückt sind, in gewissen großen Beziehungen mittelst der Gesammtheit der Heilwissenschaft, besonders als Hyglastik und Prophylaktik, auf die Gesammtheit des Volks- und Staatslebens unmittelbarer beziehen.

Die sogenannte „Staatsarzneikunde" ist troß dem Vielen, was die neuere Zeit in ihr leistete, sich gar ihrer ganzen Aufgabe noch nicht bewußt. Ihr einer Theil, die sogenannte „gerichtliche Medicin" ist nicht der hauptsächlichste, und von dieser Seite hat die Staatsarzneikunde stets nur einen dienenden Charakter. Erst durch die sogenannte „medicinische Polizei", deren Feld aber noch eben so unbestimmt, als wenig angebaut ist, wird sie selbständiger und, wie wir es eben meinten, mittelst allgemeinerer Veranstaltungen auf das leibliche und geistige Leben ganzer Staaten im Großen einwirken.

Die Zersplitterung und Vereinzelung scheint in allen Fächern so weit gediehen, als es nöthig war; das Einzelnste muß sich allmälig wieder mehr zu gewissen Theilganzen zusammen bilden, das Völker- und Staatenleben muß allmälig nach allen Beziehungen hin in großartigeren Institutionen hervortreten, um mit größeren, unmittelbarer auf's Ganze sich beziehenden, Elementen rascher, inniger und kräftiger fortzuleben.

FSC
www.fsc.org
MIX
Papier | Fördert gute Waldnutzung
FSC® C083411

Kolibri 360 GmbH
Ferdinand-Jühlke-Straße 7
99095 Erfurt, Deutschland
produktsicherheit@kolibri360.de